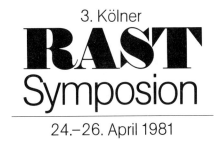

3. Kölner RAST Symposion

24.–26. April 1981

Wissenschaftliche Leitung:

Prof. Dr. med. G. K. Steigleder
Direktor der Universitäts-Hautklinik Köln

Beiband zur Zeitschrift für Hautkrankheiten H+G 56 (1981)

Überreicht durch Deutsche Pharmacia GmbH, Freiburg

Grosse

CIP-Kurztitelaufnahme der Deutschen Bibliothek

Kölner RAST-Symposion:
... Kölner RAST-Symposion. – Berlin: Grosse
3. 1981. 24.-26. April 1981. – 1981.
(Zeitschrift für Hautkrankheiten; Bd. 56, Beibd.)
　ISBN 3-88040-029-6
NE: GT

© 　Grosse Verlag, Berlin 1981. Alle Rechte einschließlich der Übersetzung vorbehalten. Nachdruck, auch auszugsweise, sowie fotomechanische Wiedergabe nur mit Genehmigung des Verlages. Herstellung: Druckerei Felgentreff & Goebel, Berlin. Printed in Germany. ISBN 3-88040-029-6.
Die Wiedergabe von Gebrauchsnamen, Handelsnamen, Warenbezeichnungen usw. in diesem Werk berechtigt auch ohne besondere Kennzeichnung nicht zu der Annahme, daß solche Namen im Sinne der Warenzeichen- und Markenschutz-Gesetzgebung als frei zu betrachten wären und daher von jedermann benutzt werden dürften.

Inhaltsverzeichnis

G. Rajka: Die Bedeutung des RAST für die Diagnostik bei der atopischen Dermatitis   1

H. Pullmann, Th. Trost und G. K. Steigleder: Das Serum IgE als Kriterium bei der Differentialdiagnose des endogenen Ekzems   5

A. Benz und B. Wüthrich: IgE-Spiegel und RAST-Scores bei Neurodermitis atopica infantum unter Berücksichtigung der Altersgruppen und einer begleitenden Inhalationsallergie   8

H. F. Döring und M. Ilgner: Gesamt-IgE-Werte in Hautstanzen bei endogenem Ekzem im Vergleich zu den Serum-Werten   14

M. Schlaeger und H. Pullmann: Serum-IgE bei kutanen Lymphomen und bei der Parapsoriasis en plaques Brocq, eine Verlaufskontrolle   20

H. F. Döring und M. Ilgner: PRIST-Werte bei Alopecia areata   26

E. Paul und L. Illig: Die Bedeutung der anaphylaktoiden pseudoallergischen Reaktionen in der Diagnostik der chronisch-kontinuierlichen Urticaria   30

W. Kersten: Korrelation von Hauttest – RAST – inhalativem Provokationstest bei vier Schimmelpilzen   36

C.-M. Kalveram, K.-J. Kalveram und G. Forck: Zum Verhalten spezifischer Antikörper bei unterschiedlichen Hyposensibilisierungsverfahren   44

G. Forck, B. Schalke, K.-J. Kalveram, Chr. Kalveram und E. Eising: Die Bedeutung unterschiedlicher Therapieschemata bei der Hyposensibilisierungsbehandlung von Insektengiftallergikern im Hinblick auf das Verhalten des spezifischen IgE und IgG bei 170 Hyposensibilisierungen   50

W. Kuhn, R. Urbanek, J. Forster und D. Karitzky: Indikationen zur Hyposensibilisierung mit Insektengiften: Korrelation zwischen Hauttest- und RAST-Resultaten   61

R. Urbanek und U. Wahn: Hyposensibilisierungsinduzierte IgE-Suppression – wie lange soll hyposensibilisiert werden?   65

D. Glaubitt und K. Siafarikas: Untersuchungen mit RAST zur Allergie gegen Bienen- oder Wespengift bei Neugeborenen und Säuglingen   69

J. Rakoski: Interaktion zwischen IgE-Antikörpern und IgG-Antikörpern im Serum bei Hyposensibilisierungsbehandlung bei Bienengiftallergikern   74

H. Kästner, G. Forck, K.-J. Kalveram und Chr. Kalveram: Das Verhalten spezifischer IgE- und IgG-Antikörper bei doppelter Hyposensibilisierungsbehandlung wegen gleichzeitig vorliegender Allergie gegen Bienengift wie Wespengift   78

B. Wüthrich, H. Arrendal, A. Lanner und R. Urbanek: Antikörper-Antwortmuster bei Insektenstichallergikern unter spezifischer Immuntherapie: Eine einjährige Studie mit Bestimmung der spezifischen IgE und IgG (IgG-RAST und ELISA)   83

C. Vogelmeier, X. Baur und M. Dewair: Bestimmung spezifischer IgE- und IgG-Antikörper gegen spezielle Inhalationsallergene (Graspollen, Papain, Isocyanate, Insektenhämoglobine)   92

K.-J. Kalveram, C.-M. Kalveram und G. Forck: In vitro Interaktionen spezifischer IgE- und IgG-Antikörper   100

J. Ring: Enzymimmunoassay (EIA) mit β-Galaktosidase – gekoppeltem Anti-IgE in der Diagnostik IgE-vermittelter Reaktionen   104

T. H. Trost, H. Bloedhorn und S. Florescu: IgE-Bestimmung mittels solid und liquid phase RIA und ELISA   112

H. U. Wahn: Wertigkeit der Histaminfreisetzung aus Leukozyten   118

H. Bloedhorn und T. H. Trost: Bemerkungen zur statistischen Auswertung von IgE-Bestimmungen mittels solid und liquid phase RIA und ELISA   120

L. Aukrust: Characterization and Purification of Allergen Extracts   125

K. P. Ringel: Ermittlung der Antigenpotenz gleich deklarierter Extrakte verschiedener Hersteller von Alternaria tenuis mittels RAST-, RAST-Inhibitions- und Hauttest   137

G. Forck, F. J. Prott und K.-J. Kalveram: Neue Untersuchungen zur Antigenpotenz gleichartiger Extrakte verschiedener Anbieter mittels Hauttest, RAST und RAST-Inhibitionstest   144

H. Düngemann, S. Borelli und J. Rakoski: Klinisch wichtige Kreuz- und Begleit-Reaktionen im RAST   154

D. Mernitz, X. Baur und M. Dewair: Untersuchungen über Antigen-wirksame Bestandteile von Aspergillus fumigatus mit Hilfe des Radio-Allergo-Sorbent-Tests (RAST)   158

H. Ebner, D. Kraft, M. Goetz, H. Rumpold, F. Muhar, H. Schroeder und L. Yman: Inhalationsallergien durch Vogelantigene: Nachweis von IgE-Antikörpern gegen Taubenserum- und Taubenkot-Komponenten mittels RAST   161

R. Rudolph, H. J. Maasch, P. Scheidecker, G. Kunkel, M. Sladek und E. Kirchhof: Zur Häufigkeit von positivem Löwen-RAST bei Patienten mit Katzenallergien   166

K. Siafarikas und D. Glaubitt: RAST mit Nahrungsmittelallergenen bei Neugeborenen   172

Cl. Thiel und E. Fuchs: Über korrelative Beziehungen bei Kräuterpollen- und Gewürzallergenen   178

A. Steiner: Über die Aussagekraft positiver Penicillin-RAST-Befunde   186

Die Bedeutung des RAST für die Diagnostik bei der atopischen Dermatitis

G. Rajka

Dept. of Dermatology, Rikshospitalet, Oslo, Norway

Ich glaube, man könnte das paradoxe Verhältnis unterstreichen, daß die Technik des RAST relativ einfach, die Interpretation jedoch schwierig ist. Das ist speziell für die AD gültig, wo die ätiologische Rolle der IgE-vermittelten Sensibilisierung noch nicht nachgewiesen wurde.

Wenn wir die Rolle des RAST in der Diagnostik der AD zu analysieren versuchen, sind die *Allergene* unser erstes Problem. Die Zuverlässigkeit der Teste hängt, wie wir wissen, zumeist davon ab, *welches* Allergen benutzt wird, sie ist am höchsten für Pollen und am geringsten für Nahrungsmittelallergene. Andererseits spielen Pollen in der Ätiologie der AD nur ausnahmsweise eine Rolle, während die Nahrungsmittel, wenn auch oft bezweifelt, hier mehr relevant zu sein scheinen, zum mindesten für Säuglinge. Hier müssen wir außerdem mit einigen Störungsfaktoren rechnen, wie mit nichtreaginischen Nahrungsmittelsensitivitäten vermittelt durch IgG, oder mit in einigen Nahrungsmitteln vorkommenden Lektinen, die das IgE unspezifische binden können.

Es ist weiterhin wichtig zu betonen, daß in Organen, wie in der Haut, in denen die Organprovokation nicht adäquat durchgeführt werden kann, die Anamnese und Klinik eine noch größere Rolle spielen als bei respiratorischer Atopie (Tabelle 1). Die Relation der Hautteste zum RAST repräsentiert den nächsten Problemkreis. Während man bei respiratorischen Atopien gewöhnlicherweise mehr positive Reaktionen auf Hautteste als auf RAST findet, ist dieses Verhältnis bei der AD umgekehrt. Das sollte bedeuten, daß ein Teil der gefundenen RAST-Positivität bei AD falsch positiv sein kann. In dieser Beziehung sollte man wieder die Nahrungsmittelallergene erwähnen. Auch falsch-negative Resultate können gefunden werden, insofern, als ein Patient mit stark positiven Hauttesten gegen dasselbe Allergen negativen RAST zeigen kann. Drei solche Fälle wurden im Material von Öhman & Johansson (9) erwähnt und so aufgefaßt, daß nur aus Gewebe fixierte, jedoch keine zirkulierenden Reagine bei diesen Personen zu finden waren. In diesem Sinne können wir auch uns fragen, ob die Sensitivität des RAST und der Hauttestungen ungefähr dasselbe ist, wie die meisten von uns annehmen, oder nicht.

Für eine mögliche Diskrepanz kann man die Ergebnisse von Gleich und Mitarb. (2) erwähnen, die eine höhere Sensitivität der *Hautteste* gezeigt haben. Diese Verfasser haben eine Gruppe von Heufieberpatienten mit einer unsicheren Anamnese mit Ragweedpollen untersucht. Die Patienten hatten in der Majorität (25 von 27) positive Hauttests auf Ragweed gezeigt, während RAST nur bei ungefähr der Hälfte sich als positiv erwies. Wahrscheinlich bildeten diese Patienten nur eine kleine Menge von IgE-spezifischen Antikörpern und ihre klinische Sensitivität gegenüber Ragweed war unsicher. Das bedeutet, daß hier Anamnese und Hauttestung wichtiger gewesen war als RAST.

Tabelle 1: RAST bei der atopischen Dermatitis

Besonderheit:	Kann nur mit Anamnese und klinischen Angaben verglichen werden, da Provokation nicht möglich ist.
Beziehung zur Anamnese:	Im allgemeinen eng. Wenn die Anamnese positiv ist, ist auch der RAST meist positiv. Das Gegenteil trifft jedoch nicht zu.
Beziehung zu den Allergenen:	Abhängig von den verwendeten Allergenen. Beste Übereinstimmung bei Allergenen wie Pollen, die jedoch bei der atopischen Dermatitis nur eine untergeordnete Rolle spielen.
Nahrungsmittelallergene:	Relativ geringe Übereinstimmung und mögliche unspezifische RAST-Ergebnisse aufgrund von IgG-Antikörpern oder Lectinen.

Welche Faktoren können RAST beeinflussen?

1. Wenn der IgE Spiegel des Blutes hoch ist, dann ist RAST öfters positiv.
2. Das *Alter* hat einen Einfluß auf die Natur der Allergene. Wenn das Kind aufwächst kann eine Veränderung der Allergene beobachtet werden, d.h. die meisten klinischen Nahrungsmittelallergien verschwinden, während neue Inhalationsallergien auftreten. Es wurde beim ersten RAST-Symposium von Oprée demonstriert, daß die Konzentration spezifischer IgA-Antikörper und das kombinierte Auftreten mehrerer Reaginspezifitäten in identischen Seren gegen verschiedene Allergene altersabhängige Erscheinungen sind, die den Reifungszustand des Immunapparates wiedergeben (5).
3. Quantitative sequentielle Variationen des RAST können mit der Allergen-Exposition und wahrscheinlich mit dem Krankheitszustand verbunden sein (Tabelle 2).

Im allgemeinen kann man annehmen, daß es leichter ist die Unterschiede als die Übereinstimmungen zu verstehen, denn mit dem RAST werden spezifische IgE-Antikörper in vitro gemessen, während die Hauttestung mastzellgebundene Antikörper in vivo nachweist. Dies sind meistens, aber nicht immer, parallele Erscheinungen, und können von verschiedenen Faktoren beeinflußt werden: der RAST durch technische Fehler und die Hauttestung durch pathophysiologische Prozesse der Haut (Tabelle 3).

Mehrere Verfasser wie Wüthrich (7, 8), Öhman & Johansson (9), Takahashi et al. (6), Hoffman und Mitarb. (3), Mackie und Mitarb. (4), und letztens Berrens und Guikers (1), haben die Rolle des RAST bei AD untersucht. In diesen Arbeiten können wir einige Gegensätze finden, besonders was die unerwartet hohen positiven RAST gegen Allergene wie Hausstaubmilben, Kopfhautschuppen oder einige Nahrungsmittel (Tomate, Auster, usw.) betrifft. Vor allem kann man aber von diesen Arbeiten einige wichtige Zusammenhänge zwischen diesen Testen ableiten, die ich in einer Tabelle zusammengestellt habe (Tabelle 4).

Tabelle 2: RAST bei atopischer Dermatitis

Bei hohen *IgE*-Spiegeln häufiger positive RAST-Befunde.

Das *Alter* hat einen Einfluß auf die Konzentration bzw. Häufung spezifischer IgE-Antikörper gegen verschiedene Allergene (Oprée). Mit zunehmendem Alter findet beim Kind ein Wechsel von Nahrungsmittel- zu Inhalationsallergenen statt.

Quantitative Variationen im RAST können von der Allergenexposition und der Aktivität der atopischen Dermatitis abhängig sein (Wüthrich).

Schließlich möchte ich nach unseren heutigen Kenntnissen die folgenden Hauptindikationen für die Anwendung der RAST in der AD erwähnen (Tabelle 5).

Tabelle 3: RAST bei der atopischen Dermatitis

Bei der atopischen Dermatitis besteht eine Beziehung

zwischen: *RAST*
zirkulierenden spezifischen IgE-Antikörpern im Blut, getestet in vitro, beeinflußt von technischen Gegebenheiten.

und dem: *Hauttest*
(Mastzellen-) gebundene IgE-Antikörper, in vivo getestet, beeinflußt von pathophysiologischen Hautprozessen.

Die Beziehung ist im allgemeinen eng, es bestehen jedoch Ausnahmen.

Tabelle 4: RAST bei der atopischen Dermatitis

Resultate der Hauttests			Resultate bei der Interpretation der RAST-Ergebnisse
Atopische Dermatitis, Variationen aufgrund von Allergenen 55–85%	+	+	Dem Hauttest gleichrangig
bestimmte Nahrungsmittel	+	++	falsch-positiv
einige Fälle	++	–	falsch-negativ (keine zirkulierenden Reagine)
bei 11%	–	++	hochgradige diagnostische Sicherheit
Atopische Erkrankung der Atemwege	+	+	dem Hauttest gleichrangig
einige Ragweed-Allergiker	++	+	geringere diagnostische Sicherheit als der Hauttests

Tabelle 5: RAST bei der atopischen Dermatitis
Die Hauptindikationen für den RAST

1) In Fällen, in denen Hautteste vermieden werden sollen, abhängig von der Person (Kinder, psychiatrische Fälle etc.), dem Entzündungszustand (akute oder generalisierte atopische Dermatitis), paradoxe Hautreaktionen und Schwierigkeiten, sie auszuwerten, Medikamenteneinnahme (Antihistaminika, Steroide)

2) Wenn widersprüchliche anamnestische Angaben und Hauttests bei einem wichtigen Allergen vorliegen

3) Bei hohem totalen IgE-Spiegel, aber negativer Anamnese

4) Für prospektive Studien über die immunologische Entwicklung in einem pädiatrischen Kollektiv mit hohem Risiko.

Literatur

1. Berrens, L. and C.L.H. Guikers: RAST with human dander allergen in atopic dermatitis. Acta Dermatovener. Suppl. 92, 106 (1980).
2. Gleich, G.J., C.R. Adolphson and J.W. Yunginger: The mini-RAST: comparison with other varieties of the radioallergosorbent test for the measurement of immunoglobulin E antibodies. J. Allerg. Clin. Immun. 65, 20 (1980).
3. Hoffman, D.R., F.Y. Yamamoto, B. Geller and Z. Haddad: Specific IgE antibodies in atopic eczema. J. All. Clin. Immunol. 55, 256 (1975).
4. MacKie, R.M., R. Cochran, J. Thomson and S. Cobb: A study of IgE and RAST levels in patients with chronic atopic dermatitis. Br. J. Derm. Suppl. 16, 15 (1978).
5. Oprée, W.: Vortrag, 1. Kölner RAST Symposium 1978.
6. Takahashi, I., T. Aliyama, H. Yamamura, K. Sasoaka and S. Anan: Evaluation of RAST in atopic dermatitis. J. Dermatol. (Tokyo) 4, 217 (1977).
7. Wüthrich, B.: Zur Immunopathologie der Neurodermitis constitutionalis. Bern, Stuttgart, Wien, H. Huber (1975).
8. Wüthrich, B.: Allergenspezifische IgE im Radioallergosorbent test bei Neurodermitis. Hautarzt 25, 603 (1974).
9. Öhman, S. and S.G. Johansson: Allergenspecific IgE in atopic dermatitis. Acta Dermatovener. 54, 283 (1974).

Anschrift: Prof.Dr. G. RAJKA, Rikshospitalet, Universitets Klinikk Hudavdelingen, Oslo, Norwegen.

Das Serum IgE als Kriterium bei der Differentialdiagnose des endogenen Ekzems

H. Pullmann, Th. Trost und G. K. Steigleder

Universitäts-Hautklinik Köln
(Direktor: Prof. Dr. G.K. Steigleder)

Die Diagnose endogenes Ekzem ist im typischen Fall leicht zu stellen. Die Gesamt-IgE-Konzentration im Plasma braucht dafür sicher nicht bestimmt zu werden. Im weniger typischen Fall, insbesondere beim Erwachsenen, ist ein erhöhtes IgE jedoch ein wichtiges differentialdiagnostisches Kriterium, wenn es darum geht, Hautkrankheiten dem atopischen Formenkreis zuzuordnen.

Methodik und Ergebnisse

Seit Einführung des Phadebas-PRIST-RIAs wurden mit diesem Testsystem in unserer Klinik 5627 Bestimmungen durchgeführt. Der Normalwert liegt zwischen 0 und 100 KU/l. Patienten mit IgE-Plasmaspiegeln von mehr als dem zehnfachen der oberen Normgrenze, nämlich 1000 KU/l und mehr machten mit 70 etwa 1,3% dieses Untersuchungsgutes aus. Wir haben diese Patienten als „IgE-Athleten" bezeichnet (Pullmann, 1981).

Von diesen 70 Patienten litten 7 unter allergischem Asthma bronchiale ohne Hauterscheinungen, die anderen 63 an Dermatosen, von denen das endogene Ekzem die weit überwiegende Mehrzahl bildet (Tab. 1).

Die 45 Patienten mit endogenem Ekzem und extrem erhöhtem IgE über 1000 KU/l gehören wiederum zu einer Gruppe von insgesamt 69 Patienten mit endogenem Ekzem bei Jugendlichen und Erwachsenen. Diese Patienten ließen sich auf Grund ihres Lebensalters und ihrer Anamnese auf drei Gruppen verteilen.

1. 37 Patienten waren jetzt zwischen 15 und 25 Jahre alt und hatten eine atopische Anamnese seit der frühen Kindheit. Das mittlere Alter bei Untersuchung lag bei 19,3 Jahren. Wir bezeichnen diese Form als juvenil.
2. 12 Patienten waren bei der Untersuchung älter als 25 Jahre, im Mittel 38,3 Jahre, aber auch bei diesen ging die Anamnese bis in das Kindesalter zurück. Wir bezeichnen diese Form als persistierend.
3. 20 Patienten hatten vor ihrem 25. Lebensjahr keine Atopiker Symptomatik aufgewiesen. Sie waren jetzt im Mittel 52,7 Jahre alt mit einer spezifischen Anamnese von im Mittel 5,9 Jahren. Wir bezeichnen diese Form als spätmanifest.

Eine besondere Gruppe bilden 9 Patienten mit dem klinisch typischen Bild einer Prurigo simplex subacuta. Hier wurden nur Patienten berücksichtigt, bei denen der Juckreiz nicht durch eine Stoffwechselstörung zu erklären war und zugleich ein erhöhtes IgE vorlag. Die Einzelwerte sind in Tab. 2 wiedergegeben.

Tabelle 1

Verteilung der " Ig E - Athleten "	
Endogenes Ekzem	45
Prurigo simplex subacuta	4
Pruritus sine materia	1
Netherton Syndrom	1
Sterile Eosinophile Pustulose	1
Pseudolymphome	3
Parapsoriasis en plaques	2
Mycosis fungoides	4
Wespengift-Allergie	1
Penicillinallergie	1

Tabelle 2

Ig E - Plasmaspiegel beim endogenen Ekzem des Jugendlichen und Erwachsenen				
Typ	Gesamtzahl	1000 KU/L	Geom.M.	Streuung (KU/L)
Juvenil	37	25	873	7 - 26 900
Persistierend	12	10	783	40 - 29 100
Spät Manifest	20	10	616	6 - 9 514
Prurigo simplex	9	4	2308	100 - 24 886

Klinisch große Schwierigkeiten macht die Abgrenzung der persistierenden Form des endogenen Ekzems von den Pseudolymphomen und den Frühformen der Mycosis fungoides. Dabei scheinen sich extreme IgE-Erhöhungen eher bei den Pseudolymphomen als bei den echten kutanen T-Zell-Lymphomen zu finden. Auf die Problematik dort wird in dem Beitrag Schlaeger und Pullmann im gleichen Band hingewiesen.

Diskussion

Die physiologische Bedeutung des IgE ist nicht bekannt. Seine Erhöhung bei Parasitosen mag noch am ehesten als Ausdruck einer solchen physiologischen Funktion zu werten sein.

Pathologisch erhöht ist das IgE am häufigsten bei Erkrankungen des atopischen Formenkreises. Beim endogenen Ekzem stellt es einen wesentlichen Aspekt unter den zahlreichen ineinander verflochtenen immunologischen und pathophysiologischen Phaenomenen dar (Ring - 1981). An der Erhöhung des Gesamt-IgE sind sehr wechselnde spezifische IgE-Fraktionen (RAST) beteiligt (Pullmann und Mitarb. - 1981). Auch Erhöhungen bei kutanen T-Zell-Lymphomen werden beschrieben. Beides beruht offenbar auf einer Störung der Suppressor T-Zell-Funktion, welche beim endogenen Ekzem genetisch, bei den Lymphomen durch die neuoplastische Tranformation bedingt ist. Bei den T-Zell-Lymphomen scheint es für den IgE-Spiegel wichtig zu sein, welcher Zellklon mit in das neoplastische Geschehen einbezogen ist. Aber auch beim endogenen Ekzem ist die IgE-Erhöhung nicht immer vorhanden. Dabei soll es beim Zusammentreffen von allergischem Asthma und endogenem Ekzem zu einer konstanten und starken Erhöhung des Plasma-IgE kommen (Rajka - 1975). Wir konnten allerdings, wie Wüthrich (1975), eine derartige Abhängigkeit in unserem Krankengut nicht feststellen. Bei den Patienten mit persistierenden spätmanifesten Formen ist auffälligerweise eine respiratorische Symptomatik nur äußerst selten anzutreffen, obgleich auch sie häufig exzessive Erhöhungen des Gesamt-IgE aufweisen.

Ein weiterer bemerkenswerter Befund ist die häufige und exzessive Erhöhung des IgE bei Patienten mit Prurigo simplex subacuta ohne ekzematöse Veränderungen und ohne Anhalt für eine allergische Rhinitis oder ein Asthma. Dieses „polyätiologische Krankheitsbild" (Greither - 1980) gehört vielleicht in den atopischen Formenkreis.

Literatur

Greither, A.: Pruritus und Prurigo. Hautarzt 31, 397–405 (1980).

Kjellman, N.I.M.: Predictive value of high IgE levels in children. Acta Paed.Scand. 65, 465–471 (1976).

Orfanos, C.E. und W. Sterry: Sterile Eosinophile Pustulose. Dermatologica 157, 193–205 (1978).

Pullmann, H., B. Genings-Schimming, I. Gottmann-Lückerath und G.K. Steigleder: Wechselnde RAST-Befunde beim endogenen Ekzem. RAST 2 Berichtsband, 45–49, Grosse Verlag Berlin 1981.

Pullmann, H.: IgE-Athleten und ihre Bedeutung für die dermatologische Praxis. Vortrag, 111. Tagung der Vereinigung Rheinisch-Westfälischer Dermatologen, Aachen 6.–8. März 1981.

Rajka, G.: Atopic Dermatitis. Saunders, London 1975.

Ring, J.: Atopische Dermatitis: Versuch einer Synopse immunologischer Phänomene. RAST 2 Berichtsband, 28–38, Grosse Verlag Berlin 1981.

Schlaeger, M. und H. Pullmann: Serum-IgE bei cutanen Lymphomen und bei der Parapsoriasis en plaques Brocq, eine Verlaufskontrolle. Vortrag 3. Kölner RAST-Symposion, Berichtsband.

Wüthrich, B.: Zur Immunpathologie der Neurodermitis constitutionalis. Verlag Hans Huber, Bern 1975.

Anschrift: Priv.Doz.Dr. H. PULLMANN, Universitäts-Hautklinik Köln, Joseph-Stelzmann-Str. 9, 5000 Köln 41.

IgE-Spiegel und RAST-Scores bei Neurodermitis atopica infantum unter Berücksichtigung der Altersgruppen und einer begleitenden Inhalationsallergie

A. Benz und B. Wüthrich

Dermatologische Universitätsklinik
(Direktor: Prof. Dr. U.W. Schnyder)

Einleitung

Es besteht kein Zweifel darüber, daß die Serum-IgE-Spiegel bei Neurodermitis atopica im Erwachsenenalter im Durchschnitt erhöht sind, wobei besonders schwere Verlaufsfälle mit ausgedehnten Hautveränderungen die höchsten Werte überhaupt aufweisen (5, 6). Hingegen bestehen gewisse Diskrepanzen bei den Angaben über die Werte bei Kindern; vor allem die Autoren Oehman et al. (2) fanden bei Kindern mit „reiner" Neurodermitis atopica, ohne Respirationsallergie, praktisch normale IgE-Werte.

Bei Kindern bestehen folgende erschwerende Faktoren: 1) Altersabhängigkeit des IgE-Spiegels, 2) die schon in der Kindheit häufige Vergesellschaftung von Neurodermitis atopica und Inhalationsallergien, welche auch bei milden Verlaufsformen zur IgE-Erhöhung führt (2, 3, 7). Da bei Kindern aber häufiger als bei Erwachsenen lediglich neurodermitische Hautveränderungen, ohne begleitende Respirationsallergie gesehen werden, lassen sich Immunparameter, die für das Hautgeschehen von Bedeutung sind, bei diesen besser interpretieren als bei Erwachsenen, wo die Neurodermitis atopica zumeist mit einer inhalativen Allergie kombiniert ist.

Wir haben deshalb im Rahmen einer prospektiven Studie an 102 Kindern verschiedene Immunparameter: Gesamt-IgE, spezifische Antikörper (RAST), Immunglobuline IgA, IgG, IgM, IgD und IgG4, Komplementfaktoren C3 und C4, C1-Inhibitor und α_1-Antitrypsin untersucht, wobei wir hier nur über die IgE- und RAST-Werte berichten.

Methodik

Patientengut

Wir untersuchten 102 Kinder (54 Knaben und 48 Mädchen im Alter von 5 Monaten bis 15 Jahren) aus der Dermatologischen Poliklinik des Universitätsspitals Zürich im Jahre 1979, 12 dieser Kinder waren zudem in dieser Klinik hospitalisiert.

Die Patienten wurden eingeteilt, einerseits in eine Gruppe A, bestehend aus 67 Kindern mit „reiner" Neurodermitis atopica und in eine Gruppe B, bestehend aus 35 Kindern mit Neurodermitis atopica und einer begleitenden Inhalationsallergie. Andererseits erfolgte eine Aufteilung nach Altersgruppen (a-d) und Schweregrad des Hautzustandes (I–III).

Altersklassen: a = 1– 3 Jahre
b = 4– 6 Jahre
c = 7–10 Jahre
d = 11–14 Jahre

Schweregrade:
I Gelegentliche, lokalisierte neurodermitische Veränderungen mit nachfolgender Abheilung,
II Rezidivierende Ekzemschübe an typischen Stellen mit beschwerdefreien Intervallen,
III Chronisch-rezidivierende, zur Generalisation neigende ekzematoide Veränderungen mit fehlenden oder nur kurzen Remissionsphasen.

Gesamt-IgE (Phadebas-PRIST)*

Als Vergleichswerte wurden die Normalwerte der entsprechenden Altersklassen von Urbanek et al. (4) verwendet.

Spezifische IgE (Phadebas-RAST)*

Wir untersuchten spezifische Antikörper gegen: Hausstaub, Hausstaubmilben, Lieschgras, Milch, Hühnereiweiß und Weizenmehl mittels RAST. Die Bewertung der RAST-Ergebnisse erfolgte in Klassen 0–4, zudem wurden die Werte mittels RAST-Scores ausgedrückt.

$$\text{Definition (RAST-Score)}: \frac{\text{Summe der RAST-Werte (Klassen 0–4 pro Patient}}{\text{Summe der RAST-Bestimmungen (6) pro Patient}}$$

Statistik

Durch logarithmische Transformation konnte die asymmetrische Verteilung der IgE-Werte einer Gauss'schen Normalkurve angenähert werden, dadurch wurden statistische Berechnungen und die Anwendung des t-Testes möglich. Die Berechnungen erfolgten auf einem Hewlett-Packard-Calculator, Modell HP97.

Ergebnisse

IgE

In unserem Kollektiv von 67 Kindern mit „reiner" atopischer Dermatitis lagen die IgE-Mittelwerte in allen Altersklassen über denjenigen normaler Kinder, in den Altersklassen a (1–3 J.) und b (4–6 J.) sogar über dem x+1s-Bereich. Dementsprechend bestehen in diesen Altersklassen auch signifikante Unterschiede. Abbildung 1 zeigt die geometrischen IgE-Mittelwerte und Standardabweichungen bei unserem Kollektiv im Vergleich zu den Normalwerten der entsprechenden Altersklassen nach Urbanek et al. (4). Daraus ist eindeutig ersichtlich, daß die „reine" Neurodermitis atopica, ohne Inhalationsallergie, auch zu einer, wenn auch nicht massiven IgE-Erhöhung führt, wobei die große Streuung der Einzelwerte (+/-2s-Bereich) zu berücksichtigen ist. In Tabelle 1 sind die IgE-Werte in den oben erwähnten Altersgruppen einzeln aufgeführt, unter Berücksichtigung einer begleitenden Respirationsallergie. Aus ihr ist ersichtlich, daß die IgE-Werte beim gleichzeitigen Vorhandensein einer inhalativen Allergie um ein Mehrfaches (bis 12-faches) erhöht sind im Vergleich zu denjenigen bei „reiner" Neurodermitis atopica, wobei auch hier durch die +/-2s-Bereiche die große Streuung der Einzelwerte ersichtlich ist.

---

* Der Firma Pharmacia – pdf – (Schweiz) AG danken wir für die Überlassung der Kits.

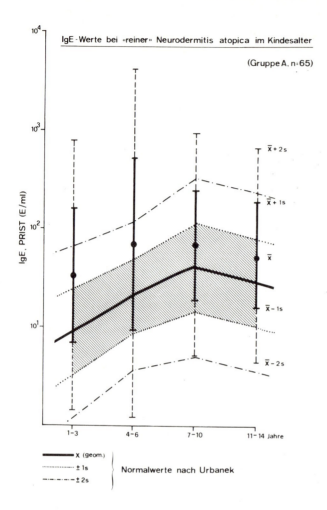

Abb. 1: IgE-Werte bei „reiner" Neurodermitis atopica im Kindesalter (Gruppe A, n=65).

Tabelle 1: IgE-Werte (PRIST) bei Kindern mit Neurodermitis atopica — Einteilung nach Altersgruppen unter Berücksichtigung einer begleitenden Respirationsallergie

Altersgruppen		Anzahl Pat.	Mittelwerte (geom.) x	x + 2 s	+ Standardabweichungen x − 2 s
a	1– 3 J.	23	33.62	790.74	1.43
a'		1			
b	4– 6 J.	11	69.71	4118.36	1.18
b'		5	438.94	4064.37	47.40
c	7–10 J.	18	68.21	901.62	5.16
c'		18	645.95	7869.19	53.02
d	11–14 J.	13	55.03	672.56	4.50
d'		10	742.19	10096.22	54.56

a, b, c, d = Neurodermitis atopica
a', b', c', d' = Neurodermitis atopica + Respirationsallergie

Signifikanzen: c gegen c' : $p < 0.001$ d gegen d' : $p < 0.001$

Tabelle 2 zeigt die IgE-Werte beim ganzen Kollektiv in Abhängigkeit vom Schweregrad des Hautzustandes. Signifikante Unterschiede zeigten sich zwischen Schweregrad II/III, ohne, sowie zwischen Schweregrad II'/III' und I'/III', mit Inhalationsallergie. Selbst unter Berücksichtigung eines Korrekturfaktors zur Elimination der altersbedingten Unterschiede der IgE-Werte, analog der Arbeit von Oehman und Johansson (3), bleiben die Verhältnisse unverändert. Somit wurde wiederum gezeigt, daß ähnlich wie bei unseren früheren Untersuchungen an erwachsenen Neurodermitikern (5, 6) der IgE-Wert abhängt vom Schweregrad des Hautzustandes.

Tabelle 2: IgE-Werte (PRIST) bei Kindern mit Neurodermitis atopica – Einteilung nach Schweregraden unter Berücksichtigung einer begleitenden Respirationsallergie

Schweregrad		Anzahl Pat.	Mittelwerte (geom.) $\bar{x}$	+ Standardabweichungen $\bar{x}+2s$	$\bar{x}-2s$
I	(A)	16	57,92	932.95	3.60
I'	(B)	2	218.17	1981.91	24.02
II	(A)	44	39.42	699.71	2.22
II'	(B)	20	361.92	2914.77	44.94
III	(A)	7	176.68	6367.57	4.90
III'	(B)	13	1617.59	8142.16	321.36

Signifikanzen: II gegen III   : $p < 0,01$
II' gegen III' : $p \ll 0,001$
I' gegen III' : $p < 0,01$

RAST-Klassen und RAST-Scores

Bei den „reinen" Neurodermitikern wiesen 15 Kinder (22,4%) je mindestens einen positiven RAST-Wert auf gegen Inhalations- und 14 (20,9%) gegen Nahrungsmittelallergene. Beim Kollektiv von Neurodermitis-Kindern mit begleitender Inhalationsallergie hingegen, zeigten alle 35 (100%) mindestens einen positiven RAST-Wert gegen Inhalations- und 28 von 35 (80%) gegen Nahrungsmittelallergene (vgl. Tabelle 3).

Tabelle 3: Anzahl Fälle mit mindestens einem positiven RAST pro Allergengruppe

	Inhalationsallergene: – Hausstaub – Hausstaubmilben – Lieschgraspollen	Nahrungsmittelallergene: – Milch – Hühnereiweiß – Weizenmehl
NA rein (n = 67)	15 (22.4 %)	14 (20.9 %)
NA + RA (n = 35)	35 (100 %)	28 (80 %)

Um die RAST-Werte genauer auszudrücken, wurden dieselben mittels RAST-Scores ausgewertet (vgl. Methodik). Abbildung 2 zeigt die so definierten RAST-Scores bei der Gruppe B (NA und Inhalationsallergie). Aus den beiden Abbildungen geht zudem eine Auswertung nach Schweregrad des Hautzustandes hervor. Es fällt auf, daß die RAST-Scores in allen Schweregraden beim Vorhandensein einer konkomitierenden Inhalationsallergie deutlich höher sind als bei den entsprechenden Schweregraden der „reinen" Neu-

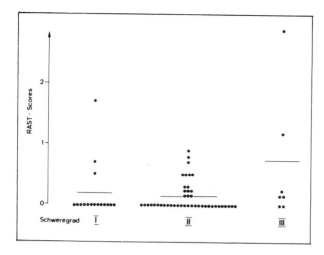

Abb. 2: RAST-Scores in Abhängigkeit vom Schweregrad des Hautzustandes bei „reiner" atopischer Dermatitis (n=67).

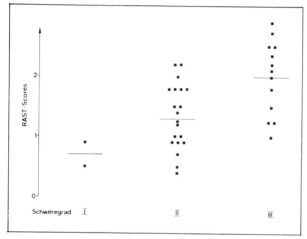

Abb. 3: RAST-Scores in Abhängigkeit vom Schweregrad des Hautzustandes bei atopischer Dermatitis mit Inhalationsallergie (n=35).

rodermitiker. Bei den letzteren finden sich bei den Schweregraden I und II eine Mehrzahl der Patienten mit RAST-Score null, währenddessen bei den Patienten mit zusätzlicher Inhalationsallergie alle positive RAST-Scores aufweisen. In Gruppe B (Abb. 3) zeigt sich zudem ein beinahe kontinuierlicher Anstieg der RAST-Score-Mittelwerte von Schweregrad I zu III.

Diskussion

Die Kombination von Neurodermitis atopica und Inhalationsallergie ist schon im Kindesalter häufig. Bei diesen Fällen ist die Erhöhung des IgE schon durch die Inhalationsallergie allein bedingt. Bei den verbleibenden Fällen, d.h. bei den Kindern mit „reiner" Neurodermitis atopica, kommt im Rahmen der Diagnosestellung der IgE-Bestimmung eine gewisse Bedeutung zu, wobei ein Normalwert das Vorliegen einer Neurodermitis atopica keinesfalls ausschließt. Ein erhöhter IgE-Wert bei „reiner" Neurodermitis atopica ist prognostisch eher ungünstig (5).

Die RAST-Untersuchungen sind vor allem bei Säuglingen und Kleinkindern mit Neurodermitis atopica für die spezifische Diagnostik eine Hilfe, da durch sie dieselbe Information erhalten werden kann, wie durch die Intracutantests, wobei die kleinen Patienten wesentlich weniger belastet werden. Auch korreliert ein positiver RAST eher mit einer aktuellen Sensibilisierung als der Hauttest (1, 5). Die RAST-Ergebnisse müssen aber immer kritisch interpretiert werden.

Was die Bedeutung der positiven RAST-Werte gegen Nahrungsmittelallergene anbelangt, zeigten 9 der insgesamt 42 RAST-positiven Kinder (21%) eine Exazerbation der Dermatose nach Exposition mit dem betreffenden Nahrungsmittel. Dies entspricht nahezu den Beobachtungen von Hammar (1), der bei 15 von 81 Kindern (18,5%) Hautexazerbationen nach oralen Provokationsversuchen mit Kuhmilch und Getreide feststellte.

Bezüglich der positiven RAST-Klassen gegen Inhalationsallergene sind Verlaufskontrollen bei den Kindern mit „reiner" Neurodermitis atopica geplant. Dies wird zeigen, ob die jetzigen positiven RAST-Ergebnisse als Indikator einer sich zu einem späteren Zeitpunkt manifestierenden Inhalationsallergie zu werten sind.

Zusammenfassung

Bei 102 Kindern mit Neurodermitis atopica (54 Knaben und 48 Mädchen, im Alter von 5 Mten. bis 15 Jahren) fanden wir bei denjenigen mit konkomitierender Inhalationsallergie (Gruppe B, n = 35) deutlich erhöhte Gesamt-IgE-Spiegel und RAST-Scores im Vergleich zu den „reinen" Neurodermitikern (Gruppe A, n = 67). Die IgE-Gesamtwerte waren jedoch auch in dieser Gruppe, im Vergleich zu altersentsprechenden, normalen Kindern statistisch signifikant erhöht.

Literatur

1. Hamar, H.: Provocation with cow milk and cereals in atopic dermatitis. Acta Dermatovener (Stockh.) 57, 159–163 (1977).
2. Oehman, S., L. Juhlin and S.G.O. Johansson: Immunglobulins in atopic dermatitis. In: Allergology, ed by J. Charpin, C. Boutin, J. Aubert and A.W. Frankland, p. 119, Excerpta Medica (1972).
3. Oehman, S. and S.G.O. Johansson: Immunoglobulins in atopic dermatitis with special reference to IgE. Acta Dermatovener (Stockh.) 54, 193 (1974).
4. Urbanek, R., D. Karitzky und W. Künzer: Serum-IgE bei Hauterkrankungen im Kindesalter. Dtsch. med. Wschr. 103, 503 (1978).
5. Wüthrich, B.: Zur Immunpathologie der Neurodermitis constitutionalis. Eine klinisch-immunologische Studie mit besonderer Berücksichtigung der Immunglobuline E und der spezifischen Reagine im zeitlichen Verlauf. Hans Huber Verlag Bern/Stuttgart/Wien (1975).
6. Wüthrich, B.: Serum IgE in atopic dermatitis. Clin. Allergy, 8, 241–248 (1978).
7. Wüthrich, B. und W. Fuchs: Serum-IgE-Spiegel bei Atopien im Kindesalter. Helv. paediat. Acta 34, 537 (1979).

Anschrift: Priv.-Doz.Dr. B. WÜTHRICH und Frau Dr.med. A. BENZ, Allergiestation, Dermatol. Universitätsklinik, Gloriastr. 31, CH-8091 Zürich.

Gesamt-IgE-Werte in Hautstanzen bei endogenem Ekzem im Vergleich zu den Serum-Werten

H. F. Döring und M. Ilgner

Einleitung

In der dermatologischen Praxis stellt sich nicht selten die Frage, ob es sich bei einem Ekzemherd, der atypisch lokalisiert oder isoliert auftritt, um einen atopischen, kontaktallergischen oder mikrobiellen Ekzemherd handelt.

Die Histologie gibt dazu wenig Auskunft, vom Serum-IgE-Wert ist bei geringer Manifestation eines endogenen Ekzems auch nicht viel zu erwarten; Hauttestungen können positiv sein, jedoch ist der Bezug zum Ekzemherd damit nicht unbedingt gesichert.

Wir stellten uns daher die Frage, ob sich in Hautstanzen aus solchen Ekzemherden nicht eine IgE-Bestimmung durchführen und ob diese eine Beziehung zum Serum-Gesamt-IgE erkennen läßt.

Material und Methode

Bevor uns die Publikationen von Jansén et al. (7, 8) mit einer schon bestehenden Technik der IgE-Bestimmung in der Haut bekannt machten, mußten wir uns ein eigenes Verfahren hierzu entwickeln, welches wir noch mit dem früheren vergleichen werden.

Um die seit einem Jahr bei uns praktizierte PRIST-Technik für unser Vorhaben nutzen zu können, setzten wir die Hautstanzen anstelle der Papierscheiben in den Arbeitsgang ein und bestimmten die in ihnen vermuteten IgE-Antikörper vermittels Zugabe von Anti-IgE-J^{125}-Tracer direkt.

Hierzu wurden zunächst bei 16 unausgewählten Patienten aller Altersstufen und beiderlei Geschlechts mit deutlich manifestem endogenem Ekzem an den Armen, sowie bei 7 Patienten mit endogenem Ekzem aber herdfreien Armen, und schließlich bei 7 Patienten mit anderen Ekzemen und Dermatosen mit Herden an den Armen jeweils an der Ellenbeuge bei der ersten und dritten Gruppe aus den Krankheitsherden, bei der zweiten Gruppe im herdfreien Areal eine Hautstanze und gleichzeitig Blut zur Serum-IgE-Bestimmung entnommen.

Zur Entnahme der Hautstanze verwendeten wir eine 6 mm Einmalstanze. Die Lokalanaesthesie wurde mit 1% Scandicain durchgeführt und zwar indem eine intracutane Quaddel gesetzt wurde. Dadurch erhielten wir am Entnahmeort eine Blutleere.

Die Hautprobe wurde in der mittleren Papillarzone parallel zur Oberfläche mittels Scherchen abpräpariert. So entstanden einheitlich große, annähernd gleich dicke, blutleere Hautscheiben, die den Filterpapierscheiben des PRIST sehr ähnlich waren. Diese wurden dann mit Anti-IgE-J^{125} analog zum PRIST-Verfahren über Nacht inkubiert und nach Spülen mit physiologischer NaCl-Lösung im Gamma-Zähler ausgezählt.

Dann wurden die Ergebnisse wie folgt geordnet (s. auch Abb. 1–4).

Gesamt-IgE-Werte in Haustanzen bei endogenem Ekzem

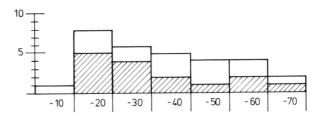

Abb. 1: Gesamt-IgE in Haut und Serum: Alter und Geschlecht, schraffiert = weiblich.

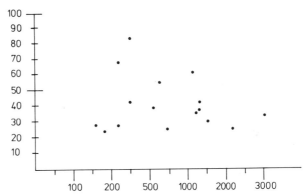

Abb. 2: Vergleich Gesamt-IgE Serum/Haut im Ekzemherd bei Atopie.

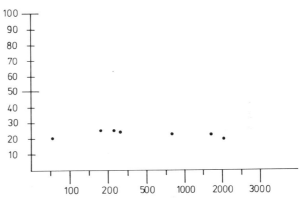

Abb. 3: Vergleich Gesamt-IgE Serum/Haut außerhalb der Ekzemherde bei Atopie.

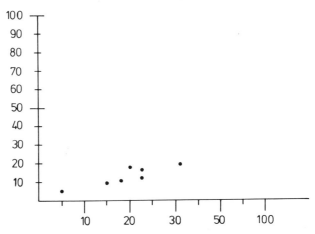

Abb. 4: Vergleich Gesamt-IgE Serum/Haut bei nicht atopischen Dermatosen.

Ergebnisse

Tabelle 1: Alter und Geschlecht

	– 10 J		– 20 J		– 30 J		– 40 J		– 50 J		– 60 J		– 70 J	
	m	w	m	w	m	w	m	w	m	w	m	w	m	w
30	1	0	3	5	2	4	3	2	3	1	2	2	1	1

Tabelle 2: IgE-Werte in Hautherden und Serum bei Atopikern

N	1.		2.		3.		4.		5.		6.		7.	
	H	S	H	S	H	S	H	S	H	S	H	S	H	S
16	71	245	87	340	42	540	33	3000	29	675	28	185	36	1200

N	8.		9.		10.		11.		12.		13.		14.	
	H	S	H	S	H	S	H	S	H	S	H	S	H	S
16	39	1250	53	1500	45	1350	47	350	65	1200	33	158	30	260

N	15.		16.		Durchschnitt	
	H	S	H	S	H	S
16	58	630	28	2200	45	943

Tabelle 3: IgE-Werte in ekzemfreier Haut und Serum bei Atopikern

N	1.		2.		3.		4.		5.		6.		7.	
	H	S	H	S	H	S	H	S	H	S	H	S	H	S
7	20	2000	23	860	22	61	26	180	25	310	26	250	23	1760

Durchschnitt:	H	S
	24	774

Tabelle 4: IgE-Werte in Hautherden und Serum bei Nicht-Atopikern

N	1. Akne vulgaris		2. Kontaktekzem		3. M. Duhring		4. Lichen ruber		5. mikrob. Ekzem	
	H	S	H	S	H	S	H	S	H	S
7	12	22	15	22	17	20	10	15	21	31

N	6. Psoriasis		7. Seb. Ekzem		Durchschnitt	
	H	S	H	S	H	S
7	11	18	5	5	13	19

Auf eine Sortierung der IgE-Werte nach Alter und Geschlecht haben wir hier verzichtet, da diese Aussagen nicht Ziel der Untersuchung waren, die Tabelle 1 zeigt jedoch, daß beide Parameter in etwa nach der Erwartung verteilt sind, mit Ausnahme der Altersgruppe bis 10 Jahren, der wir bewußt die Excisionsprozedur nicht so ohne sichere Gewähr eines diagnostisch verwertbaren Ergebnis zumuten wollten.

In der ersten Gruppe (Tab. 2) finden wir Serum-IgE-Werte von 158 bis 3000 U/ml und Hautstanzwerte von 28–87 U/Stanze im Durchschnitt 943 U/ml im Serum und 45 U/ml Stanze in der Haut. Wir finden allerdings (wie in Abb. 2 erkennbar) keine direkte Proportionalität zwischen Haut und Serumwerten sondern eher eine reziproke.

Die höchsten Hautwerte (87 u. 71) gehen mit niedrigen Serumwerten (340 u. 245), die höchsten Serumwerte (3000 u. 2200) mit niedrigen Hautwerten (33 u. 28) einher. Dies ist aber auch nicht obligat.

In der zweiten Gruppe (Tab. 3) finden wir Serum-IgE-Werte von 61–2000 U/ml und Hautwerte von 20–26 U/Stanze, im Durchschnitt 774/ml im Serum und 24 U/Stanze. Während hier die Serumwerte nur um ca. 15% unter denen der Gruppe I liegen, sind die Hautwerte 40% niedriger. Die Hautwerte verteilen sich recht gleichmäßig über die verschiedenen Serumwerte (Abb. 3).

Klinisch waren die atopischen Ekzeme beider Gruppen in etwa gleich stark ausgeprägt.

In der dritten Gruppe (Tab. 4) nahmen wir uns bewußt ganz verschiedene Dermatosen (Akne, Psoriasis, Lichen ruber, M. Duhring) u.a., aber auch die zum endogenen Ekzem in Differentialdiagnose stehenden Ekzemformen (mikrobielles Ekzem, Kontaktekzem, seborrhoisches Ekzem) vor.

Wir finden hier Serum-IgE-Werte von 5–31 U/ml und Hautwerte von 5–21 U/Stanze, im Durchschnitt 19 U/ml im Serum und 13 U/Stanze in der Haut.

Hier ist interessanterweise eine direkte Proportionalität zwischen beiden Werten zu beobachten (Abb. 4). Sämtliche Werte in dieser Gruppe liegen prozentual deutlich unter denen der beiden ersten Gruppen mit Ausnahme des Serum- (31 U/ml) und Hautwertes (21 U/Stanze) beim mikrobiellen Ekzem. Ob dies ein Ausreißer ist oder mit dem pathogenetischen Prinzip des mikrobiellen Ekzemes zusammenhängt, läßt sich bei diesem einen Fall natürlich nicht erkennen. Letztere Interpretation würde uns jedoch klinisch wahrscheinlich vorkommen.

Diskussion

Wie bereits weiter oben erwähnt, haben wir diese Untersuchung zunächst aus grundsätzlichen Überlegungen begonnen, fanden jedoch bei der weiteren Literatursuche heraus, daß bereits 1972 Jansén und Mitarbeiter (7, 8) in Oulu den gleichen Gedanken hatten und nur mit einer anderen Technik vorgingen. Sie untersuchten Hautstanzen von gesunden Probanden, von Psoriatikern und von befallener wie unbefallener Haut bei Atopikern. Die Hautproben wurden mit Ultraschall homogenisiert mit NaCl extrahiert, zentrifugiert und der Überstand mit dem PRIST-Verfahren wie Serum untersucht. Gleichzeitig wurden die Serum-IgE-Werte bestimmt. Sie fanden bei gesunder Haut einen Mittelwert von 16 U/ml im Stanzenextrakt, bei unbefallener Psoriatikerhaut 14 U/ml, im Psoriasisherd 21 U/ml, in der unbefallenen Atopikerhaut 34 U/ml, in den Ekzemherden 44 U/ml.

Diese Ergebnisse zeigen so auffallende Übereinstimmung mit unseren Werten, daß man davon ausgehen kann, daß wir trotz der unterschiedlichen und wesentlich einfacheren Technik ebenfalls (vermutlich durch die Annäherung der Hautstanzen an die PRIST-Plättchengrößen) in etwa den Wert entsprechend der Einheiten pro ml eines Extraktes der Haut gemessen haben und sich unser Verfahren also durchaus zu Vergleichen mit den Serumwerten einerseits wie den Werten bei o.g. Technik verwenden läßt.

Unterschiedliche Ergebnisse berichten die finnischen Autoren jedoch von den Serum-IgE-Werten. Sie fanden in der hautgesunden Gruppe im Mittel 265 U/ml, bei den Psoriatikern im Mittel 211 U/ml und bei den Atopikern 2554 U/ml. Das mag an bevölkerungsbedingt höheren Normwerten liegen. Wir können bei uns die Gesamt-IgE-Normwerte ähnlich wie Schlaeger et al. (11, 12) mit < 20 U/ml (Grenzwerte 20–40 U/ml) angeben, und finden dies auch hier bestätigt. Andere Autoren (1, 2, 3, 4, 6, 9, 14) geben z.T. höhere Werte an.

Jansén und Mitarbeiter fanden ebenfalls keine direkte Korrelation zwischen Haut- und Serumwerten, ohne jedoch eine reziproke Proportionalität zu erkennen. Die mangelnde Korrelation von Haut- und Serum-IgE-Werten wird auch schon von früheren experimentell arbeitenden Autoren berichtet (6). Uns scheint gerade diese Beobachtung von höchstem Interesse zu sein – und sie ist uns auch als Bestätigung wichtig, daß wir nicht etwa nur die IgE-Konzentration aus evtl. in den Hautproben verbliebenem Serum gemessen haben.

Diese mangelnde Korrelation kann z.B. aufgefaßt werden als Ausdruck unterschiedlicher Anzahl und/oder Kapazität IgE-bindender Zellen in der Haut einzelner Individuen, wie das Ishizaka bereits für die Blut-Basophilen bei Atopikern und Nicht-Atopikern nachgewiesen hat (7). Nicht unwahrscheinlich kommt uns auch die These von Jansén et al. (7) vor, daß unterschiedliche IgE-Subtypen im Serum und Haut (bzw. Schleimhäuten) vorliegen können, z.B. solche für AG-AK-Reaktionen nur in der Haut und solche für Reaktionen an der Nasalschleimhaut.

Denn, daß wir aus dem Serum-IgE-Pool bisher nur geringe spezifische Fraktionen herausfinden können, zeigen alle Vergleiche zwischen RAST und PRIST oder RIST-Ergebnissen (2, 5, 9, 10, 11, 14). Diese Ansicht beinhaltet auch die Möglichkeit, daß sich im Bereich des endogenen Ekzemes IgE-vermittelte Reaktionen (z.B. mit bakteriellen Antigenen) abspielen und nicht nur bei den klassischen Soforttypreaktionen wie Urticaria, Bronchitis, Rhinitis und Conjunctivitis allergica.

Schließlich meinen wir die Ergebnisse, besonders wenn sich unsere Beobachtung einer teilweisen reziproken Proportionalität zwischen Haut- und Serumwerten weiterhin bestätigen läßt, aber auch dahingehend interpretieren zu können, daß es sich ähnlich dem klinischen Verlauf des endogenen Ekzemes z.T. um wellenförmige Abfrage des IgE in der Haut handelt. Wird gerade wenig IgE in Reaktionen verbraucht, ist der Gradient Serum-Haut niedrig und der Serumwert tiefer, der Hautwert höher und umgekehrt. Hierzu paßt auch die direkte Proportionalität der Werte in der Kontrollgruppe. Solche möglichen Zusammenhänge bedürfen im Interesse der Aufklärung des endogenen Ekzemes unbedingt weiterer Erforschung. Zumindest glauben wir aber, die uns eingangs gestellte Aufgabe erfüllt zu haben. Wir haben wie Jansén und Mitarbeiter (7, 8) mit einer wesentlich vereinfachten aber gleich leistungsfähigen Methode gezeigt, daß man durch IgE-Bestimmung in Hautstanzen das atopische Ekzem recht gut von den anderen Ekzemen unterscheiden kann. Außerdem ist es mit dieser Methode möglich, auch in der nicht ekzematisierten Haut, besonders in Kombination mit den Serum-IgE-Werten, das Atopie-Syndrom nachzuweisen, was für manche Grenzfälle noch wichtig sein kann.

Zusammenfassung

Bei 16 Patienten mit endogenem Ekzem wurden Stanzen aus Ekzemherden, bei weiteren 7 aus nicht befallener Haut gewonnen, ihr IgE-Gehalt bestimmt und mit den Serumwerten verglichen.
Zur Kontrolle dienten 7 Patienten mit anderen Dermatosen. Die Ergebnisse zeigen in den Ekzemherden die höchsten Werte und in nicht befallener Ekzematikerhaut noch deutlich höhere Werte als bei anderen Dermatosen.
Die Werte aus den Ekzemherden sind nicht proportional den Serumwerten.

Literatur

1. Berg, T., H. Bennich and S.G.O. Johansson: In vitro Diagnosis of Atopic Allergy. I. A Comparison between Provocation Tests and the Radioallergosorbent Test. Int. Arch. Allergy 40, 770–778 (1971).
2. Berg, T. and S.G.O. Johansson: In vitro Diagnosis of Atopic Allergy. II. IgE and Reaginic Antibodies during and after Rush Desensitication. Int. Arch. Allergy 41, 434–442 (1971).
3. Berg, T. and S.G.O. Johansson: In vitro Diagnosis of Atopic Allergy. IV. Seasonal Variations of IgE Antibodies in Children Allergic to Pollens. Int. Arch. Allergy 41, 452–462 (1971).
4. Björkstén, F. and S.G.O. Johansson: In vitro diagnosis of atopic allergy. The occurence and clustering of positive RAST results as a function of age and total IgE concentration. Clinical Allergy 5, 363–373 (1975).
5. Debelić, M.: Die klinische Bedeutung der Bestimmung von Serum-Gesamt-IgE und spezifischem IgE für die Diagnostik und Verlaufsbeobachtung allergischer Krankheitsbilder. Therapiewoche 29, 2280–2295 (1979).
6. Hein, H.: Immunglobulin E: Aufbau und Bedeutung. Fortschr. Med. 91, 4, 141–145 (1973).
7. Jansén, C.T., J. Haapalahti and V.K. Hopsu-Havu: Immunglobulin E in the Human Atopic Skin. Arch. Derm. Forsch. 246, 299–302 (1973).
8. Jansén, C.T., J. Haapalahti and V.K. Hopsu-Havu: Skin IgE affinity and binding capacity in atopy. Scand. J. Lab. clin. Invest., 29, Suppl. 122:58 (1972).
9. Johansson, S.G.O., H. Bennich and T. Berg: In vitro Diagnosis of Atopic Allergy. III. Quantitative Estimation of Circulating IgE Antibodies by the Radioallergosorbent Test. Int. Arch. Allergy 41, 443–451 (1971).
10. Ring, J.: The Pathogenesis of Atopic Eczema. Int. Arch. Allergy appl. Immun. 59, 233 (1979).
11. Schlaeger, M., H. Pullmann, I. Gottmann-Lückerath und G.K. Steigleder: Serum-IgE bei Normalpersonen sowie bei Patienten mit und ohne nachweisbare Erhöhung von allergenspezifischen Einzel-IgE-Fraktionen (RAST). Z. Hautkr. 51, 19, 825–831 (1976).
12. Schlaeger, M.: In-vitro-Verfahren, im besonderen RAST und PRIST. Dt. Derm. 28, 7, 694–713 (1980).
13. Underdown, B.J.: Das sekretorische Immunsystem (Immunglobulin in Sekreten und bei Allergosen). Klinikarzt 2, 5, 7–18 (1973).
14. Wüthrich, B. und E. Kopper: Ergebnisse der IgE-Serumspiegel-Bestimmung und ihre klinische Bedeutung. Schweiz. med. Wschr. 104, 1437–1443 (1974).

Anschrift: Dr. H.F. DÖRING, Dr. M. ILGNER, Wilhelm-Hamacher-Str. 5, 5210 Troisdorf.

Serum-IgE bei kutanen Lymphomen und bei der Parapsoriasis en plaques Brocq, eine Verlaufskontrolle

M. Schlaeger und H. Pullmann

Einleitung

Die Mycosis fungoides oder genauer das kutane T-Zell-Lymphom gehört zu den ersten Erkrankungen, bei denen in vielen Fällen eine exzessive Erhöhung des Gesamt-IgE im Serum festgestellt wurde (Juhlin - 1969, Graul - 1973, Brehm - 1974, Amblard - 1978). Als Vorstufe dieses kutanen Lymphoms gelten neben der Mucinosis follicularis auch die Parapsoriasis en plaques Brocq und besonders die von Sammann 1972 beschriebene großfleckige Form, die er wegen ihrer häufigen Entartung auch als „prereticulotic poikiloderma" bezeichnete. Die genannten Erkrankungen gehen aber nur zu einem kleinen Prozentsatz in ein kutanes Lymphom über. Die histologische Zuordnung dieser Vorstufen des kutanen T-Zell-Lymphoms ist besonders bei Frühformen nicht immer zweifelsfrei möglich. Wegen der großen Bedeutung prognostischer Kriterien bietet es sich also an, das Gesamt-IgE als zusätzlichen diagnostischen und prognostischen Faktor zu prüfen.

Krankengut

In der Universitäts-Hautklinik Köln wird seit 1975 bei der Diagnose oder Verdachtsdiagnose einer Parapsoriasis en plaques oder eines Lymphoms der Haut routinemäßig neben anderen Untersuchungen auch das Gesamt-IgE im Serum der Patienten bestimmt. Für die Verlaufsbeobachtungen haben wir nur die Patienten verwenden können, bei denen die Bestimmung einheitlich mit dem PRIST erfolgte.

Material und Methode

Es wurden insgesamt 108 Patienten mit dem Verdacht auf ein kutanes T-Zell-Lymphom oder eine Parapsoriasis en plaques untersucht. Die Gesamt-IgE-Bestimmung wurde in der von Schlaeger et al. 1980 beschriebenen Form nach Anleitung des Herstellers durchgeführt.

Ergebnisse

Bei den ersten Untersuchungen hierüber fanden wir drei uns wichtig erscheinende Ergebnisse (Schlaeger et al. - 1979):
1. Bei der Parapsoriasis en plaques Brocq ist in etwa 30% der Fälle das Gesamt-IgE erhöht.
2. Bei diesen Patienten mit der IgE-Erhöhung fanden wir gehäuft auch die Symptome, die einen Übergang der Erkrankung in ein kutanes T-Zell-Lymphom befürchten ließen: Juckreiz, Poikilodermie, großfleckige Effloreszenzen und zum Teil suspekte histologische Befunde.

Abb. 1: Definitive Diagnosen bei klinischem Verdacht auf ein kutanes T-Zell-Lymphom oder seine Vorstufe.

```
  Verdacht auf kutanes T-Zell-Lymphom

  Definitive Diagnosen :   (n=108)
  Lymphom                     21
  Parapsoriasis en plaques    71
  Ekzem, Pseudolymphom        16
```

Abb. 2: IgE bei den verschiedenen Stadien der Mycosis fungoides (geometrisches Mittel und Streubreite).

```
              IG E BEI MYKOSIS FUNGOIDES

  PARAPSORIASIS E.P.   N = 58  G.M.  48 ( 5 -  1287/2 )
  MF STADIEN I UND II  N = 17  G.M. 167 ( 8 - 13876/4 )
  MF, TUMORSTADIUM     N =  9  G.M.  94 ( 7 -   744/0 )
```

3. Bei einigen Patienten zeigten sich Parallelen zwischen dem Verlauf des Gesamt-IgE und dem klinischen Befund, insbesondere auch in Beziehung zu Remissionen unter der PUVA-Therapie.

Diese Fakten forderten eine Verlaufsbeobachtung und Kontrolle auf breiterer Basis, deren Ergebnisse ich hier kurz zusammenfassen möchte:

Ziel unserer Untersuchungen war es, den diagnostischen Wert des Gesamt-IgE im Serum bei kutanen T-Zell-Lymphomen und seinen Vorstufen zu untersuchen. Hierbei interessierte

1. die Frage, ob bei der Erstdiagnose dieser Erkrankung durch die Bestimmung des Gesamt-IgE zusätzliche diagnostische Sicherheit gewonnen werden kann und
2. die Frage, ob es Beziehungen zwischen IgE-Befund und Klinik gibt, die eine solche Verlaufskontrolle bei der Parapsoriasis en plaques und beim kutanen T-Zell-Lymphom zur prognostischen Klärung rechtfertigt.

Die subtile Diagnostik unter Zuhilfenahme weiterer Untersuchungsverfahren (Histologie, Zytochemie, immunologische Differenzierung des Infiltrates und Colchizin-Sensitivitätsindex) zeigte folgende Zuordnung (Abb. 1): Von den klinisch zunächst suspekten 108 Patienten hatten 21 Patienten ein kutanes T-Zell-Lymphom und 71 Patienten eine Parapsoriasis en plaques. Davon hatten 30 Patienten ein erhöhtes Gesamt-IgE. 16 Patienten hatten weitere Erkrankungen wie Neurodermitis oder andere Ekzemformen, bzw. Pseudolymphome mit prolongiertem Verlauf (Sterry et al. - 1980).

Eine Zuordnung der Diagnosen zum geometrischen Mittel des IgE ergab folgendes Bild (Abb. 2): Bei Patienten mit Mycosis fungoides fand sich ein geometrisches Mittel des Gesamt-IgE von 167 Einheiten pro ml, im Tumorstadium allerdings nur von 94 Einheiten pro ml. Bei der Parapsoriasis en plaques fand sich bei den Patienten ein geometrisches Mittel von nur 48 Einheiten pro ml.

PARAPSORIASIS EN PLAQUES

Einmalige Therapie ohne Rezidiv:

Bei erhöhtem	Gesamt-IgE	42,1 %
Bei normalem	Gesamt-IgE	82,6 %

Abb. 3: Behandlungshäufigkeit bei Parapsoriasis en plaques in Relation zum Gesamt-IgE.

Es ist festzustellen, daß bei den genannten Erkrankungen das Gesamt-IgE eine hohe Streubreite hat. Daher ist das geometrische Mittel alleine nicht aussagefähig. Es muß daran erinnert werden, daß nur das erhöhte Gesamt-IgE als pathologischer Wert diagnostische Aussagekraft hat. Betrachtet man so die uns interessierenden Erkrankungen näher, ergibt sich folgendes Bild: Bei den 30 Patienten mit erhöhtem Gesamt-IgE ist das Verhältnis 11 kutane T-Zell-Lymphome zu 19 Patienten mit Parapsoriasis en plaques Brocq. Der Anteil der Patienten mit erhöhtem Gesamt-IgE beträgt also bei der Mycosis fungoides in unserem Krankengut 61,11%, bei der Parapsoriasis hingegen nur 26,76%. Dieser Prozentsatz liegt mengenmäßig durchaus in dem Bereich, in dem auch die klinisch entartungsverdächtigen Formen angesiedelt sind (Sammann - 1972, Heid - 1977, Schlaeger - 1980). Eine Verlaufsbeobachtung zeigt, daß bei den Parapsoriasis-Patienten mit erhöhtem Gesamt-IgE die Erkrankung in über 50% Behandlungen und Nachuntersuchungen für einen Zeitraum von mehr als 2 Jahren Dauer erzwang. Von den verbliebenen Patienten mit erhöhtem Gesamt-IgE mußten sich in den letzten 16 Monaten 42,1% keiner Therapie unterziehen. Bei den Patienten mit Parapsoriasis en plaques und unauffälligem Gesamt-IgE waren 17,4% länger als 2 Jahre behandlungsbedürftig (Abb. 3). Die verbliebenen Patienten haben sich nur zu einer einmaligen Untersuchung oder Therapie eingefunden, wegen der geringfügigen Hautveränderungen und dem prompten Ansprechen auf die jeweilige Therapie bestand keine weitere Behandlungsindikation.

Besprechung

Patienten mit Parapsoriasis und erhöhtem Gesamt-IgE haben also eine hohe Rezidivhäufigkeit und weisen eher einen chronischen Verlauf dieser Erkrankung auf als Patienten mit unauffälligem Gesamt-IgE. In der kurzen Zeit der Nachbeobachtung lassen sich bei diesen Patienten keinerlei Aussagen über die mögliche Umwandlung der Parapsoriasis en plaques in ein kutanes T-Zell-Lymphom machen. Die prognostische Aussage aus einem erhöhten IgE-Wert läßt sich zur Zeit dahingehend zusammenfassen, daß Rezidive bzw. ein chronischer Verlauf bei mehr als der Hälfte dieser Patienten zu erwarten ist. Bei der Mycosis fungoides ist das Gesamt-IgE bei fast zwei Drittel der Patienten erhöht. Die vorhin erwähnte, nicht nachweisbare Korrelation zum Stadium der Behandlung und ihrem Fortschritt sei an 3 Beispielen erläutert:

1. Bei dem Patienten L.S. ist der initiale Befund unter 20-monatiger PUVA-Therapie abgeheilt, der seit August 1978 blande Befund, der nur noch gelegentlich Corticoidexterna benötigt, geht mit inzwischen annähernd normalen IgE-Werten einher (Abb. 4).
2. Bei der Patientin W.E. ist trotz der Sanierung unter initialer PUVA- und später kurzer SUP-Therapie das IgE erhöht geblieben. Die derzeitigen Symptome, die sich durch externe Glucocorticoidgaben gut beherrschen lassen, werden von einem seit weiteren 18 Monaten erhöhten IgE begleitet (Abb. 5).

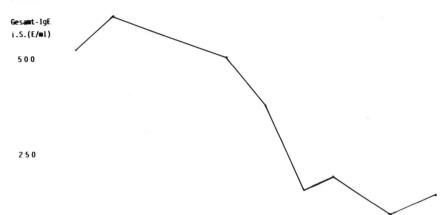

Abb. 4

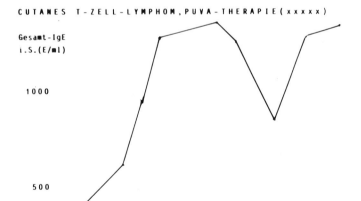

Abb. 5

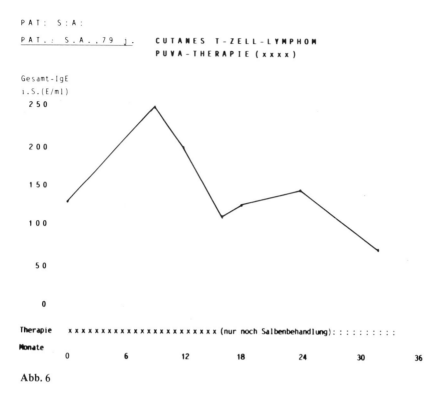

Abb. 6

Abb. 4–6: Gesamt-IgE im Serum von Patienten mit kutanem T-Zell-Lymphom bei Photochemotherapie.

3. Bei der Patientin S.A. ist das Gesamt-IgE unter der PUVA-Therapie zunächst parallel zu einer Befundverschlechterung angestiegen. Auch nach Besserung des Befundes nach insgesamt 18 Therapiemonaten ist der IgE-Wert im Bereich wie vor der UV-Therapie. Die derzeitige Erscheinungsfreiheit geht mit einem unauffälligen IgE einher (Abb. 6).

Auch hier ist der insgesamt erkennbare Trend einer Korrelation zwischen klinischem Befund und Serum-IgE beim kutanen T-Zell-Lymphom angedeutet. Die Frage nach dem diagnostischen Stellenwert des Gesamt-IgE ist bei dieser Krankheit jedoch differenzierter zu beantworten: In der Primärdiagnostik ist das Gesamt-IgE bei der Mycosis fungoides nur eine Ergänzung der klinischen Befunde und der histologischen Diagnose. Es liegt zwar recht häufig (über 60%) im pathologisch erhöhten Bereich ohne deshalb sichere Korrelationen zum Krankheitsstadium, zur Therapie oder gar zur Prognose erkennen zu lassen.

Bei der Parapsoriasis hingegen bedeutet ein erhöhtes IgE eine erhöhte Häufigkeit von Rezidiven, eine voraussichtlich längere Behandlungsdauer und eine oft ausgeprägtere klinische Symptomatik. Obwohl daraus eine vermehrte Entartungshäufigkeit nicht einfach abgeleitet werden darf, sind dies doch prognostische Kriterien, die einen Einsatz der IgE-Bestimmung unseres Erachtens rechtfertigen.

Zusammenfassung

Bei 71 Patienten mit Parapsoriasis en plaques und 21 Patienten mit kutanem T-Zell-Lymphom (Mycosis fungoides) wurde das IgE im Serum bestimmt. Bei 19 Patienten mit Parapsoriasis war das Gesamt-IgE pathologisch erhöht. Bei der Mehrzahl dieser Patienten war eine über zweijährige Therapie erforderlich, bei Patienten mit Parapsoriasis und unauffälligem IgE jedoch nur in 17,4%. Beim kutanen T-Zell-Lymphom zeigten Verlaufsbeobachtungen nur in Einzelfällen eine Relation zwischen IgE-Verlauf und klinischem Effekt der PUVA-Therapie.

Literatur

Amblard, P. and J.L. Reymond: IgE-levels in various dermatoses. Arch. Derm. 144, 289–290 (1978).

Brehm, G.: Verhalten von Immunglobulin E bei ausgewählten Dermatosen. Arch. dermatol. Forsch 248, 329–337 (1974).

Graul, E.H., S. Borelli, H. Müller und H. Gerken: Immunglobulin E – Bestimmung bei Dermatosen. Hautarzt 24, 235–240 (1973).

Heid, E., J. Desvaux, I. Brändle und E. Grosshans: Der Verlauf der Parapsoriasis en plaques (Brocqsche Krankheit). Z. Hautkr. 52, 658–662 (1977).

Juhlin, L.S., G.O. Johansson, H. Bennich, C. Högmann and N. Thyresson: Immunoglobulin E in dermatoses. Arch. Derm. 100, 12–16 (1969).

Sammann, P.D.: The natural history of parapsoriasis en plaques (chronic superficial dermatitis) and prereticulotic poikiloderma. Br. J. Derm. 87, 405–411 (1972).

Schlaeger, M., H. Pullmann, I. Gottmann-Lückerath und G.K. Steigleder: Serum-IgE bei Normalpersonen sowie bei Patienten mit und ohne nachweisbare Erhöhung von allergenspezifischen Einzel-IgE-Fraktionen (RAST). Z. Hautkr. 51, 825–831 (1972).

Schlaeger, M.: Immunglobulin E bei kutanen Lymphomen und bei der Parapsoriasis en plaques (Brocq). Dermatologica 161, 1–7 (1980).

Schlaeger, M. und S. Florescu: Immunoglobulin E beim Melanom, bei cutanen Lymphomen und bei der Parapsoriasis en plaques. RAST 2 Berichtsband, 79–85 (1981). Berlin: Grosse.

Sterry, W., G.K. Steigleder und B. Nikolai: Colchicin-Sensitivitätsindex-Parameter zur Differenzierung benigner und maligner lymphozytärer Hautinfiltrate. Dtsch. med. Wschr. 105, 1157–1159 (1980).

Anschrift: Dr. Martin SCHLAEGER, Staugraben 6 A, 2900 Oldenburg.

PRIST-Werte bei Alopecia areata

H. F. Döring und M. Ilgner

Ausgehend von der Bemerkung Cormanes auf dem 29. Kölner Dermatologen-Abend (1), wonach bei der Alopecia areata (A.a.) häufig erhöhte Gesamt-IgE-Werte zu finden seien, überprüften wir diese Werte an 30 unausgewählten Patienten mit A.a. Die Untersuchungen wurden 1980 durchgeführt.

Zur Anwendung gelangte die PRIST-Methode.

Die untersuchten Patienten gehörten unterschiedlichen Altersstufen an. Dabei war zufällig kein Patient unter 10 Jahre alt.

Die Ergebnisse wurden unabhängig vom Alter auf mehrere IgE-Größenordnungen verteilt: zunächst bis 20 U/ml, weiter bis 100 U/ml, bis 200 U/ml, bis 1000 U/ml und über 1000 U/ml.

Hierbei lagen die niedrigsten Werte bei 5 U/ml (2x), der höchste lag bei 2400 U/ml.

Zur genauen Beurteilung wurden die Werte weiter auf solche Patienten bezogen, die eine eindeutig positive Familien- oder Eigenanamnese mit Krankheiten des atopischen Formenkreises angaben und solche, bei denen das nicht der Fall war. Danach verglichen wir die IgE-Werte von Patienten mit A.a.-Herden über und unterhalb 3 cm Durchmesser. Schließlich stellten wir die IgE-Werte von Patienten mit einer Krankheitsdauer von 6 Monaten und mehr denen gegenüber, die eine kürzere Erkrankungszeit angaben.

Ergebnisse

Siehe Tab. 1–8 auf Seite 27.

Beurteilung und Diskussion

Die Alters- und Geschlechtsverteilung soll hier nicht besonders berücksichtigt werden, da es sich um eine relativ geringe Anzahl von Patienten handelt. Zudem wurden die Untersuchungen an einer zufälligen Reihenfolge von Patienten durchgeführt. Auffällig ist allenfalls das unbeabsichtige Fehlen von Patienten der Altersgruppe unter 10 Jahren.

Wenn wir sämtliche Werte über 100 U/ml als erhöht ansehen – die Werte zwischen 20 und 100 U/ml werden hier als Grenzwerte beurteilt –, so fanden wir bei 19 von 30, d.h. bei etwa 65% der A.a.-Patienten erhöhte Gesamt-IgE-Werte. Das entspricht nicht den Untersuchungen von Schlaeger et al. (5), die in über 80% der Normalbevölkerung IgE-Werte unter 20 U/ml herausfanden.

Ebenso wurden bei Hautkrankheiten wie Ichthyosis und numulärem Ekzem von Krueger et al. (4) in über 90% normale IgE-Werte beobachtet.

Zur Überprüfung eines möglichen Zusammenhanges zwischen der A.a. und Krankheiten des atopischen Formenkreises wurden die Patienten mit positiver Atopie-FA und/oder EA herausgenommen und gesondert betrachtet. Sie machen einen Anteil von ca 55% aus. Er

PRIST-Werte bei Alopecia areata

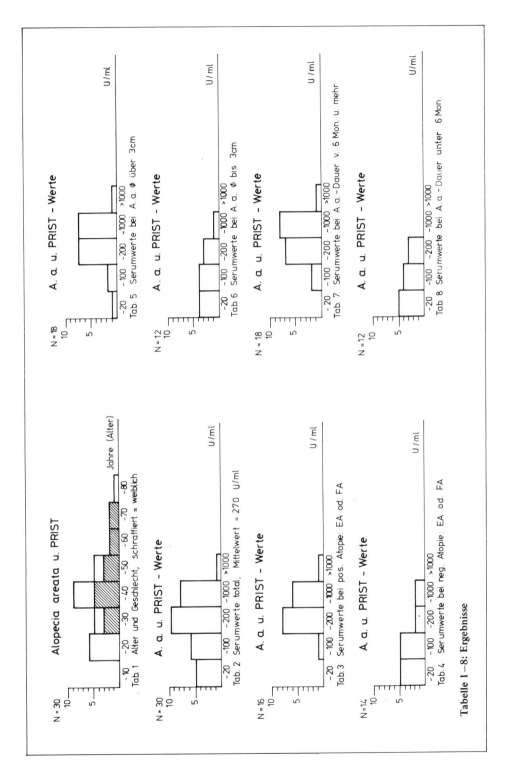

Tabelle 1–8: Ergebnisse

liegt weit über dem Anteil von 17—20% in der Normalbevölkerung. Zudem zeigen sich erwartungsgemäß in etwa 95% erhöhte IgE-Werte.

Hingegen hat die Patientengruppe mit negativer FA und/oder EA im atopischen Formenkreis nur einen Anteil von 28% erhöhter IgE-Werte.

Man könnte hieraus den Schluß ziehen, daß bei der A.a. die Atopiker lediglich in unerwartet hohem Maße vertreten sind, und die Häufung der erhöhten IgE-Werte mit dieser Tatsache korreliert.

Um eine direkte Beziehung der gemessenen Werte mit einzelnen Krankheitsparametern zu untersuchen, teilten wir die Patienten in eine Gruppe mit A.a.-Herden über 3 cm Durchmesser und in eine andere mit Herden bis zu 3 cm Durchmesser.

Bei der ersten Gruppe fanden wir in 15 von 19 Fällen (ca. 80%) erhöhte Werte, bei der zweiten Gruppe nur in 4 von 12 Fällen (33%).

Ähnliches beobachteten wir bei der Aufteilung der Patienten in eine Gruppe mit einer Krankheitsdauer von 6 Monaten und mehr und in eine Gruppe mit einer Krankheitsdauer bis zu 6 Monaten. Nebenbei bestand zwischen Krankheitsdauer und Herddurchmesser nur eine Übereinstimmung von etwa 30%.

Im ersten Fall wurden bei 16 von 18 Patienten (ca. 90%), im zweiten Fall bei 3 von 12 Patienten (25%) erhöhte Serum-Gesamt-IgE-Werte gemessen.

Diese Vergleiche zeigen eine auffallende Übereinstimmung zwischen den Patienten mit einer Atopie-Anamnese, einer langen Krankheitsdauer und Herddurchmessern von über 3 cm (jeweils 95%, 90%, 80% erhöhte IgE-Werte) einerseits und den Patienten ohne Atopie-Anamnese, den kurz dauernden und den bis 3 cm ⌀ messenden Krankheitsfällen andererseits (jeweils 24%, 25%, 33% erhöhte Werte).

Die um rund 75% liegenden Normalwerte bei den letzten Gruppen stimmen in etwa mit den Erwartungen bei der Normalbevölkerung (5) überein.

Aus den gefundenen Werten läßt sich wohl die Schlußfolgerung ableiten, daß erstens die Atopie einen Bezug zur A.a. hat, und daß zweitens die schwereren A.a.-Fälle häufig mit einem erhöhten IgE und mit einer Atopie-Anamnese einhergehen.

Diese Beobachtung kann unterschiedlich interpretiert werden: Entweder sind bei den leichten A.a.-Formen die IgE-Werte noch nicht erhöht, oder die A.a. verläuft bei Atopikern länger und schwerer.

Jedenfalls sollte diese Frage weiter untersucht werden, zumal sich fast alle Autoren einig sind, daß bei der A.a. eine immunologische Pathogenese eine Rolle spielt (1, 2, 3, 6).

Wir sahen bei konsequenter Behandlung der atopischen Erkrankung mit Allergen-Karenz, Desensibilisierung, Antihistaminica usw. einen günstigen Einfluß auf eine gleichzeitig bestehende A.a., jedoch mit dem Vorbehalt, daß solche Beurteilungen bei der geringen Zahl von Beobachtungen in unserem Versuch und der bekannten Spontanheilungsneigung der A.a. nur sehr vorsichtig zu bewerten sind.

Zusammenfassung

Bei 30 unausgewählten Patienten verschiedener Altersstufen mit Alopecia areata (A.a.) wurde das Gesamt-IgE mit der PRIST-Methode bestimmt. Hierbei war zufällig kein Patient unter 10 Jahre alt.

Die Untersuchungen wurden in 10-Jahres-Altersstufen und die PRIST-Werte in bis 20, -100, -200, -1000 und über 1000 U/ml aufgeteilt.

Ca. 65% der A.a.-Patienten zeigten erhöhte IgE-Werte (über 100 U/ml). Bei positiver Atopie-FA und EA lagen die PRIST-Werte in 15 Fällen höher als bei negativer Atopie-FA und EA (4 Fälle). Ebenso war der Gesamt-IgE-Spiegel bei Pat. mit A.a.-Herden über 3 cm Durchmesser größer (15 Pat.) als bei Pat. mit Herden bis 3 cm Durchmesser (4 Pat.). Auch eine längere Erkrankungsdauer (mehr als 6 Monate) scheint eine Erhöhung der PRIST-Werte zu bedingen (16 Fälle gegenüber 3 Fällen von weniger als 6 Monaten Erkrankungsdauer).

Leichtere A.a.-Fälle zeigen demnach vermutlich noch keine erhöhten IgE-Werte oder die Erkrankung verläuft bei Atopikern länger und schwerer.

Literatur

1. Cormane, R.H.: Neue immunologische Erkenntnisse in ihrer Bedeutung für die Praxis. Typ V Allergie. Referat, 29. Kölner Dermatologen-Abend am 14.11.1979, Köln.
2. Happle, R.: Antgenetic competition as a therapeutic concept for alopecia areata. Arch. Dermatol. Res. 267, 109–114 (1980).
3. Kratka, J. und G. Goerz: Dinitrochlorbenzol (DNCB)-Lokalbehandlung der Alopecia areata. Z. Hautkr. 54, 18, 813–816 (1979).
4. Krueger, G., G. Kahn, W.L. Westen and M.J. Mandel: IgE Levels in Numular Ekzema and Ichthyosis. Arch. Derm. (Chicago) 107, 56–58 (1973).
5. Schlaeger, M., H. Pullmann, I. Gottmann-Lückerath und G.K. Steigleder: Serum-IgE bei Normalpersonen sowie bei Patienten mit und ohne nachweisbare Erhöhung von allergenspezifischen Einzel-IgE-Fraktionen (RAST). Z. Hautkr. 51, 19, 825–831 (1976).
6. Worret, W.: Zur Therapie der Alopecia areata. Therapiewoche 30, 6207–6210 (1980).

Anschrift: Dr. Hans-Friedrich DÖRING, Dr. Martin ILGNER, Wilhelm-Hamacher-Str. 5, 5210 Troisdorf.

Die Bedeutung der anaphylaktoiden pseudoallergischen Reaktionen in der Diagnostik der chronisch-kontinuierlichen Urticaria

E. Paul und L. Illig

Zentrum für Dermatologie, Andrologie und Venerologie am Klinikum der Justus-Liebig-Universität Gießen

Bei der chronisch-kontinuierlichen Urticaria fehlen sehr oft klare anamnestische Hinweise auf eine auslösende Ursache der meist täglich auftretenden Quaddelschübe. Eher noch wird der Diagnostiker im Nebel der Kausalitätsbedürfnisse der Patienten irregeleitet. Nicht umsonst gilt die chronische Urticaria als ein „vexing problem", als ein lästiges Ärgernis, für Patient und Arzt (6, 12). Hier hat nun die Erkennung anaphylaktoider Mechanismen, die sich allerdings nur im Provokationstest und nicht im Hauttest oder im In-vitro-Test überprüfen lassen, zu einem großen diagnostischen Fortschritt geführt.

Definition der anaphylaktoiden Reaktionen

Anaphylaktoide Reaktionen sind pseudoallergische Reaktionen, die in ihrer Symptomatik wie eine echte Allergie vom Soforttyp aussehen, die aber keine Antigen-Antikörper-Reaktion aufweisen. Nur die Freisetzung von Entzündungssubstanzen geschieht bei den anaphylaktoiden, den pseudoallergischen und den anaphylaktischen, den tatsächlichen allergischen Reaktionen auf gleiche Art und Weise. Dies erklärt die klinische Ähnlichkeit beider Reaktionstypen (Übersicht s. 11).

Das Intoleranz-Syndrom

In diesem Zusammenhang ist nun für die Urticaria-Diagnostik das sogenannte *Intoleranz-Syndrom* von entscheidender Bedeutung, dessen Leitsymptome Nesselsucht, Gesichtschwellung und Hautrötung der kranialen Körperpartien und Schleimhautsymptome in Form von Augentränen, Rhinitis, Bronchospasmus und Darmkrämpfen darstellen. In extremen Fällen kann es außerdem zu Blutdruckabfall bis hin zum Herzstillstand kommen (9). Die häufigsten Symptome des Intoleranz-Syndroms sind aber bei Urticaria-Patienten ein urticarielles Exanthem und bei Asthmatikern der Bronchospasmus.

In einem Teil der Fälle wird eine bereits bestehende Nesselsucht oder ein bereits bestehendes Asthma durch die Intoleranz-Reaktion im Sinne einer *Provokation* verschlimmert. Dieses Phänomen nutzen wir bei unserem Provokationstest im Rahmen der Urticaria-Diagnostik aus.

Die Intoleranz-Reaktion wird durch eine chemisch sehr inhomogene Substanzgruppe ausgelöst, zu der etwa 80 Verbindungen gezählt werden (11). Wir beschränken uns bei der Urticaria-Diagnostik aber auf eine kleine Gruppe von Chemikalien, die eine relativ hohe Trefferquote aufweisen und außerdem gut zu handhaben sind; die wichtigsten sind Acetylsalicylsäure, Indometacin, Lebensmittelkonservierungsstoffe sowie der gelbe Lebensmittelfarbstoff Tartrazin (2, 7, 10).

Am häufigsten und damit klinisch am wichtigsten ist die Intoleranz-Reaktion auf *Aspirin*. Sie ist auch am längsten bekannt. Schon 1902, also drei Jahre nach der Einführung des Aspirin als Medikament, publizierte Hirschberg einen klassischen Fall von Aspirin-Intoleranz (5). Klinisch steht bei der Intoleranz-Reaktion eine Rötung der Haut im Vordergrund, die in typischer Weise an der Kopfhaut und im Gesicht beginnt. Außerdem treten etwa münzgroße, tiefe, pralle Urticae und Schwellungen — ebenfalls vorzugsweise am Kopf- und Gesichtsbereich — auf. Von dort breiten sich die Hautveränderungen unter Umständen auf den übrigen Körper aus.

Nicht immer laufen Intoleranz-Reaktionen vom Aspirin-Typ glimpflich ab. Bei Urticaria-Patienten sind Schockzustände zwar selten, bei Asthmatikern kann aber ein schwerer und unter Umständen sogar tödlicher Asthmaanfall ausgelöst werden, wie wiederholt berichtet wurde (siehe 1). Wir führen den Intoleranz-Test — auch bei unseren Urticaria-Patienten — deshalb ausschließlich unter stationären Bedingungen durch.

Wesen der Intoleranz-Reaktion

Das Besondere am Wesen der Intoleranz-Reaktion ist, daß der Organismus offensichtlich nicht vorsensibilisiert sein muß, daß er also schon beim ersten Kontakt mit einer ihm unbekannten intoleranz-auslösenden Substanz reagieren kann. Schon Hirschberg war erstaunt, daß sein Patient auf das gerade erst in den Handel gekommene Aspirin abnorm reagierte, offensichtlich ohne Vorsensibilisierung. Damit ist ein immunologischer Mechanismus, der eine spezifische Vorsensibilisierung verlangt, eigentlich nicht möglich. Als weitere Besonderheit kann die Reaktion durch chemisch ganz verschiedenartige Substanzen ausgelöst werden, wodurch ein gemeinsames auslösendes Antigen von vornherein sehr unwahrscheinlich wird (8).

Schließlich ist die Mengenabhängigkeit ein besonderes Charakteristikum der Aspirin-Intoleranz. Das bedeutet, daß kleine Mengen einer Substanz eventuell toleriert werden und daß der Patient erst von einer bestimmten Grenzdosis an abnorm reagiert. Das bedeutet zugleich, daß mehrere unterschwellige Reize sich addieren und zu einer klinischen Reaktion führen können, während sie aber einzeln durchaus toleriert werden können. Schließlich ist die Tatsache, daß bisher trotz aller Bemühungen ein einwandfreier Antikörpernachweis — besonders für Aspirin — niemals gelungen ist, noch ein wichtiges Argument, das gegen einen immunologischen Mechanismus der Intoleranz-Reaktion spricht (13). Für weitere Überlegungen zum Pathomechanismus der Intoleranz-Reaktion siehe 11.

Methoden und eigene Befunde

Unser praktisches Vorgehen bei der Intoleranz-Testung wird im wesentlichen dadurch bestimmt, ob der Patient mit täglich auftretenden Quaddelschüben in die Klinik kommt oder ob er bereits erscheinungsfrei ist.

Ist der Patient bei der Klinikaufnahme *nicht* erscheinungsfrei, halten wir es für unbedingt notwendig, eine Erscheinungsfreiheit zu erzwingen. Dazu hat sich eine Diät aus Kartoffeln und Reis sehr gut bewährt. Im Durchschnitt wird der Patient nach 8 Tagen, maximal nach 12 Tagen, erscheinungsfrei. Dann erst kann mit den oralen Provokationstestungen begonnen werden. Dies stellt hohe Anforderungen an die Disziplin aller Beteiligten. Besondere Bedeutung kommt dabei dem Ideenreichtum der Diätküche zu, da die Kartoffeln möglichst abwechslungsreich zubereitet werden müssen (z.B. als Salzkartoffeln, Pellkartoffeln, Kartoffelplätzchen, Kartoffelbrei — und das alles ohne Fett und Milch). Erlaubt sind nur Salz und Mineralwasser als Beigaben. Trotz aller Bemühungen nimmt aber jeder Patient doch mehrere Kilo an Gewicht ab, was für uns ein Kriterium für das gewissenhafte Einhalten der Diät ist.

Erst wenn völlige Erscheinungsfreiheit erzielt ist, beginnen wir mit der *oralen Provokation* mit intoleranz-auslösenden Substanzen (Tab. 1). Um die Zeit zu raffen, werden jeweils zwei Substanz-*Gruppen* an *einem* Tag verabreicht. Reagiert der Patient auf Gruppe I, II oder III, muß nach einem angemessenen Zeitintervall jede Substanz dieser Gruppe für sich noch einmal einzeln nachgetestet werden (Indometacin und Acetylsalicylsäure, die Substanzen, die am häufigsten zur Intoleranz-Reaktion führen, geben wir sowieso einzeln).

Tabelle 1

Gruppe I:	Tartrazin E 102	10 mg
	Natrium-Benzoat	50 mg
	Mefenaminsäure (Parkemed®)	250 mg
Gruppe II:	Lebensmittelfarben (Mischung I)	
	(Chinolingelb E 104, Gelborange E 110, Azorubin E 122, Amaranthe E 123, Cochenillerot E 124)	je 5 mg
	Paracetamol (Ben-U-ron®)	500 mg
	4-Hydroxy-Benzoesäure-Ester	500 mg
Gruppe III:	Lebensmittelfarben (Mischung II)	
	(Erytrosin E 127, Patentblau E 131, Indigotin E 132, Brillantschwarz E 151, Pigmentbraun E 172)	je 5 mg
	Natrium-Benzoat	500 mg
	Sorbinsäure	500 mg
„Gruppe" IV:	Indometacin (Amuno®)	25 mg
	Azetylsalizylsäure (Aspirin®):	50, 125, 250, 500, 1000 mg

Zusammensetzung und Dosierung der Substanz-Gruppen zur oralen Provokationstestung im Rahmen der Urticaria-Diagnostik.
Die ersten neun Substanzen werden zu je drei Gruppen zusammengefaßt. Die drei Substanzen einer Gruppe werden vom Patienten gleichzeitig eingenommen. Gruppe I und II, sowie Gruppe III und IV werden jeweils am gleichen Tag im Abstand von 4 bis 6 Stunden verabreicht. Die Aspirin-Provokation beansprucht einen Tag für sich, wobei die Einzeldosen jeweils im Abstand von 2 Stunden gegeben werden.

Nach Abschluß der oralen Provokationstestung schließt sich die sogenannte Aufbaukost an, während der Lebensmittelgruppen jeweils separat gegeben werden. Das Ziel der Aufbaukost ist es, Lebensmittelgruppen als mögliche nutritive Allergene in einem Belastungstest zu geben und außerdem intoleranz-auslösende Substanzen und Nahrungsmittel mit Gehalt an natürlichen Salicylaten, gemischt und der alltäglichen Situation entsprechend, zu verabreichen.

Am ersten Tag sind es bei uns in Gießen Milchprodukte und Eierspeisen, am zweiten Tag Mehlspeisen. Da wird sogar Grießbrei zu einer Delikatesse, wenn es vorher tagelang nur Kartoffeln und Reis gab. Es schließt sich ein Tag mit Fleisch und Wurst und schließlich ein Fischtag an. Zum Schluß werden noch einmal alle Nahrungsmittel buntgemischt zu einer „Supermahlzeit" zusammengefaßt.

Die *überwiegende* Zahl positiver Reaktionen finden wir aber bei den *Intoleranz-Testungen*. Nur selten einmal reagiert ein Patient mit chronisch-kontinuierlicher Urticaria in gleichartig eindeutiger Weise auf nutritive Allergene wie z.B. Milch, Ei oder Fisch und Sel-

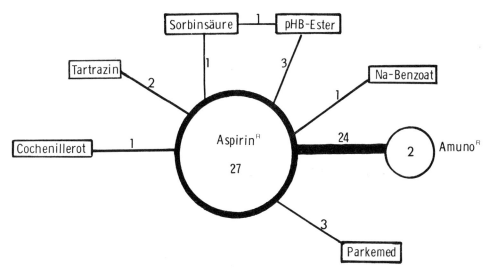

Abb. 1: Ergebnisse der Intoleranz-Testung bei Patienten mit chronisch-kontinuierlicher Urticaria. Nur gegenüber den eingekreisten Substanzen (Aspirin® und Amuno®) konnten isolierte positive Intoleranz-Reaktionen erhalten werden (27 bzw. 2). Die meisten Patienten reagierten jedoch gegenüber zwei verschiedenen Intoleranz-Substanzen (z.B. 24 mal sowohl auf Aspirin® als auch auf Amuno®), manchmal auch gegenüber drei oder vier verschiedene Substanzen positiv. Die Häufigkeit einer positiven Reaktion auf die übrigen Intoleranz-Substanzen *neben* einer positiven Aspirin-Reaktion wird auf den Verbindungsstrichen angegeben. Nur ein Patient reagierte nicht auf Aspirin, wohl aber auf zwei verschiedene Konservierungsmittel.

lerie. Oft war in solchen Fällen aber auch schon die Anamnese hinweisend. Das unterstreicht bei der chronischen Urticaria einmal mehr die überragende Bedeutung der Intoleranz-Reaktion im Gegensatz zu der häufig überschätzten nutritiven Auslösung.

Das Ergebnis unserer Intoleranz-Testungen soll anhand einer Graphik demonstriert werden. Auf Abb. 1 sind alle Substanzen aufgeführt, die bei unseren Testungen zu positiven Intoleranz-Reaktionen geführt haben. Ausschließlich gegenüber Aspirin reagierten 27 Patienten, eine isolierte Amuno-Reaktion kam nur zweimal vor. In allen anderen Testungen kam es zu positiven Reaktionen gegenüber mindestens zwei Substanzen, die natürlich zeitlich unabhängig voneinander verabreicht worden waren. Am häufigsten war eine positive Reaktion auf Aspirin *und* Amuno, nämlich 24 mal. Dreimal reagierte ein Patient sowohl auf Aspirin als auch auf Mefenaminsäure (Parkemed®). Viermal kam es neben der Aspirin-Reaktion auch noch zu einer positiven Reaktion auf pHB-Ester (p-Hydroxy-Benzoesäure-Ester), und nur zweimal reagierte ein aspirin-intoleranter Patient auf das sonst so im Vordergrund stehende Tartrazin. Isolierte Tartrazin-Reaktionen kamen bei uns gar nicht vor. Ebenso häufig war die Sorbinsäure positiv (2). Nur je einmal kam es bei aspirin-intoleranten Patienten auch noch zu positiven Reaktionen gegenüber Cochenillerot und Natrium-Benzoat. Bei einem Patienten ließ sich die Kombination zweier Konservierungsmittel austesten.

Diskussion

Die Aufstellung von Abb. 1 zeigt, daß Aspirin die eigentliche zentrale Substanz ist und *alleine* als Indikatorsubstanz für eine Intoleranz-Testung geeignet wäre. In unserem Patientengut hatten nur drei Patienten (= 4%) keine Reaktion auf Aspirin, sondern auf eine an-

Ergebnisse der Urticaria-Diagnostik:

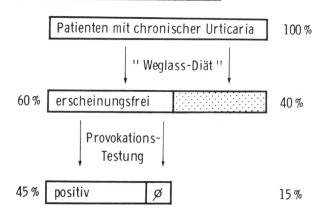

Abb. 2: Ergebnisse der Urticaria-Diagnostik bei Patienten mit chronisch-kontinuierlicher Urticaria.
Es sind nur solche Patienten berücksichtigt, die mit täglichen Quaddelschüben stationär aufgenommen wurden und denen maximal über zwölf Tage Kartoffel-Reis-Diät verabreicht wurde. Unter der Diät werden 60% der Patienten erscheinungsfrei, 45% reagieren auf mindestens eine Intoleranz-Substanz positiv.

dere unserer Testsubstanzen entwickelt. Das heißt, daß wir 96% unserer intoleranten Urticaria-Patienten auch dann erfaßt hätten, hätten wir nur die Aspirin-Provokation durchgeführt und auf die Gabe aller anderen Testsubstanzen verzichtet.

Bei unserem diagnostischen Vorgehen werden etwa 60% aller Patienten mit chronischer Urticaria nach Kartoffel/Reis-Diät erscheinungsfrei. *Die* 40%, die trotzdem noch täglich Quaddeln produzieren, scheiden für die weitere Diagnostik aus. Von den erscheinungsfrei gewordenen reagiert ein kleiner Prozentsatz weder bei der Provokation noch bei der Aufbaukost. Auch hier bleibt die Urticaria-Ursache also im Dunkel. Bei 45% — bezogen auf die Gesamtzahl der Patienten — kommt es jedoch zu mindestens *einer* positiven Intoleranz-Reaktion (Abb. 2).

Durch Meiden der Substanzen und durch Meiden auch natürlicher Salicylate (z.B. in Beerenobst, Äpfeln, Wein und Bier) können diese Patienten weitgehend erscheinungsfrei bleiben (vgl. 3, 4), obwohl die Bedeutung der natürlichen Salicylate für die Unterhaltung einer chronisch-kontinuierlichen Urticaria noch nicht eindeutig geklärt ist. Die stark positiven Test-Reaktionen z.B. auf Indometacin oder Acetylsalicylsäure sind in vielen Fällen allenfalls artefizielle Kreuzreaktionen, die im täglichen Leben kaum als Trigger für die Urticaria in Frage kommen, da die Patienten die Wirkung dieser Substanzen oft schon erkannt haben und sie konsequent meiden, trotzdem aber dennoch ihre Quaddelschübe bekommen. Mit der Aufdeckung einer Intoleranz-Reaktion bei 45% unserer Urticaria-Patienten ist somit die Erkrankungsursache also meist doch noch nicht völlig geklärt. Der Intoleranz-Test ermöglicht jedoch in fast der Hälfte der Fälle zumindest die Aufdeckung von Teilursachen. Damit muß die chronisch-kontinuierliche Urticaria in Zukunft nicht unbedingt mehr als „vexing problem" angesehen werden, wie das heute allgemein noch der Fall ist.

Zusammenfassung

Die Intoleranz-Reaktion als eine anaphylaktoide pseudoallergische Reaktion ist von besonderer Bedeutung für die Diagnostik der chronisch-kontinuierlichen Urticaria. Der Intoleranz-Test kann nur als orale Provokation durchgeführt werden. Da ein immunologischer Mechanismus nicht vorliegt, bringen Hauttests keine verwertbaren Ergebnisse.

Wir führten die Intoleranz-Testung nur unter stationären Bedingungen und bei völliger Erscheinungsfreiheit durch. In vielen Fällen mußte das Abklingen der täglichen Quaddelschübe unter einer Kartoffel/Reis-Diät abgewartet werden, was bei 60% der Patienten nach maximal 12 Tagen erreicht wurde. Die meisten Intoleranz-Substanzen wurden in Substanz-Gruppen verabreicht. Reagierte ein Patient auf eine Substanz-Gruppe positiv, mußten die Substanzen dieser Gruppe noch einmal einzeln nachgetestet werden. Indometacin und Acetylsalicylsäure wurden von vornherein als Einzelsubstanzen gegeben.

Im Rahmen unserer Intoleranz-Testung reagierten 53 von 56 Patienten gegenüber Acetylsalicylsäure (Aspirin®). In 26 Fällen kam es nach Gaben von Indometacin (Amuno®) zu einer Intoleranz-Reaktion. Davon waren zwei Patienten aspirin-negativ. Viermal kam es zu positiven Reaktionen gegenüber p-Hydroxy-Benzoesäure-Ester und dreimal gegenüber Mefenaminsäure (Parkemed®). Tartrazin und Sorbinsäure führten je zweimal zu einem Quaddelschub, während jeweils einmal der Azofarbstoff Cochenillerot sowie Natrium-Benzoat eine Intoleranz-Reaktion auslösten.

Literatur

1. Abrishami, M.A. and J. Thomas: Aspirin intoleranz – A review. Ann. Allergy 39, 28–37 (1977).
2. Doeglas, H.M.G.: Reactions to aspirin and food additives in patients with chronic urticaria, including the physical urticarias. Br. J. Derm. 93, 135–144 (1975).
3. Feingold, B.F.: Recognition of food additives as a cause of symptoms of allergy. Ann. Allergy 26, 309–313 (1968).
4. Herrmann, K.: Hydroxyzimtsäuren und Hydroxybenzoesäuren und deren Verbindungen in Obst und Gemüse. Lebensmittelchemie u. gerichtl. Chemie 31, 74–77 (1977).
5. Hirschberg: Mittheilungen über einen Fall von Nebenwirkung des Aspirin. Dt. Med. Wschr. 23, 416 (1902).
6. Illig, L.: Moderne Aspekte der Urticaria-Pathogenese unter besonderer Berücksichtigung des Intoleranz-Phänomens. Der Hautarzt 28, 102–110 (1977).
7. Illig, L.: Urticaria und „Aspirin-Intoleranz". Teilkomplex eines fächerübergreifenden pathogenetischen Prinzips? Z. Hautkr. 56/6, 347–367 (1981).
8. Juhlin, L., G. Michaëlsson and O. Zetterström: Urticaria and asthma induced by food and drug additives in patients with aspirin hypersensitivity. J. Allergy Clin. Immunol. 50, 92–98 (1972).
9. Lorenz, W., A. Doenicke, R. Meyer, H.J. Reimann, J. Kusche, H. Barth, G. Geesing, M. Hutzel and B. Weissenbacher: Histamin release in man by propanidid and thiopenthone: Pharmacological effects and clinical consequences. Brit. J. Anaesthesia 44, 355–369 (1972).
10. Paul, E.: Die pseudoallergischen anaphylaktoiden Reaktionen des Menschen. Euromed 21, 30 u. 71 (1981).
11. Schlumberger, H.D.: Drug-Induced pseudoallergic syndrome as exemplified by acetylsalicylic acid intolerance. In: PAR. Pseudo-Allergic Reactions. Involvement of Drugs and Chemicals, Vol. 1, pp. 125–203. Karger, Basel (1980).
12. Sheldon, J.M., K.P. Mathews, R.G. Lovell and A. Arbor: The vexing urticaria problem: present concepts of etiology and management. J. Allergy 25, 525–560 (1954).
13. deWeck, A.L.: Immunological and non-immunological mechanisms of intolerance reactions to aspirin. In: Selected Therapeutic Problems in Rheumatoid Arthritis. Int. Symp. Geneva 29.11.–2.12.1973. Urban & Schwarzenberg, München-Berlin-Wien (1974).

Anschrift: Priv.-Doz. Dr. Eberhard PAUL, Prof. Dr. Leonhard ILLIG, Zentrum für Dermatologie, Andrologie und Venerologie am Klinikum der Justus-Liebig-Universität, Gaffkystraße 14, 6300 Gießen.

Korrelation von Hauttest – RAST – inhalativem Provokationstest bei vier Schimmelpilzen

W. Kersten

Innere Abteilung des Krankenhauses Bethanien für die Grafschaft Moers/Ndrh.
(Chefarzt: Prof.Dr.med. G. Worth)

Einleitung

Die Diagnose einer aktuellen Schimmelpilzsensibilisierung bei Asthmatikern zu stellen, gestaltet sich hin und wieder schwierig.

Nicht selten kommt den Hautreaktionen nur eine untergeordnete Bedeutung zu, da sie klinisch sehr häufig keinerlei aktuelle Relevanz aufzeigen, insbesondere bei der häufig anzutreffenden polyvalenten Schimmelpilzsensibilisierung (Wortmann - 1974, Fust - 1964).

Inhalative Provokationstests mit allen in der Haut positiv gefundenen Schimmelpilzen durchzuführen, scheitert nicht selten aus praktischen Gründen; daneben ist die Wahl der Konzentration der Inhalationslösung schwierig, obwohl bei standardisiertem Vorgehen der Provokationstest gut reproduzierbar ist.

Bisher ist die Standardisierung von Schimmelpilzen nicht gelungen. Ursachen dafür sind einerseits der Umstand, daß es nur wenig schimmelpilzsensibilisierte Patienten gibt, die für eine biologische Standardisierung geeignet sind, andererseits die sehr große Variabilität der Schimmelpilze von Stamm zu Stamm. Aufgrund dieser Tatsache können auch radioimmunologische Untersuchungsmethoden nur teilweise zur Lösung dieses Problems herangezogen werden (Aukrust und Aas - 1978).

In der vorliegenden Studie wurden für vier Schimmelpilze Hauttest, inhalativer Provokationstest (IPT) und RAST herangezogen, um die Wertigkeit der einzelnen Untersuchungstechniken für die Diagnose einer aktuellen Schimmelpilzsensibilisierung bei Asthmatikern zu untersuchen.

Ganz bewußt wurde dabei in Kauf genommen, daß verschiedene Allergenquellen benutzt werden mußten; und zwar mit der Begründung, daß z.Z. jeder praktisch tätige Allergologe die gleichen Bedingungen vorfindet.

Probanden und Methodik

Von den während vier Jahren in der Allergieambulanz des Krankenhauses Bethanien routinemäßig untersuchten Asthmatikern reagierten 290 mit wenigstens einer schwach positiven Reaktion auf Schimmelpilze alleine oder zusammen mit anderen Allergengruppen. Zur Überprüfung der Aktualität wurden jeweils inhalative Provokationstests mit den im Hauttest positiv reagierenden Schimmelpilzen durchgeführt. Es wurden jedoch nur die Patienten mit positiven Sofortreaktionen dem Provokationstest unterzogen und auch weiter verfolgt, nicht hingegen die auf Schimmelpilze verzögert reagierenden Patienten, unabhängig davon ob positive Sofortreaktionen den verzögerten Reaktionen vorausgegangen waren.

Für die Intrakutantestung wurden käufliche Einzelschimmelpilzextrakte der Firma HAL Allergie GmbH, Düsseldorf, in 0,1%iger Lösung für die inhalative Provokation in 1%iger Lösung verwendet. Die Auswertung der Testergebnisse erfolgte nach den üblichen Kriterien. Beim Provokationstest wurde nur zwischen positiv und negativ unterschieden. Die Messung erfolgte im Ganzkörperphlethysmographen (Einzelheiten s. bei W. Kersten u. G.T Hoek - 1980).

Die Auswahl der Schimmelpilze ist dadurch bedingt, daß diese während der ganzen berücksichtigten Periode routinemäßig getestet worden sind.

Die RAST-Untersuchungen erfolgten mit Plättchen der Firma Deutsche Pharmacia GmbH, Freiburg; die Einteilung erfolgte in die Klassen 0 bis 4. In dem beobachteten Zeitraum konnten folgende Schimmelpilze bestimmt werden: Penicillium notatum, Cladosporium herbarum, Aspergillus fumigatus und Alternaria alternata (tenuis).

Ergebnisse

Korrelation von Haut- und Provokationstest

Der Anteil der Schimmelpilzsensibilisierungen im Gesamtkollektiv bei allergischen Atemwegserkrankungen im Bereiche des unteren Atemtraktes liegt bei unseren ambulant untersuchten Patienten gut bei etwa 10%; hierbei wurden die Asthmatiker, bei denen eine Provokation nicht möglich war sowie die Patienten mit einer verzögerten Reaktion mit einkalkuliert.

Tabelle 1 zeigt die Anzahl der Patienten, die mit verschieden starken Hautreaktionen auf die Einzelschimmel reagiert haben. Drei Schimmelpilze sind in einer oder anderen Hauttestgruppe übermäßig stark vertreten:
in der Gruppe +++ Alternaria alternata und Aspergillus repens,
in der Gruppe ++ Aspergillus versicolor.

Der Tabelle 2 ist die Anzahl der positiven Haut- und inhalativen Provokationstestreaktionen auf einzelne Schimmelpilze zu entnehmen; daneben der Prozentsatz der positiven Reaktionen, bezogen auf alle positiven Reaktionen. Auf Alternaria alternata entfällt fast 1/4 aller positiven Provokationstests. 58,7% aller positiven Provokationstests fanden sich bei den ersten sechs Schimmelpilzen.

Tabelle 3 gibt die Prozentsätze der positiven Provokationstestreaktionen pro Einzelschimmel wieder. Alternaria alternata zeigt mit 57,4% die höchste Übereinstimmung, der Aspergillus repens mit 13,7% die niedrigste, obwohl häufig positive Hautreaktionen auf diesen Schimmelpilz gefunden wurden.

Korrelation von Hauttest/RAST und Provokationstest bei vier Schimmelpilzen

Tabelle 4a zeigt, daß der Hauttest und der RAST bei der untersuchten Gruppe nur in 40,9% der Fälle korrelierten. Die Nichtübereinstimmung beträgt demnach 59,1%. Bei der Unterteilung in Reaktionsklassen findet man bei den stark positiven Hautreaktionen häufiger höhere RAST-Klassen als bei den schwächer positiven Reaktionen (Tabelle 4b). Die RAST-Klasse 2 ist – im Vergleich zu den Klassen 1 und 3 – am häufigsten mit einer positiven Hautreaktion kombiniert. Bei 140 Patienten fand sich jedoch bei positiver Hautreaktion die RAST-Klasse 0 (59,1%), und zwar am häufigsten (82 Fälle) bei stark positiver Hautreaktion.

Tabelle 5a zeigt bei der Korrelation RAST/Provokationstest in 57,8% eine Übereinstimmung und in 42,2% eine Nichtübereinstimmung. Bei der Unterteilung in die Reaktionsklassen (Tabelle 5b) zeigt sich – bezogen auf die positiven oder negativen Provokationstests – bei positivem Provokationstest in 50,9% ein negativer RAST und bei negativem Provokationstest in 34,4% eine positive RAST-Klasse.

Tabelle 1   Hautreaktionen

Nr.	Pilz	+		++		+++	
		n	%	n	%	n	%
1	Alternaria alternata	10	9,3	15	13,9	83	76,9
2	Aureobasidium pullulans	12	17,4	25	36,2	32	46,4
3	Penicillium notatum	10	15,4	17	26,2	38	58,5
4	Fusarium culmorum	10	19,2	13	25,0	29	55,6
5	Aspergillus repens	3	5,9	8	15,7	40	78,4
6	Aspergillus fumigatus	8	18,6	15	34,9	20	46,5
7	Mucor muceda	11	27,5	12	30,0	17	42,5
8	Rhizopus nigricans	6	15,4	14	35,9	19	48,7
9	Cladosporium herbarum	8	25,5	12	35,3	14	41,2
10	Stemphylium botryosum	5	15,6	7	21,9	20	62,5
11	Cladosporium fulvum	5	16,1	10	32,3	16	51,6
12	Penicillium brevicompactum	8	26,7	10	33,3	12	40,0
13	Helminthosporium halodes	3	10,3	7	24,1	19	65,5
14	Penicillium chrysagenum	3	11,5	10	38,5	13	50,0
15	Botrytis cinerea	4	15,4	6	23,1	16	61,5
16	Phoma betae	4	15,4	6	23,1	16	61,5
17	Trichoderma viride	4	18,2	7	31,8	11	50,0
18	Penicillium commune	5	25,0	6	30,0	9	45,0
19	Aspergillus versicolor	2	11,1	11	61,1	5	27,8
20	Penicillium viridicatum	6	40,0	4	26,7	5	33,3
		127	16,4	215	27,7	434	55,9

Nr. = Schimmelpilze nach Häufigkeit der positiven Hautreaktionen geordnet,
+, ++, +++ = Stärke der Hautreaktion,
n = Absolutzahl der positiv reagierenden Patienten,
% = Prozentsatz der Hautreaktion pro Schimmelpilz in der jeweiligen Reaktionsklasse.

Tabelle 2   Hauttest   Provokationstest

Nr.	Pilz	+		+	
		n	%	n	%
1	Alternaria alternata	108	13,9	62	22,5
2	Aureobasidium pullulans	69	8,9	30	10,9
3	Penicillium notatum	65	8,4	29	10,5
4	Fusarium culmorum	52	6,7	19	6,9
5	Aspergillus repens	51	6,6	7	2,5
6	Aspergillus fumigatus	43	5,5	15	5,4
7	Mucor mucedo	40	5,2	10	3,6
8	Rhizopus nigricans	39	5,0	10	3,6
9	Cladosporium herbarum	34	4,4	13	4,7
10	Stemphylium botryosum	32	4,1	10	3,6
11	Cladosporium fulvum	31	4,0	8	2,9
12	Penicillium brevicompactum	30	3,9	9	3,3
13	Helminthosporium halodes	29	3,7	6	2,2
14	Penicillium chrysogenum	26	3,4	8	2,9
15	Botrytis cinerea	26	3,4	9	3,3
16	Phoma betae	26	3,4	9	3,3
17	Trichoderma viride	22	2,8	5	1,8
18	Penicillium commune	20	2,6	7	2,5
19	Aspergillus versicolor	18	2,3	5	1,8
20	Penicillium viridicatum	15	1,9	5	1,8
		776	100	276	100

Nr. = Schimmelpilze nach Häufigkeit der positiven Hautreaktionen geordnet,
n = Absolutzahl der positiven Reaktionen pro Einzelschimmel,
% = Prozentzahl der positiven Reaktionen, bezogen auf die Gesamtzahl positiver Reaktionen.

Tabelle 3		Hauttest	Provokationstest	
Nr.	Pilz	+ n	+ n	%
1	Alternaria alternata	108	62	57,4
2	Aureobasidium pullulans	69	30	43,5
3	Penicillium notatum	65	29	44,6
4	Fusarium culmorum	52	19	36,5
5	Aspergillus repens	51	7	13,7
6	Aspergillus fumigatus	43	15	34,9
7	Mucor mucedo	40	10	25,0
8	Rhizopus nigricans	39	10	25,6
9	Cladosporium herbarum	34	13	38,2
10	Stemphylium botryosum	32	10	31,3
11	Cladosporium fulvum	31	8	25,8
12	Penicillium brevicompactum	30	9	30,0
13	Helminthosporium halodes	29	6	20,7
14	Penicillium chrysogenum	26	8	30,8
15	Botrytis cinerea	26	9	34,6
16	Phoma betae	26	9	34,6
17	Trichoderma viride	22	5	22,7
18	Penicillium commune	20	7	35,0
19	Aspergillus versicolor	18	5	27,8
20	Penicillium viridicatum	15	5	33,3
		776	276	35,6

Nr. = Schimmelpilze nach Häufigkeit der positiven Hautreaktionen geordnet,
n = Absolutzahl der positiven Reaktionen pro Einzelschimmel,
% = Prozentsatz der positiven Provokationen pro Einzelschimmel.

Tabelle 4a: Korrelation von Hauttest und RAST bei 237 Patienten mit Schimmelpilzsensibilisierung

	RAST +	RAST −
HAUTTEST +	97	140
	40,9 %	59,1 %

Tabelle 4b: Häufigkeit verschiedener Hauttest- und RAST-Klassen bei 237 Patienten mit Schimmelpilzsensibilisierung

		RAST 0	RAST 1	RAST 2	RAST 3
HAUTTEST	1	25	5	5	1
	2	33	3	8	0
	3	82	21	34	20

Tabelle 6 gibt die Verhältnisse bei den überprüften Einzelschimmeln wieder. Am besten ist die Korrelation bei Cladosporium herbarum (70,0% Übereinstimmung), am schwächsten bei Penicillium notatum (45,3% Übereinstimmung); dazwischen liegen Alternaria alternata (59,4% Übereinstimmung) und Aspergillus fumigatus (64,9% Übereinstimmung). Vergleicht man die Ergebnisse von Alternaria alternata bei den Patienten, die ausschließlich auf diesen Schimmelpilz reagierten mit den Ergebnissen der Patienten, die zusätzlich auch gegen andere Schimmelpilze sensibilisiert waren, so finden sich keine wesentlichen Unterschiede (Tabelle 7).

Tabelle 5a: Korrelation von RAST und Provokation bei 237 Patienten mit Schimmelpilzsensibilisierung

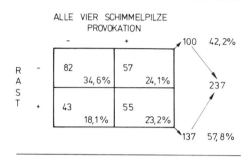

Tabelle 5b: Häufigkeits- und prozentuelle Verteilung von Provokation und RAST bei 237 Patienten mit Schimmelpilzsensibilisierung

ALLE VIER SCHIMMELPILZE

RAST-KLASSE	PROVOKATION				
	NEGATIV		POSITIV		
	N	%	N	%	
0	82	65,6	57	50,9	139
1	17	13,6	12	10,7	29
2	22	20,8	24	38,4	46
3	4		19		23
					237

Tabelle 6: Korrelationen von RAST und Provokation von 4 Einzelschimmeln bei 237 Patienten mit Schimmelpilzsensibilisierung

PROVOKATION

PENICILLIUM NOTATUM

RAST	−	+
−	23 (35,9%)	15 (23,4%)
+	20 (31,3%)	6 (9,4%)

CLADOSPORIUM HERBARUM

RAST	−	+
−	17 (56,7%)	3 (10,0%)
+	6 (20,0%)	4 (13,3%)

ASPERGILLUS FUMIGATUS

RAST	−	+
−	23 (62,2%)	11 (29,7%)
+	2 (5,4%)	1 (2,7%)

ALTERNARIA ALTERNATA

RAST	−	+
−	19 (17,9%)	28 (26,4%)
+	15 (14,2%)	44 (41,5%)

Tabelle 7: Korrelation von RAST und Provokation bei 31 Patienten mit Einzelreaktion auf Alternaria alternata

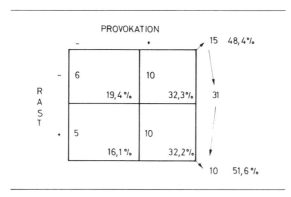

Diskussion

Die vorliegende retrospektive Studie behandelt die routinemäßig gesammelten Daten bei Schimmelpilzallergien. Es wurde ein nicht selektioniertes Patientengut getestet. Dies entspricht einer Population wie sie täglich in einer allergologischen Ambulanz anzutreffen ist. Die meisten der untersuchten Schimmelpilze gehören zu den sog. Fungi imperfecti, die einer artificielle Gruppe darstellen.

Reine Familienbeziehungen sind vom perfekten Status abhängig, der aber nur teilweise bekannt ist.

Da bei den Schimmelpilzen bis heute keine eindeutige Standardisierung erreicht werden konnte, war eine der Fragen, ob die verwendeten Extrakte für die Praxis geeignete Konzentrationen aufwiesen. Eine geeignete Testkonzentration liegt dann vor, wenn alle Hautreaktionsstärken, von negativ bis überschießend positiv vorkommen und mit den Angaben in der Anamnese weitgehend korrelieren. Auf die hierbei auftretenden anamnestischen Schwierigkeiten sei hingewiesen.

Die in der Tabelle 1 aufgeführten Daten zeigen, daß die Testkonzentrationen in der Mehrzahl der Fälle richtig gewählt waren. Dies spricht für die Ausgewogenheit und gute Qualität der Testextrakte. Die Stärke der Testextrakte muß unbedingt eine Relevanz zur klinischen Symptomatik zeigen, was durch sog. Potenzuntersuchungen mittels RAST-Inhibition für die meisten Allergene nicht der Fall sein muß.

Tabelle 2 zeigt, daß auf die ersten dort angeführten 6 Schimmelpilze 50% der positiven Hautreaktionen und etwa 60% der positiven Provokationstests entfallen. Alternaria alternata und Aspergillus repens nehmen eine Sonderstellung ein.

Alternaria alternata ist der wichtigste und am häufigsten vorkommende Schimmelpilz in der untersuchten Gruppe (Hopkins und Mitarb. - 1930, Feinberg - 1935, Louis und Mitarb. - 1975). Dieser Schimmelpilz ist im allgemeinen ein weitverbreiteter Saprophyt und Pflanzenparasit. Er wird auf vielen organischen Materialien angetroffen, kommt häufig im Hausstaub vor (Gravesen - 1978) und ist somit ubiquitär.

Die Sonderstellung des Aspergillus repens ist daraus ersichtlich, daß er im Hauttest der Häufigkeit nach an 5. Stelle steht. Beim positiven Provokationstest nimmt er jedoch erst Rang 15 ein.

Von den in der Allergieambulanz getesteten Allergikern reagierten nur etwa 10% mit einer positiven Hautreaktion auf Schimmelpilze. Von den positiven Hautreaktionen waren 35,6% noch im Provokationstest positiv. Der Anteil von aktuellen Schimmelpilzensibilisierungen beim untersuchten Gesamtkollektiv ist also relativ gering. Diese Beobachtung stimmt mit denen anderer Untersucher überein (Dewdney und Mitarb. - 1978, Wortmann - 1974).

Aufgrund dieser Ergebnisse sollte man bei Verdacht auf Schimmelpilzallergie in der klinischen Routine wenigstens die folgenden Schimmelpilze testen:

1. Alternaria alternata
2. Aureobasidium (pullularia) pullulans
3. Penicillium notatum
4. Fusarium culmorum
5. Aspergillus fumigatus
6. Cladosporium herbarum

Überraschend wenig korrelierten Hauttest und RAST bei Schimmelpilzsensibilisierung im Vergleich zu anderen perennialen Allergien. Am häufigsten finden sich sogar stark positive Hautreaktionen bei negativem RAST. Baur und Mitarb. (1979) fanden hierbei nur eine Übereinstimmung von 44%, so daß ein negativer RAST eine Sensibilisierung in der Mehrzahl der Fälle nicht ausschließt.

Beim Vergleich von RAST und Provokation findet sich eine Nichtübereinstimmung mit RAST bei positivem inhalativem Provokationstest in 50,9% und bei negativem Provokationstest in 34,4%. Insgesamt korrelierten die Provokationstests der vier überprüften Einzelschimmel mit RAST in 57,8%. Auch die Ergebnisse der Einzelschimmel zeigen eine mäßige Übereinstimmung, und zwar in folgender Reihenfolge: Cladosporium herbarum 70% – Aspergillus fumigatus 64,9% – Alternaria alternata 54,4% und Penicillium notatum 45,3%.

Es fällt auf, daß die Zahlen der negativen Übereinstimmungen mit Ausnahme von Alternaria alternata viel größer sind, als die Zahl der positiven Übereinstimmungen. Apold und Mitarb. (1974) fanden bei Schimmelpilzen ähnliche Verhältnisse und Ergebnisse. Bei den überprüften Einzelschimmeln konnte bei Cladosporium herbarum die beste Übereinstimmung gefunden werden. Zu einer noch besseren Übereinstimmung mit RAST und inhalativem Provokationstest gelangen Virchow und Mitarb. (1975) mit 83,3% bei Cladosporium herbarum, 100% bei Penicillium notatum und 70% bei Aspergillus fumigatus, doch wurde ein sehr kleines Patientengut untersucht. Die Unterschiede dieser Studie mit den Resultaten von anderen Autoren kommen wohl dadurch zustande, daß bei der Untersuchung bestimmte Selektionskriterien angelegt wurden. Bei der hier dargelegten Untersuchung war das einzige Selektionskriterium eine oder mehrere positive Reaktionen auf die getesteten Schimmelpilzextrakte. Für Cladosporium herbarum fanden Nilson und Aas (1976) eine Gesamtübereinstimmung bei RAST/Provokation in 74 bzw. 83%, wobei das gute Ergebnis hauptsächlich durch die hohe Anzahl der negativen Übereinstimmungen zustande kam und von der Wahl des zur Inhalation und zur Kopplung an RAST-Plättchen gewählten Extraktes abhing (Aukrust und Aas - 1978).

Schimmelpilze geben möglicherweise keine so guten, immunologisch spezifischen Extrakte wie andere Allergene, wobei berücksichtigt werden muß, daß begleitende unspezifische Irritantien bei den klassischen Untersuchungsmethoden die Ergebnisse falsch beeinflussen können. Dies könnte z.B. der Fall sein bei den Ergebnissen, die der Aspergillus repens in dieser Studie bietet, z.Z. stehen uns aber keine Möglichkeiten zur Untersuchung von Irritantien zur Verfügung.

Die Untersuchungen lassen folgende Aussagen zu:

1. Ein negativer RAST schließt eine bronchiale Sensibilisierung auf Schimmelpilze nicht aus.

2. Die hohen RAST-Klassen haben häufig eine klinische Bedeutung.
3. Die mäßige Gesamtübereinstimmung von RAST/Provokationstest macht den inhalativen Provokationstest z.Z. noch nicht überflüssig.

Bei Verdacht auf Schimmelpilzsensibilisierung muß somit in der Mehrzahl der Fälle nach wie vor der inhalative Provokationstest zur Diagnosesicherung herangezogen werden. Die Ergebnisse stimmen weitgehend mit denen von Baur und Mitarb. (1979) und Wüthrich und Kopper (1978) überein.

Insgesamt stellt der RAST gerade bei Schimmelpilzsensibilisierung keine große Entscheidungshilfe dar, und sollte bei dieser Allergie zur Bewertung zunächst noch als letztes diagnostisches Kriterium herangezogen werden, solange nicht bessere Allergenplättchen hergestellt werden können, bzw. solange nicht für Haut-, Provokations- und RAST-Untersuchungen eine Allergenquelle zur Verfügung steht. Im letzteren Falle sollte aber schon ein ideales Schimmelpilzallergen vorhanden sein, das mindestens die Hauptantigene von allen Stämmen einer Art enthält. Die Forschung sollte sich bemühen, die relevanten Allergene kennen zu lernen und dem praktisch tätigen Allergologen die Möglichkeit zu eröffnen, die Schimmelpilzallergie durch Einsatz von verbesserten Präparaten eindeutiger erfassen zu können.

Literatur

Aukrust, L. and K. Aas: The diagnosis of immediate type allergy to Cladosporium herbarum. Allergy 33, 24 (1978).

Apold, J., J. Havnen, M. Hvatum, S. Oseid and K. Aas: The radioallergosorbent test (RAST) in the diagnosis of reaginic allergy. Clin. Allergy 4, 401 (1974).

Baur, X., W. Dorsch und V. v. Liebe: Vergleichende Untersuchungen zwischen RAST, Hauttest und inhalativem Provokationstest bei Patienten mit Bäckerasthma und Schimmelpilzasthma. 1. Kölner RAST-Symposion S. 101, Grosse, Berlin 1979.

Dewdney, J.M., D. Hinks, E. Mannel, C.D. Shaw and E.C. Tees: A clinical and environmental study of the aeroallergens of the islands of Bermuda. Clin. Allergy 8, 445 (1978).

Feinberg, S.M.: Mould allergy; its importance in asthma and hay fever. Wisconsin Med. J. 34, 254 (1935).

Fust, B.: Zur Ätiologie des Asthma bronchiale in der Schweiz. V. Congreso international de Alergologia Madrid 1964.

Gravesen, S.: Identification and prevalence of culturable mesophilic microfungi in house dust from 100 Danish homes. Allergy 33, 268 (1978).

Hopkins, J.G., R.W. Benham and B.M. Kesten: Asthma due to a fungus — Alternaria. Jama 94, 6 (1930).

Kersten, W. und G.T. Hoek: Schimmelpilzallergie. Wien. med. Wschr. 130, 275 (1980).

Lewis, W.H., E.I. Wayne and J. Maniotis: Allergy epidemiology in the St. Louis Missouri Area. I. Fungi. Ann. Allergy 34, 374 (1975).

Nilsson, D. and K. Aas: Immunological specifity and correlation of diagotic tests for bronchial allergy to Cladosporium herbarum. Acta Paediatr. Scand. 65, 33 (1976).

Anschrift: Dr. W. KERSTEN, Krankenhaus Bethanien, 4130 Moers.

Zum Verhalten spezifischer Antikörper bei unterschiedlichen Hyposensibilisierungsverfahren

C.-M. Kalveram, K.-J. Kalveram und G. Forck

Abt. für Allergologie und Gewerbedermatologie
(Leitung: Prof. Forck) der Univ.-Hautklinik Münster

Einleitung

Bei der Hyposensibilisierung von Insektengiftallergikern hat sich gezeigt, daß der Anstieg der spezifischen IgG-Antikörper ein guter Indikator für den Erfolg der Behandlung ist (1).

Wir untersuchten mit Hilfe der ELISA-Technik, ob auch bei der Hyposensibilisierung mit anderen Antigenen Veränderungen der spezifischen IgG-Antikörper und vielleicht auch der spezifischen IgA-Antikörper auftreten.

Für die Behandlung mit Gräserpollen- bzw. Hausstaubmilbenextrakten wählten wir drei unterschiedliche Arten der Hyposensibilisierungslösungen:
1. Aluminiumhydroxidadsorbierte Desensibilisierungs-Lösung (= ADL) als Semi-Depot-Präparat,
2. Tyrosin-Allergoid (TA) als Depot-Präparat,
3. wässrige Extrakte zur Schnellhyposensibilisierung.

Material und Methoden

Spezifische IgE-Antikörper wurden mit dem RAST®-Test (Deutsche Pharmacia, Freiburg) bestimmt. Dazu wurden selbsthergestellte Scheibchen benutzt, die mit Gräsersammelextrakt bzw. Hausstaubmilbenextrakt beschickt waren (2).

Zur Messung spezifischer IgG- und IgA-Antikörper wurde ein Verfahren in leichter Abwandlung des ursprünglichen ELISA-Tests gewählt (3).

Die Antiseren waren alkalische Phosphatase-markiertes Anti-IgG (Behring, Marburg) und entsprechend markiertes Anti-IgA (Institut Virion, Dynatech, Plochingen). Die Tests wurden auf Microtiterplatten ausgeführt und photometrisch bei 405 nm ausgewertet.

Die Behandlung mit ADL und TA erfolgte nach den üblichen Methoden. Die Schnellhyposensibilisierung mit wässrigen Extrakten wurde stationär eingeleitet, analog der Behandlung mit Insektengift (4).

Ergebnisse

Hyposensibilisierung mit ADL-Extrakten

Für die Verlaufskontrolle standen Seren von 5 Patienten, die mit Gräserpollenextrakten und von 3 Patienten, die mit Hausstaubmilbenextrakten behandelt wurden, zur Verfügung.

2–10 Monate nach Behandlungsbeginn konnten keine Änderungen der spezifischen IgG- oder IgA-Antikörper gegenüber den Ausgangswerten beobachtet werden.

Hyposensibilisierung mit Tyrosin-Allergoid

Über einen Zeitraum von 1 1/2 Jahren wurden die Seren von 33 Patienten untersucht. Die erste Blutentnahme erfolgte im April 1979 vor oder gleichzeitig mit der ersten Injektion von Tyrosin-Allergoid. Kontrolluntersuchungen fanden im Juni/Juli 79, September/Oktober 79, März/April 80 und Juli/August 80 sowie vereinzelt Februar 81 statt. Die zweite Serie der TA-Injektionen war im April 80.

Beim Vergleich der spezifischen IgG-Antikörper zeigte sich, daß eine Einteilung der Patienten in 2, möglicherweise in 3 Gruppen erfolgen kann (Tabelle 1). Bei 21 Patienten fand im Beobachtungszeitraum keine Änderung statt, bei 11 Patienten stieg die Menge an gräserpollenspezifischem IgG-Antikörpern zum Sommer 79 hin an, war im Herbst noch etwa gleich hoch, fiel im Frühjahr 80 auf den Ausgangswert und stieg im Sommer 80 wieder auf den hohen Wert des Vorjahres.

Beide Gruppen zeigten saisonale Schwankungen im spezifischen IgE (Tabelle 2).

Ein Patient konnte keiner der beiden Gruppen zugeordnet werden (Tabelle 3). Sein spezifisches IgE war zu den beobachteten Zeitpunkten beinahe konstant, während die gräserpollenspezifischen IgG-Antikörper überdurchschnittlich stark anstiegen.

Spezifische IgA-Antikörper konnten nur bei 2 Patienten nachgewiesen werden. Dabei zeigten sich ebenfalls Schwankungen mit einem Maximum im Herbst 79.

Schnellhyposensibilisierung

5 Patienten unterzogen sich einer Schnellhyposensibilisierung mit Gräserpollenextrakten. Bei einem Patienten war eine Schnellhyposensibilisierung mit Hausstaubmilbenextrakt vorangegangen. 1 Patient wurde nur mit Hausstaubmilbenextrakt behandelt.

Unter der Behandlung stiegen die spezifischen IgE- und IgG-Werte an, wobei der Anstieg des spezifischen IgG 4 Wochen nach Beginn der Behandlung noch nicht bei allen Patienten gleich stark war. Nach durchschnittlich 8 Wochen wurden von allen Werte erreicht, die in ihrer Höhe den bienengiftspezifischen IgG-Werten behandelter Bienengiftallergiker vergleichbar sind (Tabelle 4).

Eine Änderung des gräserspezifischen IgA konnte nur bei 2 Patienten in unterschiedlicher Stärke gemessen werden.

Eine nicht sehr starke aber immerhin deutliche Zunahme des milbenspezifischen IgG trat bei einem Patienten nach 3 Wochen auf. Bei dem Patienten, der anschließend mit Gräserpollen hyposensibilisiert wurde und dabei mit einem ausgeprägten IgG-Anstieg antwortete, kam die Antwort des milbenspezifischen IgG zögernd und sehr schwankend. Es kann allerdings nicht völlig ausgeschlossen werden, daß dabei meßtechnische Probleme (starker Untergrund, ungenügende Antigenbindung an die feste Phase) eine Rolle spielen.

Ein Patient war bereits vorher ohne klinischen Erfolg mit Tyrosin-Allergoid behandelt worden (Abb. 1). Von 3 TA-Injektionen wurden nur 2 gegeben, da starker Juckreiz und Augentränen auftraten. Im Laufe des Sommers wurden die ursprünglichen nasalen Beschwerden geringer, die asthmatischen jedoch stärker. Sein spezifisches IgG-Profil ist der TA-Gruppe 2 zuzuordnen, zeigt also einen Anstieg im Sommer und anschließenden Abfall.

Im April 80 wurde der Versuch einer stationären Schnellhyposensibilisierung begonnen. Es zeigte sich ein überaus starker Anstieg der spezifischen IgG-Werte, die dann konstant auf hohem Niveau blieben. Im klinischen Bild zeigte sich keine Besserung: Urtikaria, Schweißausbrüche, Atemnot, Rhinitis und Blutdruckabfall traten während der Behandlung auf und hielten mit unterschiedlicher Stärke bis heute an.

Tabelle 1: Spezifische Antikörper bei der Behandlung mit Tyrosin-Allergoid
I. spez. IgG (OD = Absorptionseinheiten des ELISA-Tests)

	Mittelwert ± SD	n	höchster Wert	Mittelwert ± SD	n	höchster Wert
Frühjahr 79	52 ± 38	21	172	80 ± 50	11	160
Sommer 79	55 ± 52	20	160	205 ± 113	11	500
Herbst 79	67 ± 62	13	173	193 ± 178	11	700
Frühjahr 80	59 ± 51	18	175	70 ± 48	11	189
Sommer 80	58 ± 40	18	116	200 ± 105	9	400
Frühjahr 81	42 ± 19	7	60	nicht bestimmt		

Gruppe 1	Gruppe 2
keine Änderung	Änderung des spez. IgG

(Die TA-Injektionen wurden im April 79 und April 80 gegeben).

Tabelle 2: Spezifische Antikörper bei der Behandlung mit Tyrosin-Allergoid
II. spez. IgE (% Gesamtaktivität)

	Mittelwert ± SD	n	Mittelwert ± SD	n
Frühjahr 79	31 ± 6	8	25 ± 7	8
Sommer 79	30 ± 3	8	29 ± 7	8
Herbst 79	36 ± 2	7	31 ± 8	7
Frühjahr 80	32 ± 3	8	27 ± 8	7
Sommer 80	36 ± 2	8	32 ± 6	7

Gruppe 1	Gruppe 2
keine Änderung	Änderung des spez. IgG

(Die TA-Injektionen wurden im April 79 und April 80 gegeben).

Tabelle 3: Spezifische Antikörper bei der Behandlung mit Tyrosin-Allergoid
spez. IgG (OD = Absorptionseinheiten des ELISA-Tests)
spez. IgE (% Gesamtaktivität)

	spez. IgG	spez. IgE	
14.3.79	30	39	
21.6.79	190	36	
12.2.80	300	36	n = 1 !
9.1.81	600	37	

(Die TA-Injektionen wurden im April 79 und April 80 gegeben).

Tabelle 4: Spezifische Antikörper bei Schnellhyposensibilisierung
spez. IgG (OD = Absorptionseinheiten des ELISA-Tests)
spez. IgE (% Gesamtaktivität)

Wochen nach Behandlung	Gräser (n = 5)		Hausstaubmilbe (n = 2)	
	spez. IgG	spez. IgE	spez. IgG	spez. IgE
0	49 ± 17	32 ± 9	30	37
4	616 ± 231	38 ± 2	150	37
8	736 ± 25	37 ± 3	175	37

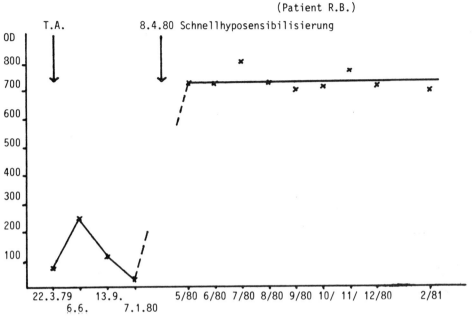

Abb. 1: Verhalten spezifischer IgG-Antikörpe nach Behandlung mit Tyrosin-Allergoid (TA) und anschließender Schnellhyposensibilisierung (OD = Absorptionseinheiten des ELISA-Tests).

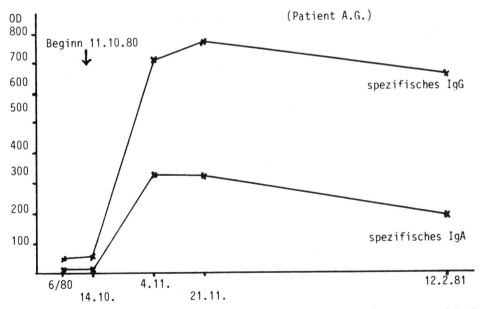

Abb. 2: Verhalten spezifischer IgG und spezifischer IgA-Antikörper bei einem Patienten unter Schnellhyposensibilisierung mit Gräserpollenextrakt (OD = Absorptionseinheiten des ELISA-Tests).

Bei einem anderen Patienten war eine Behandlung mit ADL-Baumpollenextrakten vorangegangen, die beschwerdefrei vertragen wurde. Ein Anstieg des spezifischen IgG war nicht feststellbar.

Im Oktober 80 wurde eine stationäre Schnellhyposensibilisierung mit Gräserpollenextrakt angeschlossen. Bereits nach 3 Wochen konnten erhöhte Werte des spezifischen IgG und in diesem Fall auch stärker erhöhte Werte des spezifischen IgA gemessen werden (Abb. 2). Beide Antikörperklassen zeigen nach längerer Behandlung einen Abfall in ihrer Konzentration, bleiben aber deutlich über den Ausgangswerten.

Diskussion

Mit Hilfe des ELISA-Tests ist es gelungen, antigenspezifische IgG- und IgA-Antikörper bei hyposensibilisierten Patienten nachzuweisen. Dabei zeigten sich Unterschiede im Anstieg der spezifischen Antikörper, abhängig von der Art der durchgeführten Hyposensibilisierung.

Bei der Behandlung mit ADL konnte im Untersuchungszeitraum keine Änderung im spezifischen IgE, IgG oder IgA nachgewiesen werden. Das steht im Gegensatz zu den Ergebnissen anderer Untersucher (5), die einen deutlichen Anstieg und anschließenden Abfall im spezifischen IgE, spezifischem IgG und Gesamt-IgE unter Allpyralbehandlung fanden. Unsere Patientenzahl erscheint zu gering, um hier eine klare Aussage treffen zu können.

Bei der Behandlung mit Tyrosin-Allergoid konnten wir zwei, evtl. drei Gruppen unterscheiden bezüglich ihrer Antikörperantwort. Während bei den meisten Patienten typische saisonale Schwankungen des spezifischen IgE vorhanden sind, gibt es starke Unterschiede beim spezifischen IgG.

Eine Gruppe weist keine Änderung im spezifischen IgG auf, ein einziger Patient hatte einen anhaltenden Anstieg des IgG und von den untersuchten 33 Patienten zeigten immerhin 11 eine besondere Antwort im IgG. Ihre Ausgangswerte sind mit 80 OD (= Absorptionseinhieten im ELISA-Test) in etwa so hoch wie die der ersten Gruppe (52 OD) oder Normalpersonen (46 OD), das heißt nicht nennenswert höher als der meßtechnisch bedingte Untergrund. Im Sommer allerdings sind ihre spezifischen IgG Werte deutlich erhöht, gefolgt von einem Abfall zum Frühjahr auf die Ausgangswerte und einem erneuten Anstieg zum nächsten Sommer hin.

Hierfür könnte es zwei Erklärungen geben: der IgG-Anstieg erfolgt bei diesen Patienten aus ungeklärten Gründen nachdem die TA-Injektionen mit ihrem Depoteffekt gegeben wurden. Wenn sich die Depotwirkung erschöpft hat, fällt die Antikörperkonzentration wieder ab.

Möglich wäre aber auch, daß es sich um saisonale Schwankungen analog dem Verhalten des spezifischen IgE handelt (6). Auch andere Autoren beschreiben individuell unterschiedliche Änderungen des spezifischen IgG bzw. IgG4 (7, 8) abhängig von der Jahreszeit. Sie führen dies zurück auf eine Antwort gegenüber der Pollenkonzentration in der jeweiligen Umgebung der Patienten.

Die deutlichste Reaktion der spezifischen IgG-Antikörper zeigen die schnellhyposensibilisierten Patienten (Abb. 3). Sie reagieren so schnell und so stark, wie es von der Behandlung der Insektengiftallergiker bekannt ist. Die Höhe ihrer Werte unterscheidet sich klar von dem IgG-Anstieg der Patienten aus der zweiten TA-Gruppe.

Bei keiner der untersuchten Therapiegruppen konnte bisher eine Korrelation zwischen fehlendem oder unterschiedlich stark ausgeprägtem Anstieg der spezifischen Antikörper IgE, IgG und IgA und einer Änderung der allergischen Symptomatik festgestellt werden.

Sowohl von einigen Patienten mit ADL-Behandlung als auch von Patienten der TA-Gruppe 1 (ohne IgG-Antwort) wurde subjektive Besserung angegeben. Andererseits be-

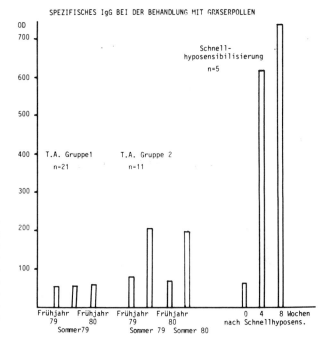

Abb. 3: Vergleich der spezifischen IgG-Werte von Patienten mit Tyrosin-Allergoid-Behandlung ohne Änderung (TA Gruppe 1) und mit Änderung des spezifischen IgG (TA Gruppe 2) sowie von Patienten mit Schnellhyposensibilisierung (OD = Absorptionseinheiten des ELISA-Tests).

richteten auch Patienten aus der TA-Gruppe 2 (mit IgG-Antwort) in ihren Symptomtagebüchern von gleichbleibendem oder verschlimmertem Zustand. Der Fall des Patienten R.B. (Abb. 1) macht die fehlende Korrelation besonders deutlich.

Wir können nur vorläufige Schlußfolgerungen ziehen:

Erhöhte Antigenzufuhr kann bei einigen Patienten eine Antwort des Immunsystems in vermutlich mehreren Immunglobulinklassen, besonders IgE und IgG, bewirken.

Die Höhe der Antikörperantwort ist abhängig von Art und Höhe der Antigenzufuhr.

Ob ein Bezug zwischen der Änderung der spezifischen Antikörper und einem Behandlungserfolg analog der Insektengifthyposensibilisierung auch bei Inhalationsantigenen hergestellt werden kann, muß durch umfangreichere Studien geklärt werden. Hierzu wäre es auch nötig, die Verhältnisse am Schockorgan selbst zu untersuchen.

Literatur

1. Forck, G. et al.: New Trends in Allergy. Springer Verlag, im Druck.
2. Kalveram, K.-J. und G. Forck: Arch. Derm. Res. 260, 17–27 (1977).
3. Engvall, E. und P. Perlmann: J. of Immunology 109, 129–135 (1972).
4. Urbanek, R. et al.: Dtsch. Med. Wschr. 103, 1656 (1978).
5. Foucard, T. und O. Johansson: Clin. Allergy 8, 249 (1978).
6. Gleich, G.J. et al.: J. Allergy Clin. Immunol. 60, 188–198 (1977).
7. Smart, I.J. et al.: Int. Arch. Allergy Appl. Immunol. 61, 245 (1980).
8. Van der Giessen, M. et al.: Int. Arch. Allergy Appl. Immunol. 50, 625 (1976).

Anschrift: Dipl.-Chemikerin C.-M. KALVERAM, Univ.-Hautklinik, von-Esmarch-Str. 56, 4400 Münster.

Die Bedeutung unterschiedlicher Therapieschemata bei der Hyposensibilisierungsbehandlung von Insektengiftallergikern im Hinblick auf das Verhalten des spezifischen IgE und IgG bei 170 Hyposensibilisierungen

G. Forck, B. Schalke, K.-J. Kalveram, Chr. Kalveram und E. Eising

Abteilung für Allergologie und Gewerbedermatologie
(Ltg. Prof.Dr.med. G. Forck) der Universitäts-Hautklinik Münster

Einleitung und Fragestellung

Eine Sensibilisierung gegen Bienen- oder Wespengift stellt für den jeweiligen Patienten ein erhebliches Risiko dar:

Nicht selten kommt es nach einem erneuten Stich zu unter Umständen dramatisch verlaufenden anaphylaktischen Reaktionen, die gelegentlich sogar zum Tode führen können. Aus den USA ist bekannt, daß jährlich etwa 60–80 Personen durch allergische Reaktionen auf Bienen- oder Wespengift sterben. Während früher für die Durchführung von Hyposensibilisierungsbehandlungen ausschließlich Ganzkörperextrakte zur Verfügung gestellt werden konnten, die hiermit erzielten Erfolge aber keineswegs überzeugend waren, stehen seit einiger Zeit auf dem deutschen Markt sogenannte „reine" Insektengifte (Reless der Deutschen Pharmacia GmbH, Freiburg/Bienen- und Wespengift, Hollister Stier, Köln) zur Verfügung.

Die Erfolge der mit diesen Giften durchgeführten Hyposensibilisierungsbehandlungen sind überzeugend und in zahlreichen Fällen durch Provokationsteste bestätigt worden.

Da der Bildung des jeweiligen spezifischen IgG unter der Hyposensibilisierungsbehandlung offenbar eine gewisse Indikatorfunktion für den eingetretenen Schutz zukommt und die Messung des spezifischen IgG von Biene und Wespe auch seit kurzem mit der RAST-Technik überprüft werden kann, ergab sich die Möglichkeit, auch den Effekt unterschiedlicher Therapieschemata bei der Behandlung von Patienten mit Insektengiftallergie zu verfolgen. Schließlich schien es von Bedeutung auch die gemessenen IgE- und IgG-Werte zwischen Bienen- und Wespengiftallergikern zu vergleichen.

Durchführung der Untersuchung

Insgesamt wurden die Behandlungsverläufe von 170 Patienten verfolgt. Der überwiegende Teil der Patienten stammte aus der eigenen Klinik. Darüberhinaus wurden Fremdseren untersucht, die aufgrund einer besonderen Vereinbarung von 5 auswärtigen Kliniken stammten.*

---

* Eine ausführliche Publikation der Gesamtstudie, die mit Unterstützung der Deutschen Pharmacia GmbH durchgeführt wurde, erfolgt in Kürze.

Das Alter der Patienten schwankte zwischen 4 und 77 Jahren. Es handelt sich um 92 weibliche und 78 männliche Patienten. Der Behandlungsbeginn schwankte zwischen 0 und 60 Monaten nach dem entscheidenden Stich, der zu den schweren anaphylaktischen Reaktionen geführt hatte.

Die Bestimmung des bienen- bzw. wespengiftspezifischen IgE und IgG erfolgte mit der RAST-Technik (Deutsche Pharmacia GmbH, Freiburg). Von allen hyposensibilisierten Patienten wurden Blutseren zu folgenden Zeitpunkten auf ihren jeweiligen Titer an IgE und IgG untersucht:
a) vor der Behandlung
b) bei Erreichen der Enddosis (100 µg/ml)
c) 6 Wochen nach Erreichen der Enddosis
d) 1 Jahr nach Erreichen der Enddosis

Alle Patientendaten und Meßdaten wurden mittels Computerbögen gespeichert und ausgewertet.

Während in der eigenen Klinik ausschließlich die sogenannte Rush-Desensitization durchgeführt wurde und damit die Enddosis etwa nach einer 8- bis maximal 14-tägigen Behandlungszeit erreicht wurde, wurde in anderen Kliniken deren Fremdseren wir untersuchen konnten, zum Teil nach konventioneller Art behandelt, z.B. zwei Injektionen pro Woche, d.h. aber auch zugleich, daß bis zum Erreichen einer Enddosis von 100 µg/ml ein größerer Zeitraum erforderlich war.

Ergebnis der Untersuchungen

Erwartungsgemäß ist es unter der Hyposensibilisierungsbehandlung mit Bienengift zu einem deutlichen Anstieg sowohl des spezifischen IgE wie IgG gekommen. Hierbei lassen sich jedoch in Abhängigkeit der Therapieschemata gewisse Unterschiede aufzeigen. Wie aus Tab. 1 ersichtlich, ist bei Patienten, bei denen die Enddosis in einem Zeitraum bis zu oder weniger als 14 Tagen erreicht worden ist, ein besonders steiler Anstieg des IgG zum Maximum — sechs Wochen nach Erreichen der Enddosis — festzustellen. Dann tritt ein deutlicher Abfall des spezifischen IgE zum Jahreswert und ein nur minimaler Abfall des spezifischen IgG auf.

In der Abb. 2 sind die Verhältnisse von 19 Bienengiftallergikern dargestellt, bei denen die Behandlung bis zum Erreichen der Maximaldosis (100 µg/ml) länger als 14 Tage gedauert hat. Auch hier kommt es zu einem deutlichen, wenn auch langsameren, nicht so steilen Anstieg des spezifischen IgG, während das IgE auch bereits zum 6-Wochen-Wert hin bereits eine leicht abfallende Tendenz aufweist, die auch bis zum Jahreswert anhält.

Noch markanter werden die Verhältnisse, wenn das Verhalten der Immunparameter IgG und IgE korreliert wird mit der Menge des bis zum Erreichen der Enddosis verabfolgten Bienengiftes. In der Tab. 3 sind die Verhältnisse dargestellt bei den Patienten (n = 33), bei denen bis zu 350 µg/ml insgesamt injiziert wurden. Das waren im wesentlichen Patienten, bei denen die Therapie komplikationslos vertragen wurde. Hier ist zu erkennen, daß ein besonders steiler Anstieg des spezifischen IgG zum 6-Wochen-Wert erfolgt, daß aber auch ein deutlicher Anstieg des spezifischen IgE sichtbar wird, der jedoch zum Jahresendwert eine deutlich abfallende Tendenz zeigte.

Vergleicht man hierzu die Werte, die bei den Patienten erhalten wurden, die über 350 bis maximal 700 µg/ml erhielten (infolge hoher Empfindlichkeit oder nur relativ langsamer Steigerungsmöglichkeiten während der Behandlung), so läßt sich zeigen (Abb. 4), daß hier der Anstieg des bienengiftspezifischen IgG zwar nicht so hoch war, daß aber der Ausgangswert an IgG höher war und unter der Behandlung zunächst auch deutlicher anstieg, um dann zum Jahresendwert wieder abzufallen.

Schließlich erfolgte eine Auswertung der Immunparameter unter Berücksichtigung der durchschnittlichen injizierten Giftmengen pro Tag bis zum Erreichen der Enddosis. Bei einer durchschnittlichen Tagesmenge von kleiner als 20 µg/ml Bienengift konnte ein deutlicher Anstieg des spezifischen IgG bis zum 6-Wochen-Wert erhalten werden, ohne daß eine wesentliche Schwankung des spezifischen IgE erfolgt wäre (Abb. 5).

Bei einer durchschnittlichen Injektionsmenge von 20–50 µg pro Tag war der Anstieg des spezifischen IgG etwas steiler, auffallenderweise war auch ein deutlicher Anstieg des spezifischen IgE zu beobachten. Allerdings auch hier mit einer deutlich abfallenden Tendenz zum Jahreswert.

Erwartungsgemäß war bei der Anwendung von Bienengift in einer Menge von durchschnittlich mehr als 50 µg pro Tag ein deutlicher und kräftiger Anstieg des spezifischen IgG festzustellen, bei einem nur geringfügigen Anstieg des spezifischen IgE, was aber zum Jahresendwert ebenfalls eine abfallende Tendenz zeigte (Abb. 7). Bei diesen Patienten war die Behandlung vorzugsweise stationär im Rahmen der Rush-Desensitization durchgeführt worden. Die Einteilung des Untersuchungsschemas bei der Behandlung der Wespengiftallergiker war analog. Abbildung 8 zeigt die Verhältnisse bei den Wespengiftallergikern, bei denen in einem Zeitraum von weniger als und bis 14 Tage die Enddosis erreicht worden ist. Auch hier kommt es zu einem deutlichen Anstieg des spezifischen IgG und auch des spezifischen IgE mit langsamem Abfall zum Jahreswert bei dem Letzteren. Bei einer Behandlungsdauer von länger als 14 Tagen bis zum Erreichen der Enddosis war der Anstieg des spezifischen IgG zwar erkennbar, allerdings nicht besonders eindrucksvoll. Das spezifische IgE zeigte bereits zum 6-Wochen-Wert nach der Behandlung wie auch zum Jahreswert eine abfallende Tendenz (Abb. 9).

Auch bei den Wespengiftallergikern konnte bei der Verwendung von bis zu 350 µg (Abb. 10) bis zum Erreichen der Enddosis ein deutlicher Anstieg des jeweils spezifischen IgG aber auch des IgE beobachtet werden. Hier handelt es sich vorzugsweise um die Patienten, bei denen innerhalb kurzer Zeit die Enddosis erreicht werden konnte und nicht wegen überstarker Empfindlichkeit die Behandlungszeit insgesamt gestreckt werden mußte oder auch nur langsamer gesteigert werden konnte. In der Abbildung 11 sind die Immunparameter IgG und IgE dargestellt für die Patienten, bei denen zwischen 350 und 700 µg Wespengift benötigt wurde, um die Enddosis zu erreichen. Auch hier ist ein deutlicher Anstieg zu erkennen; während der IgG-Level zum Jahreswert praktisch nicht abfiel, war bei dem IgE eine langsam abfallende Tendenz zu erkennen.

Auch bei den Wespengiftallergikern wurden die Immunparameter den jeweils möglichen Tagesdosen an Wespengift zugeordnet. Bei den Patienten, bei denen bis zu 20 µg pro Tag injiziert werden konnte (Abb. 12), trat nur ein verhältnismäßig geringer Anstieg des spezifischen IgG zu Tage, während das IgE eine leicht abfallende Tendenz aufwies. Deutlicher sichtbar wurden die Änderungen der IgG- und IgE-Titer bei den Patienten, bei denen bis zu zwischen 20 und 50 µg Bienengift pro Tag injiziert wurde (Abb. 13). Hier kam es zu einem deutlich erkennbaren Anstieg sowohl des IgE, was am Jahresende aber auch eine abfallende Tendenz zeigte, und auch des spezifischen IgG, während bei den Patienten, die über 50 µg pro Tag erhielten, ebenfalls ein deutlicher Anstieg des IgG, aber ein ebenso markanter Anstieg des spezifischen IgE zu erkennen war. (Abb. 14)

Bei einem Vergleich der gleichartig durchgeführten Hyposensibilisierungsbehandlungen zwischen Wespengift bzw. Bienengift zeigen die Meßwerte für das jeweils spezifische IgE und IgG doch gewisse Unterschiede. Insbesondere war rein meßtechnisch betrachtet der Wert sowohl für IgE wie auch für IgG bei Wespengift deutlich niedriger als bei den behandelten Bienengiftallergikern. Dies zeigte sich auch bei den Patienten, bei denen die Zeit bis zur Erreichung der Enddosis länger als 14 Tage in Anspruch nahm. Auch hier waren die Immunparameter für die Wespengiftallergiker deutlich niedriger im Vergleich zu den

Bienengiftallergikern. Auffallend wird bei diesen Kurven auch, daß die jeweiligen Ausgangswerte deutlich niedriger waren. Dies wird auch bei den Abb. 1 und 7 der IgE- und IgG-Werte bei den Patienten sichtbar, die bis zu einer Gesamtmenge von 350 µg bis zum Erreichen der Enddosis behandelt wurden. Hier sind die für das Wespengift-IgG erhaltenen Meßwerte ebenfalls insgesamt deutlich niedriger im Vergleich zu dem bienengiftspezifischen IgG, während die IgE-Werte nicht wesentlich differierten.

Legenden zu den Abb. 1–14 auf Seite 54–58

Abb. 1: Verhalten des bienengiftspezifischen IgE und IgG unter der Hyposensibilisierungsbehandlung bei 64 Patienten, bei denen innerhalb von 14 Tagen die Enddosis von 100 µg/ml verabfolgt wurde.

Abb. 2: Verhalten des bienengiftspezifischen IgE und IgG unter der Hyposensibilisierungsbehandlung bei 19 Patienten, bei denen erst in mehr als 14 Tagen die Enddosis von 100 µg/ml erreicht wurde.

Abb. 3: Verhalten des bienengiftspezifischen IgE und IgG unter der Hyposensibilisierungsbehandlung bei 33 Patienten, bei denen bis zu bzw. weniger als 350 µg/ml Gift bis zum Erreichen der Enddosis (100 µg/ml) injiziert werden konnte.

Abb. 4: Verhalten des bienengiftspezifischen IgE und IgG unter der Hyposensibilisierungsbehandlung bei 46 Patienten, bei denen bis zu 700 µg/ml Gift bis zum Erreichen der Enddosis von 100 µg injiziert werden mußte.

Abb. 5: Verhalten der bienengiftspezifischen Immunparameter IgE und IgG unter der Hyposensibilisierungsbehandlung bei 13 Patienten, bei denen die durchschnittlich injizierte Tagesdosis weniger als 20 µg/ml betrug.

Abb. 6: Verhalten der bienengiftspezifischen Immunparameter IgE und IgG unter der Hyposensibilisierungsbehandlung bei 40 Patienten, bei denen die durchschnittlich injizierte Giftmenge pro Tag zwischen 20 µg/ml und 50 µg/ml lag.

Abb. 7: Verhalten der bienengiftspezifischen Immunparameter IgE und IgG bei 30 Patienten, bei denen die durchschnittlich pro Tag injizierte Giftmenge mehr als 50 µg/ml betrug.

Abb. 8: Verhalten des wespengiftspezifischen IgE und IgG unter der Hyposensibilisierungsbehandlung bei 52 Patienten, bei denen innerhalb von 14 Tagen die Enddosis von 100 µg/ml verabfolgt wurde.

Abb. 9: Verhalten des wespengiftspezifischen IgE und IgG unter der Hyposensibilisierungsbehandlung bei 33 Patienten, bei denen erst in mehr als 14 Tagen die Enddosis von 100 µg/ml erreicht wurde.

Abb. 10: Verhalten des wespengiftspezifischen IgE und IgG unter der Hyposensibilisierungsbehandlung bei 42 Patienten, bei denen bis zu bzw. weniger als 350 µg/ml Gift bis zum Erreichen der Enddosis (100 µg/ml) injiziert werden konnte.

Abb. 11: Verhalten des wespengiftspezifischen IgE und IgG unter der Hyposensibilisierungsbehandlung bei 40 Patienten, bei denen bis zu 700 µg/ml Gift bis zum Erreichen der Enddosis von 100 µg injiziert werden mußte.

Abb. 12: Verhalten der wespengiftspezifischen Immunparameter IgE und IgG unter der Hyposensibilisierungsbehandlung bei 26 Patienten, bei denen die durchschnittlich injizierte Tagesdosis weniger als 20 µg/ml betrug.

Abb. 13: Verhalten der wespengiftspezifischen Immunparameter IgE und IgG unter der Hyposensibilisierungsbehandlung bei 47 Patienten, bei denen die durchschnittlich injizierte Giftmenge pro Tag zwischen 20 µg/ml und 50 µg/ml lag.

Abb. 14: Verhalten der wespengiftspezifischen Immunparameter IgE und IgG bei 10 Patienten, bei denen die durchschnittlich pro Tag injizierte Giftmenge mehr als 50 µg/ml betrug.

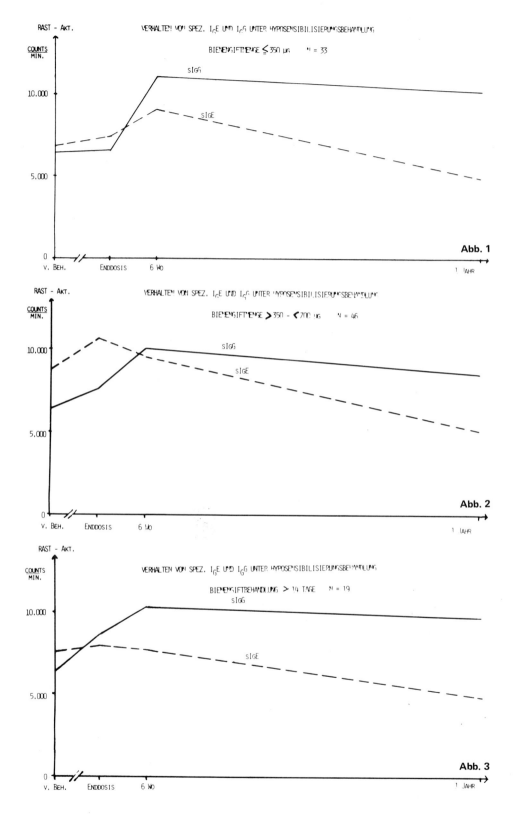

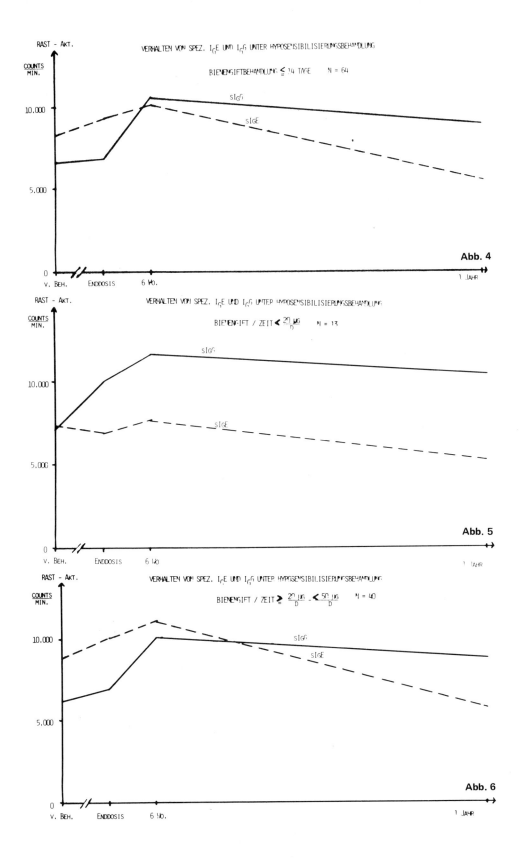

Abb. 4

Abb. 5

Abb. 6

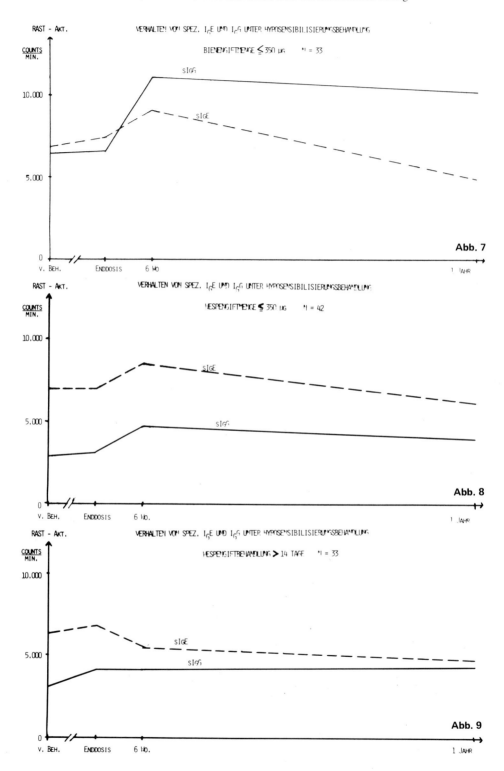

Abb. 7

Abb. 8

Abb. 9

Bedeutung unterschiedlicher Therapieschemata bei der Hyposensibilisierungsbehandlung

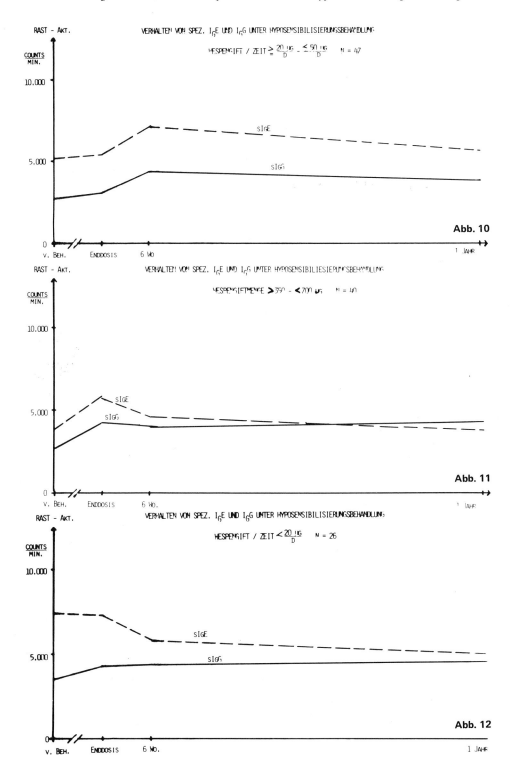

Abb. 10

Abb. 11

Abb. 12

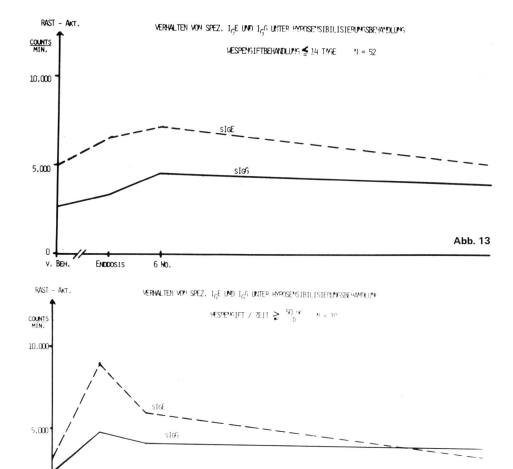

Abb. 13

Abb. 14

Bei Patienten, bei denen die jeweilige Bienen- bzw. Wespengiftmenge zwischen 350 und 700 µg lag, waren die erhaltenen Werte sowohl für IgG wie auch für IgE bei Wespengiftallergikern deutlich niedriger. Auch bei Meßergebnissen unter der Berücksichtigung der pro Tag verabfolgten Insektengiftmente zwischen 20 und 50 µg waren die erhaltenen spezifischen IgG-Werte, aber auch die IgE-Werte bei den Wespengiftallergikern deutlich niedriger. Dies gilt auch für die Patienten, bei denen mehr als 50 µg pro Tag im Durchschnitt verabfolgt wurde.

Diese Diskrepanz in den Titern der spezifischen IgE- und IgG-Werte bei Wespengift- und Bienengiftallergikern führte naturgemäß zur Frage, ob bei den Wespengiftallergikern eine nicht so deutliche Immunantwort auf die Behandlung erfolgt war, d.h. rein klinisch gesprochen, ob die bisher gemachten Erfahrungen, daß hohe spezifische IgG-Werte einen wichtigen Indikator darstellen für den eingetretenen Schutz, bei den Wespengiftallergikern nicht zutreffend sind. Um daher den Therapieeffekt der Hyposensibilisierungsbehandlung sowohl bei Bienen- aos auch Wespengiftallergikern überprüfen zu können, erfolgten Provo-

Tabelle 1: Darstellung der Stärke der eingetretenen anaphylaktischen Reaktion auf Bienenstich (nach Müller) vor der Behandlung (62 Patienten) und nach der Behandlung beim Provokationstest

Provokationsergebnisse Biene
(Einteilung nach Mueller)

Stichreaktion (Anamnese)						
	0	I	II	III	IV	n
	0	4	20	24	14	62
Provok.-reaktion I	0	1	2	2	6	11
II	0	0	1	0	2	3

Tabelle 2: Darstellung der Stärke der eingetretenen anaphylaktischen Reaktion auf Wespenstich (nach Müller) vor der Behandlung (24 Patienten) und nach der Behandlung beim Provokationstest

Provokationsergebnisse Wespe
(Einteilung nach Mueller)

Stichreaktion (Anamnese)						
	0	I	II	III	IV	n
	0	1	7	7	9	24
Provok.-reaktion I	0	0	0	0	0	0
II	0	0	0	0	0	0
III	0	0	0	0	1	1

kationsteste durch einen Bienen- bzw. Wespenstich nach erfolgter Behandlung, d.h. kurze Zeit, nachdem die Enddosis von 100 µg/ml erhalten wurde. Aus der Tab. 1 ist ersichtlich, daß der weit überwiegende Teil der Patienten die Provokation trotz des hohen Sensibilisierungsgrades (Grad 4 nach Müller) ausgezeichnet vertragen hatten. Einzelne Patienten, die mit einer besonders schweren Symptomatik bei dem entscheidenden Stich reagiert hatten, zeigten auch bei der Provokation, wenn auch in wesentlich abgeschwächterem Maße, leichte Erscheinungen. Von besonderem Interesse war es jedoch festzustellen, daß die Patienten, die mit einem Wespenstich provoziert wurden, noch weniger an Nebenwirkungen aufwiesen im Vergleich zu den Bienengiftallergikern.

Besprechung der Ergebnisse

Die mit Hilfe der RAST-Technik gemessenen Werte für spezifisches IgE und IgG bei Insektengiftallergikern zeigten sowohl im Hinblick auf das eingeschlagene Therapieschema (Kurzzeitbehandlung oder Langzeitbehandlung) als auch im Hinblick auf die Höhe der verabfolgten Tagesdosis während einer Hyposensibilisierungsbehandlung und schließlich auch generell zwischen der Behandlung mit Bienengift und Wespengift deutliche Unterschiede. Als besonders hervorstechendes Merkmal bei den erhaltenen Meßwerten ist zu registrieren, daß ganz offensichtlich bei Patienten, die im Rahmen einer Rush-Desensitization behandelt wurden, es zu einem besonders steilen Anstieg des jeweils insektenspezifischen IgG kommt. Der höchste Wert wurde etwa 6 Wochen nach Erreichen der Enddosis gemessen. Die langsameren Anstiege des spezifischen IgG wurden bei der sogenannten konventionellen Behandlung erhalten, also dann, wenn etwa ein bis zwei Injektionen pro Woche während der Therapie erfolgten. Die erreichten IgG-Spiegel, etwa 1 Jahr nach Erreichen der Enddosis gemessen, ergaben jedoch trotz der unterschiedlichen Therapieschemata nahezu identische Verhältnisse. Dieses Ergebnis spricht dafür, daß bei rein klinischer Betrachtung der Therapieeffekt, nämlich Schutz des Patienten, sowohl mittels Rush-Desensitization wie auch mittels üblicher Therapieschemata zu erreichen ist. Für die Rush-Desensitization spricht allerdings, daß der Schutz wesentlich schneller erreicht wird und daß letztlich das Verfahren wahrscheinlich etwas ökonomischer ist, da die Behandlung praktisch innerhalb einer Woche durchgeführt werden kann.

Nicht ohne weiteres erklärbar erscheint die Tatsache, daß die gemessenen Antikörperspiegelwerte bei den Wespengiftallergikern deutlich niedriger waren im Vergleich zu den Bienengiftallergikern. Ob dies an der Meßtechnik liegt, was wir vermuten, oder an der Tatsache, daß das Wespengift im Gegensatz zum Bienengift auch noch Fremdproteine aus dem Giftsack enthält, läßt sich nicht ohne weiteres beantworten. Die Befürchtung aber, daß die Behandlung mit Wespengift nicht so erfolgreich sein würde wie die mit Bienengift, konnte jedoch nicht bestätigt werden, im Gegenteil, die Provokationsteste mit Wespen wurden sogar rein zahlenmäßig etwas besser vertragen.

Zusammenfassend läßt sich sagen, daß es in der Regel unter der Behandlung mit Insektengiften auch bei unterschiedlichen Therapieschemata zu einem Anstieg des jeweils spezifischen IgG kommt. Der Anstieg ist ganz offensichtlich abhängig von der Intensität der Behandlung, insbesondere zum Behandlungsbeginn. Die gemessenen Werte ein Jahr nach Erreichen der Enddosis zeigen allerdings keine wesentlichen Unterschiede in den IgE- und IgG-Spiegeln, wohl waren die bei den Wespengiftallergikern gemessenen Werte insgesamt deutlich niedriger als die bei den Bienengiftallergikern. Dieses hat jedoch im Hinblick auf den angestrebten Schutz keine Bedeutung, sondern dürfte unseres Erachtens in der IgG-Meßtechnik für Wespengift liegen. Rein klinisch betrachtet, ist die Behandlung mit Wespengift ganz offensichtlich ebenso erfolgreich wie die mit Bienengift, wie die Ergebnisse der erfolgten Provokationsteste gezeigt haben.

Zum Schluß sei noch bemerkt, daß einige orientierende Messungen des spezifischen IgG mit der ELISA-Technik gleiche Unterschiede bei Wespengift- und Bienengiftallergikern erbrachten wie die bei der RAST-Technik erhaltenen Werte.

Anschrift: Prof.Dr. G. FORCK, Univ.-Hautklinik, von-Esmarch-Str. 56, 4400 Münster.

Indikationen zur Hyposensibilisierung mit Insektengiften: Korrelation zwischen Hauttest- und RAST-Resultaten

W. Kuhn, R. Urbanek, J. Forster und D. Karitzky

Universitäts-Kinderklinik Freiburg
(Direktor: Prof.Dr. Wilhelm Künzer)

Einleitung

Um bei Insektengiftallergikern die Indikation zur Hyposensibilisierungsbehandlung stellen zu können, werden anamnestische Angaben, Hauttestbefund und RAST-Ergebnis miteinander verglichen. Der Anamnese kommt eine Schlüsselrolle zu, soweit präzise Angaben vorliegen (1, 2). Unsere Frage war, inwieweit die Ergebnisse des Hauttestes und des RAST im Vergleich mit der Anamnese und im Vergleich miteinander die Entscheidung zur Therapie erleichtern können.

Methodik

Für unsere Untersuchung wurden die Daten von 77 Bienengift-Allergikern und von 10 Kontrollpersonen verwendet. Die anamnestischen Angaben wurden folgendermaßen klassifiziert. Klasse 0 entsprach einer leichten Lokalreaktion, Klasse 1 einer verstärkten Lokalreaktion über zwei Gelenke. Traten Allgemeinsymptome auf, wurde der Patient Anamneseklasse 2 zugeordnet; bei schwerer systemischer Reaktion mit Atemnot, Kollaps oder Schocksymptomatik wurde 3 als höchste Anamneseklasse notiert.

Zur Klassifizierung des PRICK-Testes folgten wir der gebräuchlichen Einteilung in fünf Reaktionsstufen (3), die Testung erfolgte mit einer Bienengift-Konzentration von 100 µg/ml. Die RAST-Klassen-Einteilung von 0 bis 4 ist ebenfalls allgemein bekannt.

Ergebnisse

In Abb. 1 wird die Verteilung der verschiedenen Hauttestreaktionen, zunehmend von links nach rechts, bei jeder Anamnesestufe gezeigt. Man sieht, daß auch bei den Kontrollpersonen mit negativer Anamnese die Hauttestergebnisse teilweise positiv ausfallen. Umgekehrt kommt es vor, daß bei eindrucksvoller Anamnese der Hauttest im Stich läßt. Gemeinsam ist allen vier Anamnesebereichen eine Streuung von knapp einer Stufe in der Hauttest-Skala, Abb. 2 veranschaulicht dies. Zwar nehmen die Hauttestreaktionen vor allem von Anamnesestufe 1 zu 2 deutlich zu, mathematisch gesehen führt jedoch die Streuung zu einer Überlappung sogar der 2-σ-Bereiche.

Auf Abb. 3 werden auf ähnliche Weise Anamnese und RAST gegenübergestellt. Hier zeigt sich, daß bei negativer Anamnese fast immer der RAST ebenfalls negativ ist. Allerdings können vereinzelt bei Anamnesen mit Allgemeinreaktion niedrige oder sogar negative RAST-Resultate vorkommen.

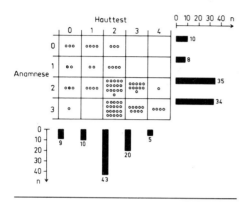

Abb. 1

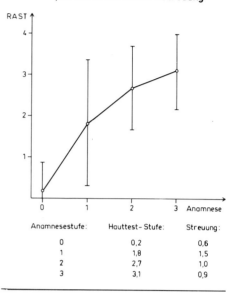

Abb. 2

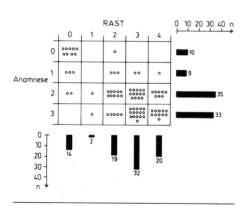

Abb. 3

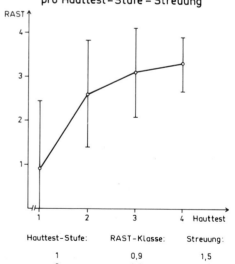

Abb. 4

III. Hauttest – RAST (n=86)

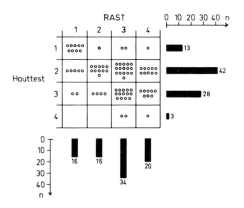

Abb. 5

Durchschnittliche Hauttest-Stufe pro RAST-Klasse – Streuung

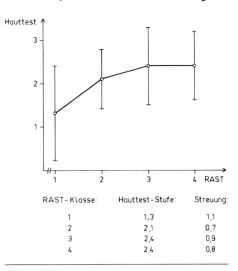

RAST-Klasse:	Hauttest-Stufe:	Streuung:
1	1,3	1,1
2	2,1	0,7
3	2,4	0,9
4	2,4	0,8

Abb. 6

Durchschnittliche Hauttest-Stufen pro Anamnesestufe – Streuung

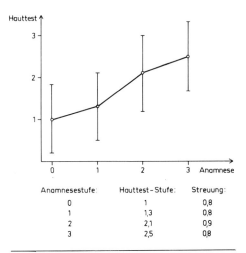

Anamnesestufe:	Hauttest-Stufe:	Streuung:
0	1	0,8
1	1,3	0,8
2	2,1	0,9
3	2,5	0,8

Abb. 7

Immerhin zeigt sich aber in Abb. 4 für die Anamnesegruppen 0 einerseits und 2 sowie 3 andererseits eine klare Trennung der typischen Bereiche. Der durchschnittliche RAST beträgt einmal 0–1, einmal 2–4. Bei Anamnesestufe 1, also bei den Patienten mit starker Lokalreaktion über zwei Gelenken, ist dagegen eine große Streuung zu erkennen. Schon der 2-σ-Bereich reicht von RAST-Klasse 0 bis 3. Gerade bei dieser Patientengruppe wird deutlich, wie sehr man im Einzelfall auf das RAST-Ergebnis angewiesen ist.

In der Abb. 5 wird die Klassifizierung von Hauttest und RAST gleichzeitig erfaßt. Ein Schema wie dieses geht im allgemeinen von der Annahme aus, daß eines von zwei Kriterien fix und eines variabel sei. Wir müssen dagegen so vorgehen, daß beide Parameter getrennt aufeinander bezogen werden.

Unter der Annahme, der Hauttest sei richtig, zeigt sich für die RAST-Befunde, wie die Abb. 6 demonstriert, ein deutlicher Anstieg der Durchschnittswerte, allerdings mit erheblicher Streuung vor allem in niedrigen Hauttest-Bereichen.

Nimmt man die RAST-Befunde als Fixpunkte, erhält man das folgende Diagramm (Abb. 7). Bei den RAST-Klassen 2, 3 und 4 ist kaum ein Unterschied im durchschnittlichen Hauttestwert zu erkennen; auch die Streuungen sind nahezu identisch. Für niedrige RAST-Bereiche hat man eine große Standardabweichung, die alle möglichen Schweregrade der Hautreaktion einschließt.

Diskussion

Es läßt sich also sagen, daß die berichtete Reaktion auf den Bienenstich zunächst von der größten Bedeutung ist. Sie führt letztendlich auch zur Vorstellung in der Allergiesprechstunde und bleibt wesentliche Grundlage für die Entscheidung zur Therapie.

Der zweite Punkt war: kann man mit dem Hauttest die Therapiebedürftigkeit bejahen, verneinen oder untermauern. In Anbetracht unserer Ergebnisse kann man nur eine starke Reaktion als Bestätigung gelten lassen. Bei Patienten mit anamnestisch schwacher Reaktion kann jedoch selbst eine starke Hauttestreaktion keine Klärung der Indikationsstellung bringen.

Für den RAST ist dagegen aufgrund unserer Analyse festzustellen, daß bei eindeutiger Anamnese und einer RAST-Klasse 2 und höher die Behandlung durchgeführt werden sollte.

Die Korrelation zwischen Anamnese und RAST ist günstiger als die zwischen Anamnese und Hauttest, günstiger auch als die Korrelation von Haut-Test und RAST untereinander. Bei allen statistischen Bedenken wegen nicht streng linearer Testskalen beträgt der Koeffizient r für Anamnese − Haut-Test 0,5, für Anamnese − RAST 0,7 und für Haut-Test − RAST wieder nur 0,5.

Das stimmt sinngemäß mit dem überein, was aus den gezeigten Graphiken abzuleiten war. Es war ersichtlich, daß sowohl bei Patienten mit starker, also Stärkegrad 2 und 3, als auch bei Patienten mit normaler anamnestischer Reaktion, Stärkegrad 0, eine bessere Übereinstimmung zwischen RAST-Ergebnis und anamnestischer Zuordnung vorlag als bei Patienten mit Anamnesegrad 1. Diese Gruppe mit verstärkter Lokalreaktion über zwei Gelenken muß gesondert betrachtet werden. Da hier die größte Streuung der RAST-Befunde vermerkt wurde, kommt dem RAST in jedem Einzelfall eine besonders große Bedeutung zu, während der Haut-Test nicht oder kaum weiterhilft.

Bei Kindern mit Insektengiftallergie empfehlen wir für die Praxisroutine daher, nach der Anamneseerhebung zunächst nur den RAST durchzuführen.

Literatur

1. Lichtenstein, L.M., M.D. Valentine and A.K. Sobotka: Insect allergy: The state of the art. J. Allergy Clin. Immunol. 64, 5 (1979).
2. Urbanek, R., D. Karitzky und J. Forster: Allergie gegen Bienenstiche: Hyposensibilisierung mit reinem Bienengift. Dtsch. Med. Wochenschr. 103, 1656 (1978).
3. Werner, M.: Diagnostische Bedeutung und klinische Interpretation der Hautproben. In: Werner, M., V. Ruppert: Praktische Allergiediagnostik, Georg Thieme Verlag, Stuttgart 1974.

Anschrift: Dr. W. KUHN, Universitäts-Kinderklinik, Mathildenstr. 1, 7800 Freiburg.

Hyposensibilisierungsinduzierte IgE-Suppression – wie lange soll hyposensibilisiert werden?

R. Urbanek[1] und U. Wahn[2]

Universitäts-Kinderklinik, Freiburg i.Br.[1]
(Direktor: Prof. Dr. W. Künzer)
Universitäts-Kinderklinik, Heidelberg[2]
(Direktor: Prof. Dr. H. Bickel)

Einleitung

Die Wirksamkeit von Hyposensibilisierungs-Behandlungen wurde in vielen klinischen Arbeiten beschrieben und in einer Reihe von Doppelblind-Studien gegen Placebo bewiesen (1, 3, 5). In den letzten Jahren wurden in der Allergologie neue immunologische Untersuchungsmethoden eingeführt. Die Bestimmung des Gesamt- und des allergen-spezifischen IgE (PRIST, RAST), die Bestimmung des allergenspezifischen IgG (ELISA) und die Messung der Histaminfreisetzung aus Leukozyten helfen uns die Sensibilisierungslage und den Schutz des Organismus zu beurteilen. Die Grundlagen der Hyposensibilisierung sind jedoch keineswegs aufgeklärt, vielmehr stellen sich neue Fragen wie z.B. die Festlegung der Therapiedauer. Als Kriterien für den Abschluß einer Hyposensibilisierungs-Behandlung können empirische Erfahrungen gelten (4):
1. eine mehrjährige Symptomfreiheit oder Beschwerdenrückgang,
2. der negative Ausfall der Provokationstests,
3. die Abnahme der Sensibilisierung im Hauttest und RAST.

Die praktische Anwendung solcher Kriterien möchten wir am überschaubaren Modell der Bienengift-Allergie darstellen.

Patienten und Methoden

Eine 35-jährige Frau und ihr jetzt 7-jähriger Sohn litten unter systemischen Reaktionen mit Kollaps und Bewußtlosigkeit auf Bienenstiche. Beide wiesen eine deutliche Sensibilisierung im Haut-Test (8) und RAST auf. Sie wurden beide 3 Jahre mit reinem Bienengift hyposensibilisiert und nach Erreichen der Erhaltungsdosis, später in einjährigen Intervallen einem provokativen Bienenstich exponiert.

Während der Therapie wurden die Hauttests (PRICK-Test mit einer Konzentration 100 $\mu g/ml$), die Bestimmung des spezifischen IgE (RAST) und des spezifischen IgG (ELISA, 2) durchgeführt. Die Histaminfreisetzung erfolgte im 3. Jahr der Behandlung mit der von Siraganian entwickelten Methode. Leukozyten wurden durch Dextran-Sedimentation gewonnen, mehrmals gewaschen und dem Allergen in einer Verdünnungsreihe bis zur maximalen Konzentration von 0,01 $\mu g/ml$ zugegeben. Die Histaminfreisetzungs-Reaktion erfolgte im 37° C-Wasserbad über 40 Minuten. Die Histaminbestimmung aus dem Überstand wurde mit dem automatischen fluorometrischen Assay durchgeführt (7). Sämtliche Bestimmungen erfolgten doppelt.

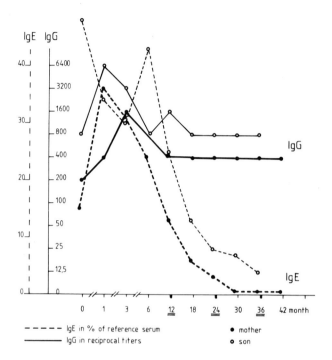

Abb. 1: Einfluß der Hyposensibilisierung auf Bienengift-spezifische IgE- und IgG-Antikörper.

– – – IgE-Antikörper in Prozent der RAST-Totalaktivität
——— IgG-Antikörper in reziproken Titern
● Mutter
○ Sohn

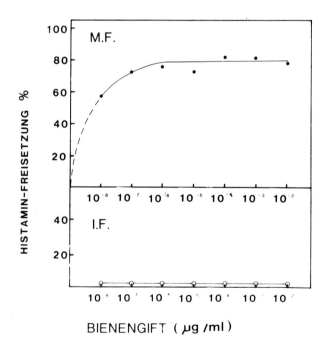

Abb. 2: Histaminfreisetzung aus Leukozyten nach Inkubation mit Bienengift.
(Mutter = I.F., Sohn = M.F.)

Ergebnisse

Der 7-jährige Junge tolerierte die Hyposensibilisierungs-Therapie besser als seine Mutter; bei der Bienenstich-Exposition zeigte er einen vollständigen, die Mutter nur einen partiellen Schutz. Die Durchmesser (in mm) der Quaddel und Rötung im Hauttest nahmen kontinuierlich ab, bei dem Jungen kann heute nach 3-jähriger Therapie, keine Sensibilisierung nachgewiesen werden (Tab. 1).

Tabelle 1

Quaddel und Rötung (mm) im Prick-Test mit Bienengift

	Mutter	Sohn
1978	7/25	3/4
1979	4/8	
1980	3/7	0/0

Vor der Therapie ließ sich bei der Mutter im RAST Klasse 3 und beim Sohn RAST-Klasse 4 nachweisen, während der Therapie fallen die IgE-Spiegel ab. Die IgG-Spiegel zeigten einen anfänglichen Anstieg und blieben nach einem leichten Abfall im mittleren Bereich bestehen (Abb. 1). Während der Sohn bereits mit sehr geringen Allergen-Konzentrationen 57% Histamin freisetzte, blieb bei der Mutter mit sämtlichen getesteten Allergenkonzentrationen eine meßbare Histaminfreisetzung aus (Abb. 2). Als bei der Mutter keine Bienengift-spezifischen Antikörper nachweisbar waren, wurde die Hyposensibilisierungs-Therapie beendet. Die Patientin wurde dann nach 6 Monaten erneut einem Bienenstich exponiert und entwickelte eine nur leichte systemische Reaktion, die Symptome bildeten sich spontan innerhalb von 30 Minuten zurück.

Diskussion

Die Bienengift-Allergie bietet vergleichsweise die beste Möglichkeit einer kontrollierten Therapie. Neben der den Therapieerfolg sichernden Exposition mit einem natürlichen Bienenstich bestehen zusätzliche Erfahrungen mit der Bestimmung und Deutung der allergenspezifischen IgE- und IgG-Antikörper-Spiegel (6). Ein Unterschied zu den inhalativen Allergosen wie Heuschnupfen und allergisches Asthma besteht allerdings darin, daß sowohl die natürliche Allergen-Exposition als auch die Therapie parenteral erfolgen. Die Symptome und die IgE-vermittelte Induktion sind jedoch vergleichbar. Aus dem Behandlungsverlauf des Jungen ist ersichtlich, daß die Hyposensibilisierung eine immunogene Wirkung hat. Während der Therapie werden bei bestehendem Schutz eine Supression der IgE-Antikörper und eine Persistenz der IgG-Antikörper beobachtet. Die anfänglich höheren IgG-Titer fallen zwar nach 1 Jahr bis auf die Ausgangswerte zurück, ihre protektive Wirkung ist jedoch ausreichend, da auch die sensibilisierenden IgE-Antikörper-Spiegel deutlich abgesunken sind. Die Antikörper-Bestimmung zeigt auch eine klare Korrelation zu der Sensibilisierungsabnahme im Hauttest.

Unterschiedlich verläuft die Hyposensibilisierungs-Therapie bei der Mutter. Obwohl bei der Betrachtung der Hauttest-Ergebnisse und der IgE-Spiegel ebenfalls eine deutliche Abnahme der Sensibilisierung festzustellen ist, erreicht die Patientin keinen vollständigen Schutz. Die ursprünglich lebensbedrohliche Allgemeinreaktion wechselte in eine leichte systemische Reaktion. Ob diese allergische Reaktion IgE-vermittelt ist, erscheint bei dem fehlenden Nachweis der spezifischen IgE-Antikörper unwahrscheinlich. Andererseits wurde berichtet, daß bei Patienten mit blockierenden Antikörpern im Serum eine Interferenz mit der IgE-Bestimmung im RAST auftreten kann (9). Demnach müßte man annehmen, daß die IgE-Antikörper zwar mit der RAST-Methode nicht nachweisbar sind, aber weiterhin persistieren und damit auch die allergischen Symptome induzieren können. Die protektive Funktion der blockierenden IgG-Antikörper reicht anscheinend im geschilderten Fall bei dem bestehenden Titer nicht aus für eine vollständige Anergie gegen Bienengift.

Der Versuch, diese Annahme mit Histamin-Bestimmung aus den Patienten Leukozyten zu klären, hat nicht weitergeführt, es wurde vielmehr in Diskrepanz zu den übrigen Befunden keine Sensibilisierung bei der Mutter und eine noch bestehende Sensibilisierung beim Sohn festgestellt. Bezüglich der Abwehrlage scheint das Verhältnis der spezifischen IgE-/IgG-Antikörper informativer als die Histaminfreisetzung zu sein.

Die vorgelegten Hyposensibilisierungs-Verläufe und unsere 1981 (6) publizierten Erfahrungen zeigen, daß die empirisch festgelegte Hyposensibilisierungsdauer von etwa 3 Jahren (4) bei einem Teil von Bienengift-Allergikern auch an Hand der Ergebnisse des Hauttests und der Antikörper-Bestimmungen vorauszusagen ist. Die gemeinsame Betrachtung der Hautproben und der immunologischen Befunde gestattet nicht nur eine Auskunft über die zu erwartende Schutzlage, sondern auch über den möglichen Abschluß der Hyposensibilisierungs-Therapie.

Literatur

1. Douglas, E., D.E. Johnstone and A. Dutton: The value of hyposensitization therapy for bronchial asthma in children – a 14 year study. Paediatrics 42, 793–802 (1968).
2. Forster, J. and R. Urbanek: Enzyme-Linked-Immunosorbent-Assay of allergen specific IgG antibodies in bee-sting allergic patients hyposensitized with pure bee venom. Klin. Wochenschr. 56, 421–422 (1979).
3. Fuchs, E.: Asthma bronchiale, in: Themen der Medizin. Themen der Medizin 1, 41–45 (1979).
4. Gronemeyer, W.: Methoden, Durchführung und Nebenreaktionen bei der De-(Hypo-)sensibilisierungsbehandlung. Allergosen der Atemwege S. 45–66, Dustri-Verlag München-Deisenhofen, 1978.
5. Lowell, F.C. and W. Franklin: A double blind study of the effectiveness and specifity of injection therapy in ragweed hay fever. N. Engl. J. Med. 273, 675–679 (1965).
6. Urbanek, R., J. Forster, D. Karitzky and J. Ziupa: The prognostic significance of specific IgG antibodies in insect sting allergy. Eur. J. Pediatr. 136, 31–34 (1981).
7. Wahn, U.: Möglichkeiten und Grenzen der allergeninduzierten Histaminfreisetzung aus Leukozyten als In-vitro-Technik für die Allergologie. Allergologie 3, 364–368 (1980).
8. Werner, M.: Diagnostische Bedeutung und klinische Interpretation der Hautproben. In: Werner, M., Ruppert, V.: Praktische Allergiediagnostik, Georg Thieme Verlag, Stuttgart 1974.
9. Zeiss, C.R., L.C. Grammer and D. Levitz: Comparison of the radioallergosorbent test and a quantitative solid-phase radioimmunoassay for the detection of ragweed-specific immunoglobulin E antibody in patients undergoing immunotherapy. J. Allergy Clin. Immunol. 67, 105–110 (1981).

Anschrift: PD Dr. R. URBANEK, Universitäts-Kinderklinik, Mathildenstr. 1, 7800 Freiburg.

Untersuchungen mit RAST zur Allergie gegen Bienen- oder Wespengift bei Neugeborenen und Säuglingen*

D. Glaubitt und K. Siafarikas

Institut für Nuklearmedizin
(Direktor: Prof.Dr. D. Glaubitt)
Kinderklinik
(Direktor: Prof.Dr. W. Kosenow),
Städtische Krankenanstalten Krefeld

Nach Bienen- oder Wespenstichen können bedrohliche, manchmal tödliche Folgen (durch Erstickung infolge Glottisödems bei entsprechender Lokalisation des Stiches, durch Hämolyse sowie Leber- und Nierenversagen bei großer inkorporierter Giftmenge oder durch allergische Reaktionen nach vorheriger Sensibilisierung) erfolgen (8). Von diagnostischer Bedeutung sind Anamnese, Hauttests und RAST. Angaben zur Erkrankung von Neugeborenen und Säuglingen stützen sich auf Aussagen anderer Personen, in der Regel der Eltern; hierbei können jedoch erhebliche Fehlermöglichkeiten bestehen, nicht zuletzt aufgrund unzureichender Deutschkenntnisse bei Ausländern. Hauttests können gefährlich sein und in Form von Intrakutantests einen Schock auslösen (9). Auf das häufig unspezifisch positive Ergebnis von Hauttests wurde hingewiesen (1) und sogar empfohlen, den Nachweis einer Allergie gegen Bienen- oder Wespengift allein auf die Anamnese, nicht auf intrakutane Hauttestung mit Ganzkörperextrakten von Bienen und Wespen zu stützen (6). Bei Neugeborenen und Säuglingen stellt daher RAST eine diagnostische Bereicherung dar. Die Notwendigkeit von RAST mit dem Gift statt des Ganzkörperextraktes der entsprechenden Insekten wurde früh hervorgehoben (5, 10). Wir berichten über die Ergebnisse von RAST mit Bienen- oder Wespengift bei Neugeborenen und Säuglingen.

Methodik

Die Untersuchungen umfaßten 227 klinisch gesunde Neugeborene, bei denen sofort nach der Geburt Nabelschnurblut entnommen wurde, sowie 16 Säuglinge mit Bronchitis, bei denen morgens eine Blutprobe gewonnen wurde. Im Plasma wurden die Konzentration des Gesamt-IgE mit PRIST bestimmt sowie RAST mit Bienengift und Wespengift vorgenommen. Die Radioimmunbestecke wurden von der Deutschen Pharmacia GmbH, 7800 Freiburg, bezogen. Der Normalbereich der Konzentration des Gesamt-IgE betrug im Plasma von Nabelschnurblut bis zu 2,0 kU/l sowie im Plasma bei Säuglingen 0,3–28 kU/l. – RAST-Inhibitionstests (3) erfolgten nicht.

---

* Herrn Prof.Dr.med.Dr.rer.nat. E.H. Graul zum 60. Geburtstag gewidmet.

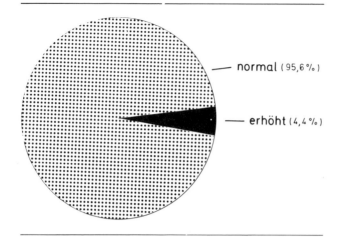

Abb. 1: Konzentration des Gesamt-IgE im Plasma von Nabelschnurblut bei Neugeborenen.

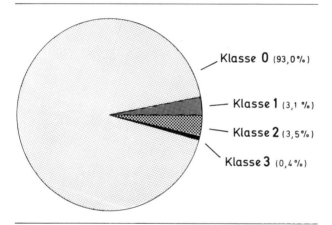

Abb. 2: RAST-Ergebnis mit Bienengift bei Neugeborenen.

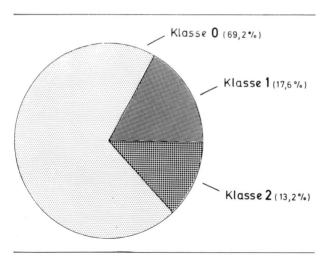

Abb. 3: RAST-Resultat mit Wespengift bei Neugeborenen.

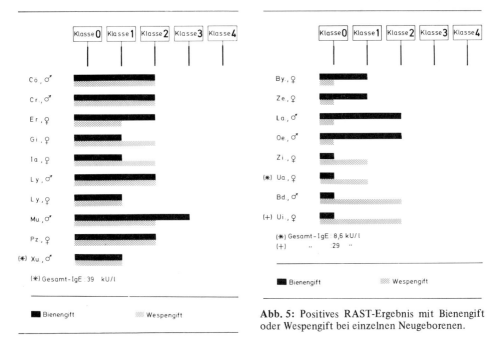

Abb. 4: Positiver RAST-Befund mit Bienengift und Wespengift bei einzelnen Neugeborenen.

Abb. 5: Positives RAST-Ergebnis mit Bienengift oder Wespengift bei einzelnen Neugeborenen.

Ergebnisse

Die Konzentration des Gesamt-IgE im Plasma von Nabelschnurblut ist bei 95,6% der Neugeborenen normal und bei 4,4% erhöht (Abb. 1), während sie bei 7 der 16 Säuglinge den Normalbereich überschreitet.

Bei den Neugeborenen findet sich ein pathologisches RAST-Resultat mit Bienengift bei 7,0% (Abb. 2) und mit Wespengift sogar bei 30,8% (Abb. 3).

Wenn man die RAST-Ergebnisse bei den Neugeborenen betrachtet, bei denen die Untersuchung mit Bienengift wie auch mit Wespengift pathologisch ausfällt, liegt bei 6 von 10 dieser Kinder für beide Insektengifte das Resultat in der gleichen RAST-Klasse, während bei je 2 Neugeborenen das RAST-Ergebnis mit Bienengift stärker pathologisch ist als mit Wespengift oder umgekehrt (Abb. 4). Bei einem neugeborenen Knaben befindet sich das RAST-Ergebnis mit Bienengift in Klasse 3 und mit Wespengift in Klasse 2; bei diesem Kind wäre ein RAST-Inhibitionstest zweckmäßig gewesen.

Das RAST-Resultat mit Bienengift kann von dem mit Wespengift deutlich abweichen (Abb. 5). Bei 2 neugeborenen Mädchen ist die Konzentration des Gesamt-IgE im Plasma mäßiggradig oder beträchtlich erhöht bei negativem RAST-Resultat mit Bienengift oder Wespengift; dieser Befund läßt sich leicht dadurch erklären, daß andere als die mit RAST untersuchten Allergene für die Zunahme der Gesamt-IgE-Konzentration verantwortlich sind.

Bei einem 11 Monate alten Mädchen beträgt die Konzentration des Gesamt-IgE 320 kU/l, während RAST mit 63 Allergenen lediglich ein Ergebnis der RAST-Klasse 1 mit den Pollen von Wiesenschwingel, Ahorn, Buche und Zeder zeigt; offenbar ist die Erhöhung des Gesamt-IgE auf Allergene zurückzuführen, die nicht in der RAST-Palette enthalten sind

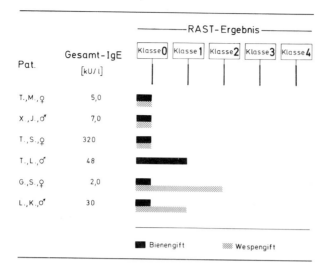

Abb. 6: Konzentration des Gesamt-IgE im Plasma sowie RAST-Resultat mit Bienengift und Wespengift bei Säuglingen.

(Abb. 6). Im Gegensatz hierzu ist bei einem anderen weiblichen Säugling das RAST-Resultat mit Wespengift der RAST-Klasse 2 zuzuordnen, während die Konzentration des Gesamt-IgE (2,0 kU/l) normal ist; bei diesem Kind ist hinsichtlich der Bildung spezifischer Antikörper der IgE-Klasse eine nur geringe Allergie anzunehmen.

Diskussion

RAST mit Bienengift oder Wespengift kann bei Neugeborenen und Säuglingen pathologisch ausfallen. Die Häufigkeit eines pathologischen RAST-Resultates mit Wespengift ist hierbei erheblich größer als die mit Bienengift. Eine Kreuzreaktivität von Bienengift und Wespengift besteht offensichtlich nicht (3). Bei RAST-Ergebnissen, die in niedrigen RAST-Klassen liegen, würden RAST-Inhibitionstests die Spezifität des RAST mit Bienengift oder Wespengift nicht ausreichend klären und damit die Frage nach unspezifischen Einflüssen auf das RAST-Resultat unbeantwortet lassen.

Bedauerlicherweise konnten keine Untersuchungen der Mütter sowie Verlaufskontrollen bei den Kindern mit RAST erfolgen, so daß Erörterungen über die Möglichkeit einer Vorhersage einer klinisch manifesten allergischen Reaktion auf Bienen- oder Wespengift bei den Neugeborenen und Säuglingen entfallen müssen.

Wie hinsichtlich positiver RAST-Befunde mit Penicilloyl G und Penicilloyl V (4) sowie mit Nahrungsmittelallergenen (7) diskutiert wurde, können als Ursache der von uns beobachteten positiven RAST-Resultate der diaplazentare Übertritt von Antigenen wie auch von Antikörpern der IgE-Klasse von der Mutter zum Feten in Betracht kommen (2).

Zusammenfassung

Bei 227 Neugeborenen und 16 Säuglingen wurde RAST mit Bienengift und mit Wespengift durchgeführt. Bei 7,0% der Neugeborenen fanden sich IgE-spezifische Antikörper gegen Bienengift, bei 30,8% gegen Wespengift. RAST mit Bienengift war bei einem Säugling positiv, RAST mit Wespengift bei 2 Säuglingen.

Literatur

1. Curran, W.S. and G. Goldman: The incidence of immediately reacting allergy skin tests in a „normal" adult population. Ann. intern. Med. 55, 777 (1961).
2. Edwards, R.G. and R.R.A. Coombs: Immunological interactions between mother and fetus; in: Gell, P.G.H., R.R.A. Coombs and P.J. Lachmann: Clinical Aspects of Immunology. Third edition, p. 561. Blackwell Scientific Publications, Oxford, London, Edinburgh, Melbourne, 1975.
3. Forck, G., C.-M. Kalveram und K.-J. Kalveram: Untersuchungen zur Kreuzreaktivität von Bienen- und Wespengift. 2. Kölner RAST-Symposion, Köln, 1979; RAST 2, Berichtsband (Beiband zur Zeitschrift für Hautkrankheiten H + G 56 (1981)), S. 179, Grosse Verlag, Berlin, 1981.
4. Glaubitt, D., K. Siafarikas und R. Mühlenberg: Die klinische Bedeutung der Bestimmung von IgE-Antikörpern gegen Penicilloyl G und Penicilloyl V im Plasma durch RAST bei Kleinkindern, Säuglingen und Neugeborenen. 2. Kölner RAST-Symposion, Köln, 1979; RAST 2, Berichtsband (Beiband zur Zeitschrift für Hautkrankheiten H + G 56 (1981)), S. 161, Grosse Verlag, Berlin, 1981.
5. Light, W.C., R.E. Reisman and C.E. Arbesman: Clinical studies using an insect RAST; in: Evans, R., III: Advances in Diagnosis of Allergy; RAST, p. 137. Symposia Specialists, Miami, Florida/USA, 1975.
6. Schwartz, H.L.: Skin sensitivity in insect allergy. J. Amer. Med. Ass. 194, 703 (1965).
7. Siafarikas, K. und D. Glaubitt: RAST mit Nahrungsmittelallergenen bei Neugeborenen. 3. Kölner RAST-Symposion, Köln, 1981; im Druck.
8. Urbanek, R. und D. Karitzky: Die allergische Reaktion nach Insektenstich. Klin. Pädiat. 189, 467 (1977).
9. Wortmann, F.: Resultate der Desensibilisierung mit Allpyral-Extrakten bei Bienen- und Wespenstichallergien. Schweiz. med. Waschr. 99, 974 (1969).
10. Yunginger, J.W. and G.J. Gleich: Use of the RAST to measure IgE antibodies to insect allergens. I. Selected case studies; in: Evans, R., III: Advances in Diagnosis of Allergy: RAST, p. 143. Symposia Specialists, Miami, Florida/USA, 1975.

Anschrift: Prof.Dr. D. GLAUBITT, Institut f. Nuklearmedizin d. Städt. Krankenanstalten Krefeld, Akadem. Lehrkrankenhaus, 4150 Krefeld.

Interaktion zwischen IgE-Antikörpern und IgG-Antikörpern im Serum bei Hyposensibilisierungsbehandlung bei Bienengiftallergikern

J. Rakoski

Dermatologische Klinik und Poliklinik, Technische Universität München
(Direktor: Prof.Dr.Dr. S. Borelli)
Allergieabteilung
(Leiter: Prof.Dr. H. Düngemann)

Es ist seit langem bekannt, daß bei Hyposensibilisierungsbehandlungen IgG-Antikörper gegen die Allergene auftreten, die im Rahmen der Therapie gespritzt werden (1, 2, 3). Die IgG-Antikörper steigen im Rahmen der Behandlung an, ein direkter Zusammenhang zwischen klinischem Therapieerfolg und IgG-Titern ist aber meistens nicht nachzuweisen. Welche Bedeutung die IgG-Antikörper für den Erfolg einer Hyposensibilisierungstherapie haben, ist unklar; manche Autoren halten die IgG-Antikörper für fähig, die Aktionen der IgE-Antikörper zu blockieren, manche sehen in ihnen nur eine unbedeutende Begleiterscheinung.

Seit einigen Jahren wird bei Insektengiftallergikern erfolgreich eine Hyposensibilisierungsbehandlung mit Bienen- und Wespengiften durchgeführt. Dabei wurde von vielen Autoren beobachtet, daß zwischen dem klinischen Therapieerfolg und dem Titeranstieg des IgG gegen die Insektengifte ein fester Zusammenhang zu bestehen scheint. Im Verlauf von Therapien mit Insektengiften steigen die IgG-Antikörpertiter an, während die spezifischen IgE-Antikörpertiter absinken.

Als Ursache für dieses Phänomen werden körpereigene Regulationsmechanismen und konkurrierendes Verhalten von IgG- und IgE-Antikörpern am Allergen diskutiert. In unserer Untersuchung wollten wir die Interaktion und das Konkurrenzverhalten von IgE- und IgG-Antikörpern beim RAST untersuchen.

Material und Methoden

Es wurden zwei Pools aus Seren von je drei Patienten gebildet. Der erste Pool bestand aus Seren von Patienten mit Bienengiftallergien, die mit Reless-Bienengift behandelt worden waren. Alle Seren zeigten hohe spezifische IgE- und IgG-Titer gegen Bienengift. Der zweite Pool bestand aus Seren von Nichtallergikern und enthielt keine spezifischen Antikörper gegen Bienengift.

Das spezifische IgE gegen Bienengift und das Gesamt-IgE wurde mit dem RAST beziehungsweise RIST nach Anweisung der Firma Pharmacia bestimmt. Das Gesamt-IgG wurde mit Nor-Platten der Behringwerke bestimmt. Das spezifische IgG gegen Bienengift bestimmten wir mit einem ELISA, in dem das Bienengift an die feste Phase gebunden ist und das IgG mit Hilfe eines peroxidase-gekoppelten Antihuman-IgG und o-Phenylendiamin colorimetrisch erfaßt wird. Dieser ELISA entspricht mit einigen Modifikationen dem Verfahren, das Urbanek und Mitarbeiter anwenden. An einigen Seren wurden auch Vergleichsuntersuchungen mit unserem ELISA und dem Phadebas IgG-RAST von Pharmacia Freiburg durchgeführt, hierbei ergaben sich analoge Ergebnisse. Die Zahl der Vergleichsuntersuchungen ist noch zu klein, um endgültige Aussagen zur Übereinstimmung der beiden Verfahren machen zu können.

Bei den beiden Serumpools wurden das Gesamt-IgE und -IgG und das bienengiftspezifische IgE (Angabe in RAST-Klassen) und das bienengiftspezifische IgG bestimmt. Hierbei wurde die höchste Verdünnungsstufe notiert, bei der noch eine Verfärbung ablesbar war (Tab. 1). Aus den beiden Serumpools wurde je 1 ml Serum auf Säulen mit 2 ml Protein A-Sepharose CL-4B gegeben, die mit einem 0,1 M-Phosphatpuffer auf pH 7 eingestellt war. Anschließend wurde 3–4 ml pH 7-Phosphatpuffer nachgespült und das Eluat in einem Gefäß aufgefangen.

Das oben genannte Protein A-Sepharose CL-4 B-Gel hat bei pH 7 die Fähigkeit IgG aus einem Serum an sich zu binden, während die anderen Immunglobuline die Säule durchlaufen und im Eluat erscheinen (Tab. 2). Durch Zugabe von Säuren (z.B. Essigsäure) läßt sich das gebundene IgG wieder auswaschen.

Nach dem 1. Durchlauf bei pH 7 wurde die Säule mit einer 1 molaren Essigsäure durchspült und das Eluat in einem pH 7 Phosphatpuffer mit Zusatz von $NaHCO_3$ aufgefangen, um das stark saure Eluat sofort zu neutralisieren. Durch diesen Pufferungsvorgang entsteht eine hohe Ionenkonzentration. Um diese Ionenkonzentration wieder zu senken, wurden alle Eluate in Dialyseschläuchen in einem großen Volumen eines 0,05 M Phosphatpuffers dialysiert. Die Dialysate wurden gefriergetrocknet und anschließend mit Wasser auf das Ausgangsvolumen von 1 ml wieder in Lösung gebracht.

Tabelle 1: Ausgangswerte, beide Pools unbehandelt.
Pool 1: Seren von hyposensibilisierten Bienengiftallergikern.
Pool 2: Seren von Unbehandelten Nichtallergikern.

	Gesamt-IgE U/ml	Gesamt-IgG mg/dl	spez. IgE % Aktiv.	RAST-Klasse	spez. IgG Titer
Pool 1	227	1628	13,7	2	1 : 64
Pool 2	26	1762	0,8	0	0

Ergebnisse

Nach Passage durch die Sephadex-Protein A-Säule bei pH 7 wurde die IgG-Fraktion aus den Seren völlig entfernt, und damit auch das bienengiftspezifische IgG aus Pool 1. Das bienenspezifische IgE ist aus Pool 1 um eine RAST-Klasse gestiegen (von 13,7% der Gesamtaktivität auf 26%, entsprechend im RAST von Klasse 2 nach Klasse 3), der Kontrollpool 2 blieb unverändert negativ.

Beim Auswaschen der Säulen mit Essigsäure fand man in beiden Eluaten keine spezifischen IgE-Antikörper gegen Bienengift. Die bienengiftspezifischen IgG-Antikörper wurden ohne Konzentrationsverlust wiedergefunden. Vom Gesamt-IgG fanden wir von Pool 1 77% und von Pool 2 58% des Ausgangs-IgG.

Diskussion

Lichtenstein und Mitarbeiter wiesen 1968 nach, daß bestimmte IgG-Fraktionen von Patientenseren — es handelte sich um Ragweedallergiker die mit Ragweed-Antigen E hy-

Tabelle 2: **Pool 1 und 2 vor und nach Durchlauf durch die Säule mit Protein-A-Sepharose-CL-4B. Bei einer Fraktion spülen mit Phosphatpuffer (pH 7), bei der anderen Fraktion Spülung mit Essigsäure (pH 2).**

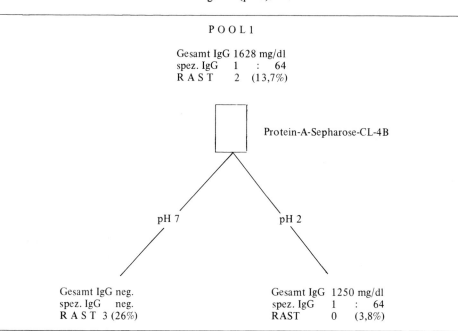

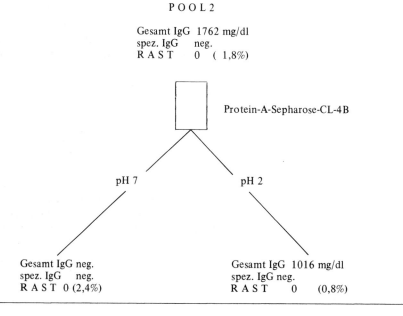

posensibilisiert worden waren – die IgE-induzierte Histaminfreisetzung aus Mastzellen von Ragweedallergikern quantitativ hemmen können (4). Wide berichtete 1976 über die Hemmung des RAST von Birken- und Gräserpollenallergikern durch IgG-Antikörper aus Seren hyposensibilisierter Birken- und Graspollenallergikern (5). Jakob und Mitarbeiter fanden eine Hemmung des RAST für Phospholipase A durch Seren hyposensibilisierter Bienengiftallergiker, die Hemmversuche wurden auch hier mit der IgG-Fraktion durchgeführt. Mit unseren Untersuchungen konnten wir zeigen, daß die spezifischen IgE-Reaktionen auf Bienengift durch spezifische IgG-Bienengiftantikörper beeinflußt werden können.

Alle diese Untersuchungen zeigen, daß die spezifischen IgG-Antikörper nicht nur ein unbedeutendes Begleitphänomen sind. Weiterhin kann gefolgert werden, daß der RAST bei hyposensibilisierten Patienten keine isolierte Aussage über den Gehalt eines Serums an spezifischen IgE-Antikörpern zu machen gestattet.

Literatur

1. Loveless, M.H.: Immunological Studies of Pollinosis. I. The Presence of Two Antibodies Relates to the Same Pollen Antigen in the Serum of Treated Hay Fever Patients. J. Immunol. 38, 25 (1940).
2. Urbanek, R., D. Karitzky und J. Forster: Allergie gegen Insektenstiche: Hyposensibilisierung mit reinem Bienengift. Dtsch. Med. Wschr. 103, 1656 (1978).
3. Sobotka, A.K., M.D. Valentine and L. Lichtenstein: American Academy of Allergy. 34. Annual Meeting 1978.
4. Lichtenstein, L.M., N.A. Holtzman and L.S. Burnett: A Quantitatice in Vitro Study of the Chromatographic Distribution and Immunglobulin Characteristics of Human Blocking Antibody. Journal of Immunology 101, 317 (1968).
5. Leif Wide: A RAST Neutralization Test of Detection of Blocking Antibodies in Serum after Hyposensitization. Int. Archs Allergy appl. Immun 52, 219–226 (1976).

Anschrift: Dr. J. RAKOSKI, Dermatologische Klinik und Poliklinik der Technischen Universität München, Biedersteinerstr. 29, 8000 München 40.

Das Verhalten spezifischer IgE- und IgG-Antikörper bei doppelter Hyposensibilisierungsbehandlung wegen gleichzeitig vorliegender Allergie gegen Bienengift wie Wespengift

H. Kästner, G. Forck, K.-J. Kalveram und Chr. Kalveram

Abteilung für Allergologie und Gewerbedermatologie
(Ltg. Prof. Dr. med. G. Forck) der Universitäts-Hautklinik Münster

Allergien gegen Bienen- und Wespengift gehören zu den Immunreaktionen, die in der Einteilung von Gell und Coombs als Typ-I-Allergie bezeichnet werden. Zugrunde liegt ihnen bei rein immunologischer Betrachtungsweise ein deutlicher bis starker Anstieg des jeweils spezifischen IgE gegen Bienengift einerseits und Wespengift andererseits. Durch eigene Untersuchungen (2. Kölner RAST-Symposium 1979) mittels RAST-Inhibitionstest konnte die anderenorts gemachte Feststellung bestätigt werden, daß kein kreuzreaktives Verhalten zwischen Bienen- und Wespengift besteht. Wir müssen also davon ausgehen, daß es sich einerseits bei Bienengift um ein Gemisch von zwar unterschiedlich potenten Allergenen handelt, das aber auch in den Einzelfraktionen hochspezifisch ist für Biene, und daß andererseits das Allergengemisch des Wespengiftes ebenso spezifisch ist und somit keine Gemeinsamkeiten mit dem Bienengift hat.

In der jetzigen Untersuchung sollte die Frage beantwortet werden, ob die unter einer Rush-Desensitization regelmäßige Bildung von IgG-Antikörpern ebenfalls hochspezifisch auf die jeweiligen Insektengifte waren oder nicht. Als Modell für die Beantwortung dieser Frage boten sich Patienten an, bei denen sowohl eine Allergie gegen Wespen- als auch gegen Bienengift vorlag und die wegen der Spezifität der jeweiligen Allergene einer Doppelbehandlung, d.h. sowohl mit Bienengift als auch mit Wespengift unterzogen werden mußten.

Durchführung der Untersuchung

Bei 6 Patienten wurde wegen einer Sensibilisierung sowohl gegen Bienen- wie Wespengift eine Doppelhyposensibilisierungsbehandlung durchgeführt. Beide Behandlungszyklen erfolgten nacheinander als Rush-Desensitization während eines stationären Aufenthaltes von jeweils 8–12 Tagen. In der Regel wurde die Therapie mit dem Gift begonnen, gegen das die stärkere Empfindlichkeit – nachgewiesen mit der Endpunkttitration im Hauttest – vorlag. Mittels RAST erfolgten Verlaufskontrollen des spezifischen IgE von Biene und Wespe, mittels ELISA-Technik (1) wurden die spezifischen IgG-Werte für Biene und Wespe gemessen. Messungen erfolgten mindestens über einen Zeitraum von einem halben Jahr nach der Hyposensibilisierungsbehandlung.

Ergebnisse

Wie aus der Abb. 1 zu ersehen ist, erfolgte auf die jeweils spezifische Immunbehandlung entsprechend zeitverschoben auch ein Anstieg des jeweils spezifischen IgG. Die Art der

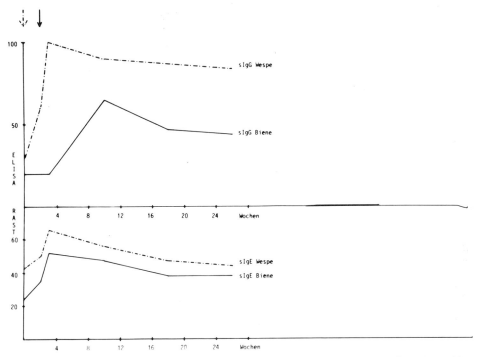

Abb. 1: Verhalten des spezifischen IgE- und IgG-Spiegels während einer doppelten Rush-Desensitization – Behandlung wegen gleichzeitig vorliegender Allergie gegen Bienen- und Wespengift.
↓ ↓ = Beginn der Behandlung

Immunantwort entsprach somit ganz unseren Erwartungen. In der Mehrzahl der untersuchten Patienten wurden nahezu identische Verhältnisse erhalten. Gekennzeichnet ist dieses Verhalten durch einen guten Anstieg des spezifischen IgG von Biene und Wespe mit der zeitlichen Verschiebung des Anstieges, der durch den jeweiligen Behandlungsbeginn vorbestimmt war. Das spezifische IgE verhält sich etwa gleichsinnig, fällt aber nach etwa einem halben Jahr deutlich ab und nähert sich wieder dem Ausgangswert, während das spezifische IgG sich zwar auch etwas erniedrigt, aber doch als deutlich erhöhter Spiegel meßbar ist. Dazu analoge Verhältnisse fanden sich bei drei weiteren Patienten.

Nicht ganz so übersichtlich waren die Verhältnisse bei dem folgenden Patienten (Abb. 2). Das spezifische IgG der Wespe zeigte sich nur in einem leichten Anstieg, das spezifische IgE veränderte sich kaum. Bei einer anderen Patientin (Abb. 3) zeigte sich ein deutlicher Anstieg des wespengiftspezifischen IgG im Verlauf der Hyposensibilisierungsbehandlung. Eine Messung nach einem halben Jahr ergab jedoch, daß der Anfangswert fast wieder erreicht wurde, während das spezifische IgE nur ganz leicht abfiel. Auffällig verhielt sich das spezifische IgG auf die Bienengiftbehandlung. Vor Behandlungsbeginn lag bereits ein Wert von über 100 Einheiten vor. Die Hauttitration war bei 10^{-5} µg/ml positiv, der Bienengift-RAST hatte die Klasse 4. Unter der Behandlung zeigte sich ein leichter Anstieg des spezifischen IgG Biene, dann aber ein leichter Abfall. Die im Anschluß an die Hyposensibilisierungsbehandlung erfolgte Provokation mit Bienen- wie Wespengift wurde aber anstandslos vertragen.

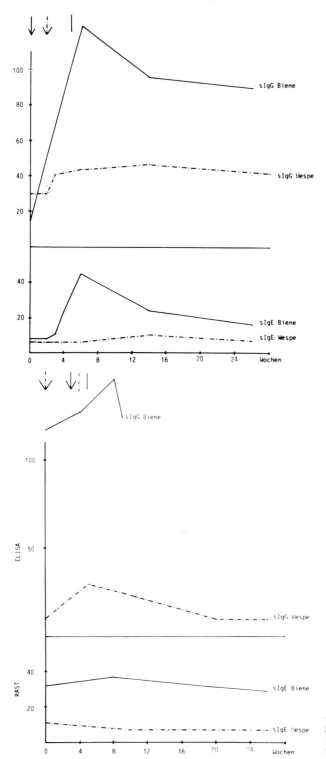

Abb. 2: Unterschiedliche Verlaufskurven von spezifischem IgE und IgG bei Doppelbehandlung gegen Bienen- und Wespengiftallergie.

Abb. 3: Nur geringe und passagere Immunantwort auf eine Doppelbehandlung mit Bienen- und Wespengift.

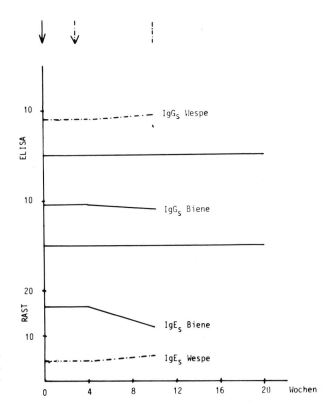

Abb. 4: Praktisch fehlende Immunantwort auf die Doppelbehandlung mit Bienen- und Wespengift.

Bei der sechsten Patientin (Abb. 4) zeigten sich keine wesentlichen Veränderungen der Immunparameter im Verlauf der Behandlung und zwar weder im spezifischen IgE noch im IgG auf Bienen- und Wespengift. Obwohl hier scheinbar keine Immunantwort im System des spezifischen IgE und IgG nachweisbar war, wurde der Provokationstest mit einem Wespenstich anstandslos vertragen.

Eine Zusammenstellung der Werte des spezifischen IgE und IgG der Patienten für drei markante Zeitpunkte sind in der Tab. 1 nochmals zusammengefaßt, nämlich 1. vor Beginn der Behandlung, 2. sechs Wochen nach Behandlungsbeginn, wenn erfahrungsgemäß die Maximalwerte für IgG erreicht sind und 3. sechs Monate nach Beginn der Behandlung, wenn es zu einer gewissen Stabilisierung der Immunantwort gekommen ist.

Es ist ersichtlich, daß das Verhalten von spezifischem IgG und IgE nicht in allen Fällen eine eindeutige Aussage über den Erfolg der Hyposensibilisierung erlaubt, wie wir zunächst gehofft hatten. Auch Patienten, die zunächst keine Immunantwort im spezifischen IgE und IgG erkennen lassen, tolerieren eine Provokation. Allerdings ist zu sagen, daß in der überwiegenden Zahl der Fälle ein guter Anstieg des spezifischen IgG mit einem langsamen Abfall des spezifischen IgE mit zur Überprüfung des Behandlungserfolges gerechnet werden kann. In einigen zweifelhaften Fällen wird der Erfolg der Behandlung allerdings nur über den Provokationstest nachweisbar sein.

Tabelle 1: Zusammenfassende Darstellung der gemessenen spezifischen Antikörper von Bienen- und Wespengift-IgE sowie der entsprechenden IgG-Werte bei 6 Patienten mit einer Bienen- und Wespengiftallergie

VERHALTEN VON SPEZ. I_GE u. I_GG BEI DOPPELHYPOSENSIBILISIERUNG

Pat.	Biene IgE_s			Biene IgG_s			Wespe IgE_s			Wespe IgG_s		
U.	4	22	8	15	124	96	5	5	2	30	47	42
C.	12	26	19	20	65	44	21	33	22	30	100	84
K.	32	26	20	78	103	77	7	7	6	93	103	100
M.	18	36	28	5	40	40	53	41	40	11	100	71
R.	32	37	21	117	146		11	8	6	10	30	10
L.	33	24	37	9	8		9	12	9	8	9	
Zeit Wochen	0	6	26	0	6	26	0	6	26	0	6	26

Zusammenfassend läßt sich sagen, daß bei doppelt hyposensibilisierten Patienten die Immunantwort des Organismus auf eine erfolgte Hyposensibilisierung in einem deutlichen Anstieg des jeweils spezifischen IgG besteht. Wie jedoch durchgeführte Provokationsteste ergeben, ist nicht in jedem Fall der Anstieg des IgG ein Maßstab dafür, daß ein Provokationstest toleriert wird.

Ausgehend von dem Untersuchungsergebnis, daß kein kreuzreaktives Verhalten zwischen Wespen- und Bienengift besteht, muß gesagt werden, daß eine Sensibilisierung in jedem Fall hochspezifisch ist und dementsprechend hohe spezifische IgE-Titer aufweist, daß die spezifische Hyposensibilisierungsbehandlung aber auch zur Bildung von ebenso hochspezifischen IgG-Antikörpern führt.

Literatur

1. Engvall, E. und P. Perlmann: J. of Immunology 109, 129–135 (1972).

Anschrift: Dr. H. KÄSTNER, Univ.-Hautklinik, von-Esmarch-Str. 56, 4400 Münster.

Antikörper-Antwortmuster bei Insektenstichallergikern unter spezifischer Immuntherapie: Eine einjährige Studie mit Bestimmung der spezifischen IgE und IgG (IgG-RAST und ELISA)

B. Wüthrich[1], H. Arrendal[2], A. Lanner[2] und R. Urbanek[3]

[1] Allergiestation (Leiter: Priv.-Doz. Dr. B. Wüthrich)
  der Dermatologischen Universitätsklinik Zürich
  (Direktor: Prof.Dr. U.W. Schnyder)
[2] Pharmacia Diagnostics AB, Uppsala
[3] Universitäts-Kinderklinik, Freiburg i.Br.
  (Direktor: Prof.Dr. W. Künzer)

Im Frühling 1979 haben wir eine prospektive, therapeutische Studie an 22 Patienten mit Insektenstichallergie vom Schweregrad II–IV nach H.L. Mueller (2) gestartet und die IgE- und IgG-Antikörper gegen Bienengift- bzw. Wespengiftproteine im Verlaufe der Immuntherapie untersucht (4). Anhand typischer Fallbeispiele werden hier vier Verhaltensmuster der spezifischen Antikörper-Antwort aufgezeigt. Ferner berichten wir hier über die Ergebnisse von Vergleichuntersuchungen der spezifischen IgG-Bestimmungen mit der RAST-Methode und dem ELISA-Verfahren.

Material und Methodik

Die Giftimmuntherapie mit Giftextrakten (Pharmacia) wurde bei den untersuchten Patienten stationär während etwa 10–15 Tagen eingeleitet. Das Behandlungsschema der Schnell-Hyposensibilisierung entsprach den Empfehlungen des Herstellers. Vor Beginn der Behandlung, während der Dosissteigerung, nach Erreichen der Erhaltungsdosis von 100 µg Gift, sowie in größeren Abständen während der Phase der monatlichen Erhaltungstherapie wurde eine Blutentnahme vorgenommen. Die gewonnenen Seren wurden erst ein Jahr nach Behandlungsbeginn simultan untersucht.

Die Gesamt-Serum-IgE wurden mit dem Phadebas-IgE-PRIST bestimmt, die Bienen- (BG)- und Wespengift (WG)-spezifischen IgE und IgG mit den Phadebas-RAST und Phadebas-IgG-RAST-kits, jeweils im Doppel. Zudem wurden stichprobeweise die spezifischen IgG auch mit der ELISA-Methode bestimmt, nach dem von Urbanek et al. (1, 3) beschriebenen Verfahren. Zur Verlaufsanalyse wurden die IgE-RAST-Ergebnisse in Phadebas-RAST-Einheiten (PRU/ml) ausgedrückt. Um eine Interferenz der IgE und IgG zu verhindern, wurden die Serumproben zur IgG-RAST-Bestimmung jeweils 200 mal verdünnt. Beim IgG-RAST können somit Werte von zwischen 20 und 1000 E/ml gemessen werden, wobei die erfaßten IgG-Antikörper spezifisch für ein oder mehrere Giftantigene sind. Bei der ELISA-Methode erfolgt die Angabe reziproker Titer der noch positiven Serumverdünnungen. Für BG gelten Titer ab 100 als protektiv, für WG ab 25.

Ergebnisse

Verhaltensmuster der Antikörper-Antwort

Anhand vier typischer Fallbeispiele – die entsprechenden Patienten-Daten sind aus der Tabelle 1 zu entnehmen – wird in den Abbildungen 1–4 das unterschiedliche Verhalten der IgG- und IgE-Antwort im Verlauf der Immuntherapie aufgezeigt. Danach können gemäß der Tabelle 2 vier Antwort-Muster unterschieden werden. Das vierte Antwortmuster: kein Anstieg von IgG, jedoch starke Zunahme der IgE, d.h. stärkere Sensibilisierung des Patienten durch die Gifttherapie, ist die Ursache von schweren Allgemeinreaktionen bei

Tabelle 1: Patienten-Daten, Anamnese, allergologische Untersuchungsergebnisse, Immuntherapie und Verlauf von vier typischen Fallbeispielen

Fall Nr. 1	Pat. M. Alois, 1931 (C 490)
Anamnese (A):	August 1978 nach einem Bienenstich Grad IV-Reaktion.
Allergologische Testung (T):	Intrakutantest mit Bienengift (BG) bei 0,01 µg/ml positiv. IgE-BG-RAST: Klasse 2 + (1,0 PRU), WG negativ IgG-BG-RAST: < 20 U/ml
Therapie (Th.):	Rush-Hyposensibilisierung (RH) mit BG (VII. 79), Erhaltungsdosis (ED) 100 µg BG 1/Mt.
Verlauf (V):	o.B. Keine weitere Stiche.
Fall Nr. 2:	Pat. K. Margrit, 1946 (C 497)
A.:	August 1977 nach einem Wespenstich: Lokalreaktion (LR) 3 Tage später erneut Wespenstich: Grad IV-R.
T.:	WG (YJ) i.c. 0,01 µg/ml + (VII. 79) IgE-WG-RAST Klasse 1–2 + (0,74 PRU) IgG-WG-RAST < 20 E/ml
Th.:	Rush-H WG (VII. 79) mit ED 100 µg WG-D 1/Mt.
V.:	immer LR. Keine weiteren Stiche.
Fall Nr. 3:	Pat. D. Bettina, 1950 (C 495)
A.:	1974 nach Wespenstichen Grad III/IV-R. 1975–1977 Ganzkörperextrakt-Hyposensibilisierung, August 1977 nach einem Wespenstich Grad IV-R.
T.:	WG i.c. 0,3 µg/ml + (V. 79) IgE-WG-RAST Klasse 0 IgG-WG-RAST < 20 E/ml
Th.:	RG WG (V. 79) + ED 100 µg WG 1/Mt.
V.:	o.B. Keine weitere Stiche. Geburt eines gesunden Mädchens (13.8.80)
Fall Nr. 4:	Pat. B. Teresa, 1925 (C 481)
A.:	Oktober 1978 nach einem Wespenstich Grad II/III-R. + LR über 10 Tage
T.:	WG i.c. 0,01 µg/ml + (V. 79) IgE-WG-RAST Klasse 2 (XII. 78) / 0 (V. 79) IgG-WG-RAST < 20 E/ml
Th.:	RG WG (V. 79) mit ED 100 µg 1/Mt.
V.:	(LR). Keine weiteren Stiche.

der weiteren Verabreichung der Giftinjektionen, wie anhand des fünften Fallbeispieles (Tabelle 3, Abbildungen 5 und 6) eindrücklich demonstriert werden kann. Die kombinierte Immuntherapie mit beiden Insektengiften verlief zunächst komplikationslos. Nachdem die Patientin am Tag 22 reaktionslos je 50 µg Gift ertrug, kam es am Tag 28, 30' nach der Injektion von je 60 µg BG und WG zu einer dramatischen Allgemeinreaktion mit Erythem, Tachykardie, anhaltendem Muskelzittern, panischer Angst, Gefühl des bevorstehenden Todes. Die gleiche Reaktion wiederholte sich drei Tage später nach der Verabreichung der reduzierten Giftdosis von je nur 10 µg. Wie aus der Abbildung 5 hervorgeht, kam es ab Tag 15 zu einem sehr starken Anstieg der BG- und WG-spezifischen IgE und parallel dazu auch zu einem Anstieg der Gesamt-Serum-IgE über 1000 E/ml. Zu diesen Zeitpunkten konnte hingegen sowohl mit der RAST- als auch mit der ELISA-Methode, bei diskretem

Tabelle 2: Antikörper-Antwortmuster unter Giftimmuntherapie bei Insektengiftallergikern

I. ANTWORT-MUSTER: Guter Anstieg von Spez. IgG kein Anstieg von Spez. IgE Ideale Situation	*II. ANTWORT-MUSTER:* Guter Anstieg von Spez. IgG starker Anstieg von Spez. IgE (gefolgt von Abfall) Nicht ganz ideale Situation: Besonders in der ersten Phase entscheidend IgG/IgE-Verhältnis
III. ANTWORT-MUSTER: Kein (schwacher) Anstieg von Spez. IgG kein Anstieg von Spez. IgE Fragliche Situation: Indikation für Gift-Hyposens? Doch Schutz wegen schwachem IgG-Anstieg bei fehlender IgE-Antwort?	*IV. ANTWORT-MUSTER:* Kein (schwacher Anstieg von IgG starker Anstieg von IgE (nur nach > 1 J. Th Abfall) Gefährliche Situation: Nach erneuten Stichen, evtl. nach Gift-Injektionen

Tabelle 3: Klinische Daten von Fallbeispiel Nr. 5

	Pat. O. Ania, 1942 (C 499)
Anamnese:	September 1978 nach einem Wespenstich: Grad III-R.
Testung:	WG i.c. 0,1 µl/ml + / BG i.c. 1 µg/ml IgE-RAST: WG Klasse 3 / BG Klasse 3 IgG-RAST: WG < 20 E/ml / BG < 20 E/ml
Therapie:	Rush-Hyposensibilisierung mit WG + BG bis 10 µg (7.–12.5.79), dann weiter ambulant.
Verlauf:	Nach 60 µg (30. V. 79) Grad III.-R. Nach 10 µg (I. VI. 79) Grad III.-R.

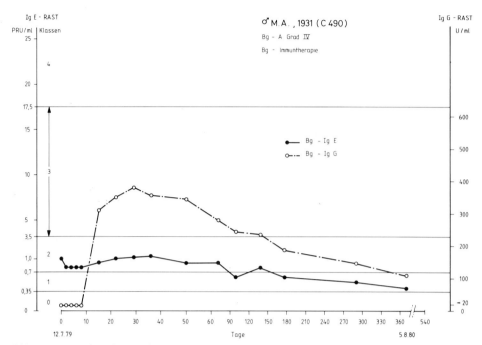

Abb. 1: Bienengift (BG)-spezifische IgE- und IgG-Spiegel im Verlaufe der Immuntherapie mit BG während eines Jahres beim Fall Nr. 1. Gute IgG-Antwort, kein IgE-Anstieg nach den BG-Injektionen.

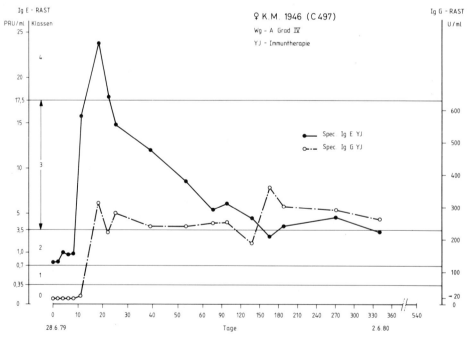

Abb. 2: Anstieg der Wespengift (YJ)-spezifischen IgE und IgG in der Initialphase der Immuntherapie mit Wespengiftproteinen (YJ) beim Fall Nr. 2. Nach 60 Tagen wieder Rückgang der YJ-IgE.

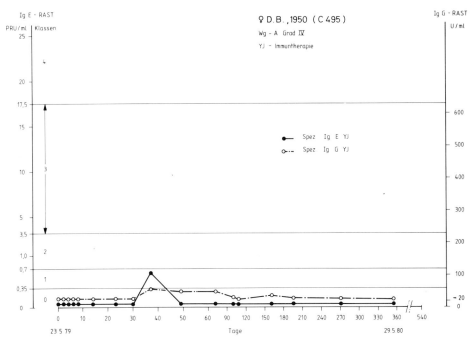

Abb. 3: Kein signifikanter Anstieg von YJ-spezifischem IgE und IgG unter Immuntherapie mit Wespengiftproteinen (YJ) beim Fall Nr. 3.

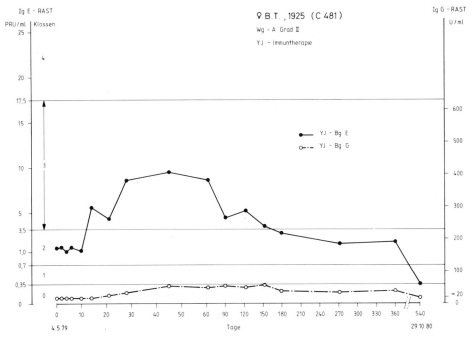

Abb. 4: Deutlicher Anstieg der YJ-spezifischen IgE und schwacher IgG-Anstieg unter Immuntherapie mit Wespengiftproteinen (YJ) beim Fall Nr. 4.

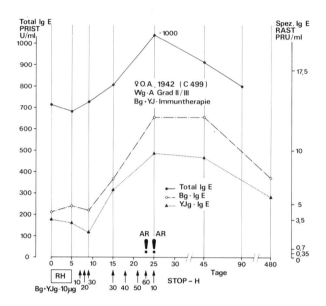

Abb. 5: Schwere Allgemeinreaktionen (AR) nach Giftinjektionen (BG + YJ) beim Fall Nr. 5 mit starkem IgE-Anstieg.

Anstieg der BG-IgG, kein signifikanter Anstieg der WG-spezifischen IgG nachgewiesen werden (Abb. 6). Offenbar wurde die Allgemeinreaktion durch den WG-Anteil der Injektionslösung verursacht.

Vergleichsuntersuchung der IgG-Bestimmung mit RAST und ELISA

Die Übereinstimmung zwischen IgG-RAST und ELISA ist für BG gut, wie zwei Beispiele der Abbildungen 7 und 8 zeigen. Beide Kurven verlaufen in etwa parallel. Ferner zeigt sich hier, daß die IgG-Antwort spezifisch ist: unter einer Immuntherapie mit BG kommt es zu keinem Anstieg von WG-spezifischem IgG. Die Abbildung 9 veranschaulicht die Korrelation zwischen IgG gegen Bienengift in ELISA (Titer) und im IgG-RAST für 33 Parallelbestimmungen. Die Kurve verläuft exponentiell. Bei der Berechnung des Korrelationskoeffizienten besteht mit $r = 0.93$ eine sehr gute Korrelation mit einer Potenzfunktion der Formel $y = a \cdot x^b$. Entsprechende Untersuchungen für WG sind noch ausstehend.

Schlußfolgerungen und Zusammenfassung

Unter Immuntherapie mit Insektengiften können verschiedene Antikörper-Antwortmuster beobachtet werden: IgE-„Responders" oder IgE-„Nicht-Responders" und IgG-„Responders" oder IgG-„Nicht-Responders". Ein starker IgE-Anstieg während der Initialphase der Immuntherapie bei fehlender oder ungenügender IgG-Antwort ist die Ursache systemischer Reaktionen nach Giftinjektionen oder nach erneuten Stichen. Die regelmäßige Überprüfung der giftspezifischen IgE und IgG ist nützlich, um das Ausmaß des Schutzes des Patienten bewerten zu können. Da unter der Immuntherapie ein steigendes IgG/IgE-Verhältnis hergestellt werden muß, ist das Wissen dieser Beziehung ein Hilfsmittel, um das Behandlungsschema individuell anzupassen. Verantwortlich für einen auffälligen Mißerfolg der Gifttherapie ist deshalb nicht das gut standardisierte Giftpräparat, sondern die Unfähigkeit des Probanden, von einer IgE-Antwort auf eine IgG-Antwort zu „switchen". Für die Bestimmung der IgG-Antikörper sind sowohl die ELISA- als auch die IgG-RAST-Methode anwendbar.

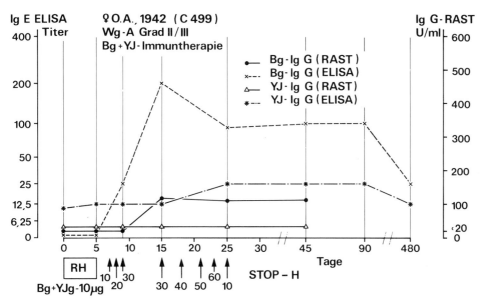

Abb. 6: Verhalten der BG- und YJG-spezifischen IgG-Antikörpern (RAST und ELISA) beim Fall Nr. 5. Nur auf BG signifikanter IgG-Anstieg, kein (RAST) oder schwacher (ELISA) IgG-Anstieg auf YJ.

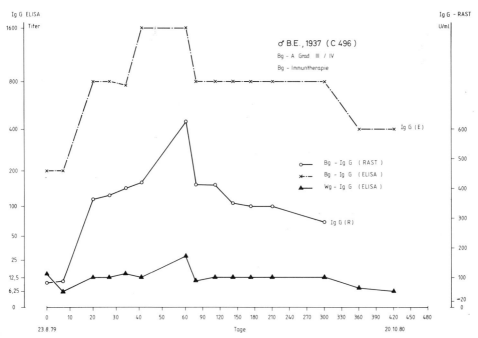

Abb. 7: Verhalten der BG- und WG-spezifischen IgG bei einem Patienten unter BG-Immuntherapie. Paralleler Verlauf der BG-IgG im ELISA (E)- und RAST (R)-Verfahren. Kein Anstieg von WG-IgG.

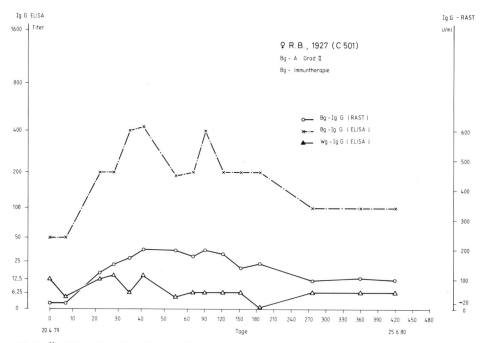

Abb. 8: Ähnliches Verhalten der spezifischen IgG bei einem weiteren Patienten unter BG-Immuntherapie.

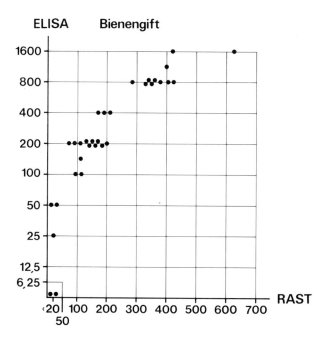

Abb. 9: Korrelation zwischen IgG gegen Bienengift in ELISA (Titer) und RAST (E/ml) bei 32 Paralleluntersuchungen. r = 0.93.

Literatur

1. Forster, J. and R. Urbanek: Enzyme-linked immunosorbent assay of allergen-specific IgG antibodies in bee sting allergic patients hyposensitized with pure bee venom. Klin. Wschr. 57, 421 (1979).
2. Mueller, H.L.: Diagnosis and treatment of insect sensitivity. J. Asthma Rev. 3, 331 (1966).
3. Urbanek, R. und K.-J. Kalveram: Spezifische IgG-Antikörper bei Imkern. Vergleichuntersuchung mit RIA und ELISA. RAST 2, Berichtsband, Grosse Verlag, 190 (1981).
4. Wüthrich, B., H. Arrendal and A. Lanner: Monitoring of venomspecific IgE and IgG antibodies during immunotherapy. In: Diagnosis and treatment of IgE-mediated diseases. Ed. by S.G.O. Johansson. p. 95. Excerpta Medica, Amsterdam (1981).

Anschrift: Priv.-Doz.Dr. B. WÜTHRICH, Allergiestation, Dermatologische Klinik, Universitätsspital Zürich, Gloriastr. 31, CH-8091 Zürich.

Bestimmung spezifischer IgE- und IgG-Antikörper gegen spezielle Inhalationsallergene (Graspollen, Papain, Isocyanate, Insektenhämoglobine)

C. Vogelmeier, X. Baur und M. Dewair

Pulmonologische Abteilung
(Leiter: Prof.Dr. G. Frohmann)
Medizinische Klinik I
(Direktor: Prof.Dr. G. Riecker)
Klinikum Großhadern der Universität München

Auf dem letzten RAST-Symposion im April 1979 stellten wir erste Ergebnisse einer Versuchsreihe mit einem IgG-RAST vor. Diese Untersuchungen bezogen sich auf die Bestimmung Graspollen-spezifischer IgG-Antikörper in Seren von Graspollenallergikern und erbrachten folgende Resultate:

1. Patienten mit Pollinosis zeigen während einer subcutanen Hyposensibilisierung mit Graspollenextrakt in der überwiegenden Zahl der Fälle einen Anstieg des Graspollen-spezifischen IgG, während das spezifische IgE langfristig absinkt.
2. Patienten, die auf die bronchiale Provokation mit Graspollen mit einer isolierten asthmatischen Sofortreaktion antworten, unterscheiden sich bezüglich der spezifischen IgG- und IgE-Spiegel nicht von Patienten mit einer dualen Reaktion.
3. Demgegenüber weisen Probanden mit negativem Provokationstest im Vergleich zu Patienten mit Sofortreaktion oder dualer Reaktion signifikant niedrigere IgG- und IgE-Spiegel auf.

Unsere weitergehenden Untersuchungen betreffen nun nicht mehr heterogene Rohextrakte (wie z.B. kommerziell erhältliche Graspollenextrakte), sondern reine, genau definierte Allergene mit bekannter chemischer Struktur, nämlich Papain, Isocyanatkonjugate und Insektenhämoglobine.

Unser Ziel war es, bei entsprechend exponierten Personen den Zusammenhang zwischen dem Auftreten spezifischer IgE- und IgG-Antikörper und klinisch faßbaren, respiratorischen Erkrankungen zu untersuchen.

Methodik

Zur Bestimmung der spezifischen Antikörper der Immunglobulinklassen IgE und IgG verwendeten wir die bereits früher von uns beschriebene Modifikation (40) der RAST-Methode (26, 42).

Papain

Papain ist eine Sulfhydryl-Protease, die aus dem Milchsaft der Papaya-Frucht (Mol. gew. 23 000) gewonnen wird. Aufgrund seiner hohen proteolytischen Aktivität findet dieses Enzym vielfältige Verwendung, z.B. als Bestandteil verdauungsfördernder Medikamente, Weichmacher für Fleisch, Klärmittel bei der Herstellung von Bier und als Labor-

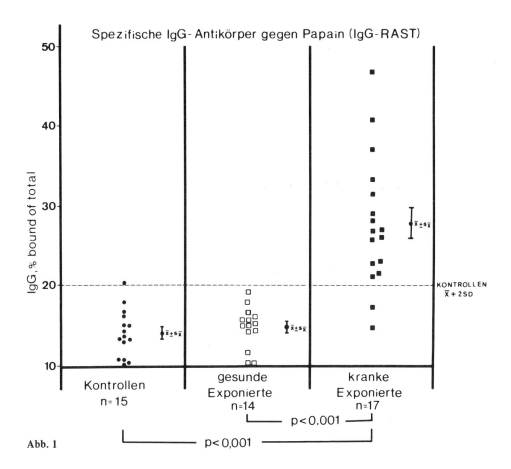

Abb. 1

reagenz. Bis heute sind nur wenige Fälle von allergischen Reaktionen gegen Papain beim Menschen beschrieben worden (1, 7, 19, 22, 23, 24, 25, 38). Von einigen Autoren wurde über das Auftreten von präzipitierenden Antikörpern gegen Papain berichtet (19, 22, 23, 38). In diesem Zusammenhang ist bedeutsam, daß in diesen Versuchen der Doppeldiffusionstest zum Nachweis der Antikörper verwendet wurde. Hierbei kann es aufgrund nichtimmunologischer Präzipitation, hervorgerufen durch die aktive Protease (41), zu falschpositiven Resultaten kommen.

Patienten

Die von uns untersuchten 31 Arbeiter, die berufsbedingten Kontakt mit Papain hatten, wurden nach dem Schweregrad der Exposition in 3 Gruppen eingeteilt:

a) Arbeiter mit *starker* (4 Fälle, beschäftigt mit dem Verpacken von großen Mengen von Papain in einer Gewürzmühle);
b) *mittlerer* (20 Fälle, die einen Papain-haltigen Fleischweichmacher in 2 Industrieküchen benutzten, bzw. mit der Herstellung von verdauungsfördernden Medikamenten, denen Papain zugefügt wurde, beschäftigt waren);
c) *schwacher Exposition* (7 Fälle, die indirekten Kontakt mit Papain hatten, da sie in der Nähe von Personen der Gruppe b) arbeiteten).

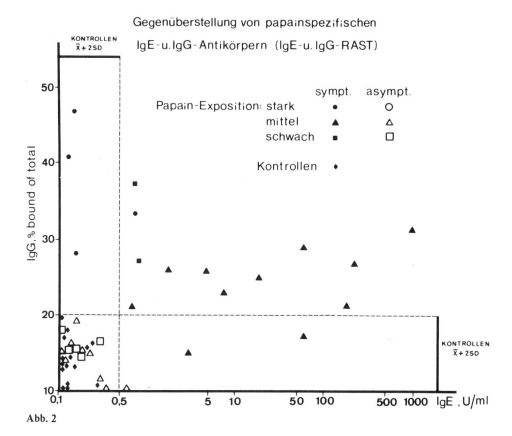

Abb. 2

Klinische Symptome nach Einatmen von Papainstaub wiesen alle 4 Patienten der Gruppe a) auf, 14 von Gruppe b) und 2 von Gruppe c). 15 Personen aus unserer Ambulanz mit negativer Anamnese, negativem Hauttest und IgE-RAST bezüglich Papain bildeten das Kontrollkollektiv.

Ergebnisse

Aus den Serumbestimmungen geht hervor, daß Papain-Beschäftigte mit expositionsabhängigen Atembeschwerden einen hochsignifikant höheren Spiegel an Papain-spezifischen IgG-Antikörpern haben als die Kontrollgruppe ($p < 0{,}001$) und die Gruppe der asymptomatischen Papainarbeiter ($p < 0{,}001$) (Abb. 1).

Bei der Gegenüberstellung der Papain-spezifischen IgE- und IgG-Antikörpertiter ergibt sich (Abb. 2):

1. Die Ergebnisse sowohl des IgE- als auch des IgG-RAST sind negativ (d.h. $< \bar{x} + 2\,SD$ des Kontrollkollektivs) bei allen Kontrollpersonen, sowie bis auf eine Ausnahme bei allen symptomfreien Papainarbeitern.

2. 11 von 13 Beschwerdeträgern, die einer mittleren oder schwachen Exposition ausgesetzt sind, zeigen signifikant positive (d.h. $> \bar{x} + 2\,SD$ des Kontrollkollektivs) IgE- und IgG-RAST-Resultate.

3. Von den stark exponierten Papainarbeitern haben alle 4 einen deutlich positiven IgG-RAST, hingegen nur einer einen positiven IgE-RAST-Befund.

Isocyanate

Isocyanate werden heute in großem Umfang für die Herstellung von Schaumstoffen, Plastikwaren, Anstrichmitteln, Klebstoffen, Isoliermaterialien u.a. verwendet.

Hohe Isocyanatkonzentrationen in der Atemluft ($> 0,02$ ppm) führen bei nahezu allen Personen zu irritativen und toxischen Reaktionen am Respirationstrakt. Bei niedrigen Konzentrationen entwickeln etwa 5% der Exponierten Überempfindlichkeitsreaktionen, die überwiegend in Form eines Asthma bronchiale auftreten (2, 9, 12, 13, 14, 20, 28, 31, 32, 33, 34, 35, 36, 37, 43).

Die zugrunde liegenden pathophysiologischen Vorgänge sind bis heute umstritten. Einige Autoren halten einen pharmakologischen Mechanismus, nämlich ß-Rezeptorenblockade und Hemmung der Acetylcholinesterase für entscheidend (12, 16, 17, 39), während andere allergische Reaktionen annehmen (3, 15, 18, 21).

Patienten

Wir untersuchten die Seren von 174 in der Herstellung und Verarbeitung von Toluol-Diisocyanat (TDI) Beschäftigten. Von diesen klagten 42 über Atembeschwerden, die auf die Isocyanatexposition zurückzuführen waren. Als Kontrollgruppe verwendeten wir 10 Patienten aus unserer Ambulanz, die nicht gegenüber Isocyanaten exponiert waren und im Hauttest und IgE-RAST keinen Hinweis für eine entsprechende Sensibilisierung zeigten.

Ergebnisse

32 der 174 Isocyanat-exponierten Personen hatten IgG-Spiegel, die höher waren als $\bar{x} + 2$ SD des Normalkollektivs. Von diesen klagten 12 ($\hat{=} 29\%$ von 42) über Isocyanatbedingte Beschwerden, die restlichen 20 Personen ($\hat{=} 15\%$ von 132) waren beschwerdefrei.

Bei Anwendung des T-Tests ergibt sich, daß bei den kranken Exponierten signifikant höhere IgG-Spiegel vorliegen, als bei den Kontrollpersonen ($p < 0,025$) und bei den gesunden Exponierten ($p < 0,05$) (Tabelle 1).

Tabelle 1

IgG-RAST [TMI-HSA]

	Kontrollen	gesunde Exponierte	kranke Exponierte
Patienten (n)	10	132	42
$\bar{x}$	7,0	8,0	8,75
$s_{\bar{x}}$	0,49	0,24	0,37
%(n) erhöht*	0	15 (n=20)	29 (n=12)

gesunde vs. kranke Exponierte: $p < 0,05$
Kontrollen vs. kranke Exponierte: $p < 0,025$

* größer $\bar{x} + 2$ SD der Kontrollen (>10,1% bound of total)

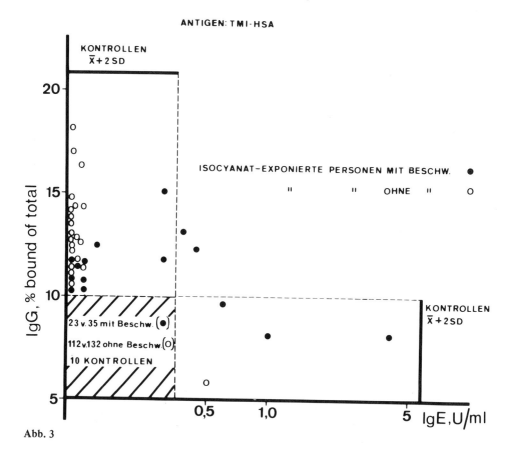

Abb. 3

Vergleicht man die Isocyanat-spezifischen IgE- und IgG-Spiegel, so wird ersichtlich, daß bei allen Kontrollpersonen, bei 23 von 35 Beschwerdeträgern und bei 112 von 132 beschwerdefreien Exponierten für beide Immunglobulinklassen Werte vorliegen, die kleiner sind als die obere Normgrenze (d.h. $< \bar{x} + 2$ SD des Kontrollkollektivs). Nur 2 der Beschwerdeträger sind in beiden Tests als positiv (d.h. $> \bar{x} + 2$ SD des Normalkollektivs) einzustufen (Abb. 3).

Methodische Verbesserung des IgG-RAST

(Erstellung einer Standardkurve für den IgG-RAST unter Verwendung eines reinen Allergens [CTT Hämoglobin]).

Im letzten Jahr ist es unserer Forschungsgruppe gelungen, bisher unbekannte, für den Menschen aggressive Inhalationsallergene, die Hämoglobine von Chironomiden zu identifizieren (5, 6).

Besonders interessant sind diese Substanzen, weil uns hier eines der ersten in seiner Primär- und Tertiärstruktur aufgeschlüsseltes reines Allergen zur Verfügung steht.

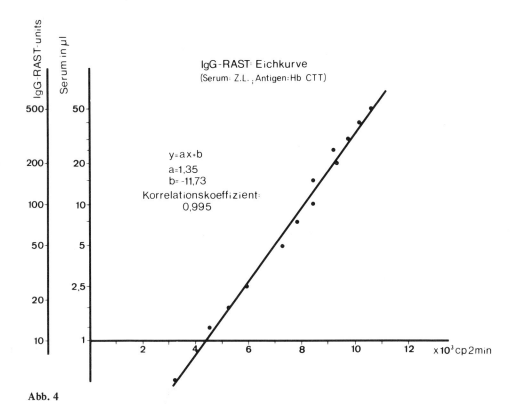

Abb. 4

In den Seren von einigen Personen, die beruflichen Umgang mit diesen Substanzen haben, konnten wir hohe Titer von spezifischen IgG-Antikörpern gegen die isolierten Hämoglobine messen. Das Serum eines dieser Patienten (Z.L.) wurde von uns gepoolt und dient uns in Zukunft zur Erstellung eines Eichsystems für den IgG-RAST (Abb. 4).

Wir verwenden hierzu 13 verschiedene Verdünnungen des Serums, die bei jedem Testansatz neu hergestellt werden und mitgetestet werden. Trägt man die Counts/2 min x Probe gegen die eingesetzte Serummenge auf halblogarithmischem Papier auf, so ergibt sich bei Verbindung der Meßpunkte eine Gerade, die wir als Eichkurve verwenden.

Zusammenfassung

1. Papain führt bei exponierten Personen in nahezu allen Fällen, bei denen Symptome auftreten, sowohl zur Bildung von Papain-spezifischem IgE- als auch von IgG-Antikörpern. Auffallend sind die hohen IgG-Spiegel der 4 stark exponierten Personen, die abweichend von den anderen Beschwerdeträgern im IgE-RAST negativ (3 von 4) oder nur schwach positiv (1 von 4) sind. Bei diesen Antikörpern könnte es sich um sog. „STS"-antibodies (27) handeln, die, wie mehrfach belegt, allergische Reaktionen vom Typ I auslösen können (8, 10, 11, 29, 30).

2. Wie an anderer Stelle von unserer Arbeitsgruppe näher ausgeführt (4), weisen Personen mit Isocyanat-spezifischen IgE-Antikörpern niedrige cutane und bronchiale Schwellenkonzentrationen für Isocyanate auf. Diese Befunde sind als Beweis dafür zu werten, daß bei einer Untergruppe der Isocyanat-Arbeiter eine durch IgE-Antikörper vermittelte Sensi-

bilisierung vorliegt. Jedoch zeigt die Mehrzahl der symptomatischen und asymptomatischen Personen negative IgE-Werte. Spezifische IgG-Antikörper gegen Isocyanate finden sich in 29% der kranken und in 15% der gesunden Exponierten. Eine Korrelation zwischen IgG- und IgE-Antikörperspiegeln ist nicht festzustellen.

3. Im IgG-RAST nachweisbare Antikörper gegen Graspollen, Papain und Isocyanate waren in keinem Fall mit einer klinisch in Erscheinung tretenden Typ-III-Reaktion (exogen allergische Alveolitis) korreliert.

4. Mit Hilfe von hochgereinigten Allergenen, wie den Hämoglobinen von Chironomiden, läßt sich ein dem Referenzsystem des Phadebas-RAST entsprechendes Eichsystem für den IgG-RAST erstellen, das die Reproduzierbarkeit der Testergebnisse erheblich verbessert.

Literatur

1. Baur, X. and G. Fruhmann: Papain-induced asthma: diagnosis by skin test, RAST and bronchial provocation test. Clin. Allergy 9, 75 (1979).
2. Baur, X., H. Römmelt and G. Fruhmann: On the pathogenesis of isocyanate-induced asthma. Respiration 38, 289 (1979).
3. Baur, X., W. Dorsch, G. Fruhmann, H. Römmelt, P. Roth und W. Diller: Klinische Symptomatik und Ergebnisse von RAST und inhalativem Provokationstest. Zbl. Arbeitsmed. 4, 104 (1980).
4. Baur, X. and G. Fruhmann: Specific IgE antibodies in patients with isocyanate asthma. Chest, in press.
5. Baur, X.: Hämoglobine von Chironomiden (Zuckmücken): Bisher unbekannte, aggressive Inhalationsantigene für den Menschen. Klin. Wschr. 58, 1163 (1980).
6. Baur, X., D. Ziegler, H.H. Reichenbach-Klinke, H. Aschauer and G. Braunitzer: Detection of potent insect antigens for humans: hemoglobins (erythrocruorins) of chironomids. Naturwissenschaften 67, 365 (1980).
7. Beecher, W.: Hyperesthetic rhinitis and asthma due to digestive ferments. Illinois Med. J. 59, 343 (1951).
8. Brighton, W.D.: Frequency of occurrence of IgG (S-TS). Clin. Allergy 10, 97 (1980).
9. Bruckner, H.C., S.B. Avery, D.M. Stetson, V.N. and J.J. Ronayne: Clinical and immunologic appraisal of workers exposed to diisocyanates. Archs. Envir. Hlth. 16, 619 (1968).
10. Bryant, D.H., M.W. Burns and L. Lazarus: New type of allergic asthma due to IgG „reaginic" antibody. Br. Med. J. 4, 589 (1973).
11. Bryant, D.h., M.W. Burns and L. Lazarus: Identification of IgG antibody as a carrier of reaginic activity in asthmatic patients. J. Allergy Clin. Immunol. 56, 6, 417 (1975).
12. Butcher, B.T., J.E. Salvaggio, C.E. O'Neil, H. Weill and O. Garg: Toluene diisocyanate (TDI) pulmonary disease: Immunopharmacologic and mecholyl challenge studies. J. Allergy Clin. Immunol. 59, 223 (1977).
13. Carroll, K.B., C.J.P. Secombe and J. Pepys: Asthma due to nonoccupational exposure to toluene (tolylene) di-isocyanate. Clin. Allergy, 6, 99 (1976).
14. Charles, J., A. Bernstein, B. Jones, D.J. Jones, J.H. Edwards, R.E.M. Seal and A. Seaton: Hypersensitivity pneumonits after exposure to isocyanates. Thorax 31, 127 (1976).
15. Danks, J., O. Cromwell, J. Buckingham, R.J. Davies and J. Pepys: Internat. Cong. Allergology, Jerusalem, Nov. 1979.
16. Davies, R.J., B.T. Butcher, C.E. O'Neil and J.E. Salvaggio: The in vitro effect of toluene diisocyanate on lymphocyte cyclic adenosine monophosphate production by isoprotereno, prostaglandin, and histamine. J. Allergy Clin. Immunol. 60, 223 (1977).
17. Dewair, M.A., X. Baur and G. Fruhmann: In vitro inhibition of blood acetylcholinesterase by different isocyanates. Submitted.
18. Diller, W., E. Alt, X. Baur und G. Fruhmann: Feldstudie mit spezifischen Radio-Allergo-Sorbens-Testen (RAST) bei Isocyanat-Exponierten (TDI). Zbl. Arbeitsmed. 4, 100 (1980).
19. Dolovich, J., W. Shaikh, S. Tarlo, B. Bell and F.E. Hargreave: Human exposure and sensitization to airborne papain. Ann. Allergy 38, Abstr., 382 (1977).
20. Glass, W.I. and N.G. Thom: Respiratory hazards associated with toluene di-isocyanate in polyurethane foam production. N.Z.Med. J. 63, 642 (1964).
21. Karol, M.H. and Y.C. Alarie: Serologic test for toluene diisocyanate (TDI) antibodies. J. Occup. Med. 20, 383 (1978).
22. Marchioli, L.E., W.N. Sokol, I.D. Wells and H.S. Novey: Papain-induced asthma. Ann. Allergy 38, Abstr., 373 (1977).
23. Milne, J. and S. Brand: Occupational asthma after inhalation of dust of the proteolytic enzyme papain. Br. J. Industr. Med. 32, 302 (1975).

24. Novey, H.S., W.J. Keenan, R.D. Fairshter, I.D. Wells, A.F. Wilson and B.D. Culver: Pulmonary disease in workers exposed to papain: clinico-physiological and immunological studies. Clin. Allergy 10, 721 (1980).
25. Oosgood, H.: Atopic sensitivity to caroid (papain). J. Allergy 16, 245 (1945).
26. Osterhage, F., P. Wippler, J.R. Kalden and H. Deicher: Determination of specific IgE and IgG serum antibodies during immunotherapy in hay fever patients by RAST. Z. Immunol. Forsch. 153, 189 (1977).
27. Parish, W.E.: Short-term anaphylactic IgG antibodies in human sera. Lancet 2, 591 (1970).
28. Pepys, J., C.A.C. Pickering, A.B.X. Breslin and D.J. Terry: Asthma due to inhaled chemical agents – tolylene di-isocyanate. Clin. Allergy 2, 225 (1972).
29. Pepys, J., I.D. Wells, M.F. D'Souza and M. Greenberg: Clinical and immunological responses to enzymes of Bacillus subtilis in factory workers and consumers. Clin. Allergy 3, 143 (1973).
30. Pepys, J., W.E. Parish, B. Stenius-Aarniala and L. Wide: Clinical correlations between long-term (IgE) and short-term (IgG S-TS) anaphylactic antibodies in atopic and „nonatopic" subjects with respiratory allergic disease. Clin. Allergy 9, 645 (1979).
31. Peters, J.M., R.L.H. Murphy and B.G. Ferris: Ventilatory function in workers exposed to low levels of toluene diisocyanate: a six month follow-up. Br. J. Ind. Med. 26, 115 (1969).
32. Peters, J.M.: Cumulative pulmonary effects in workers exposed to tolylene diisocyanate. Proc. R. Soc. Med. 63, 372 (1970).
33. Peters, J.M. and R.L.H. Murphy: Hazards to health: Do it yourself polyurethane foam. Am. Rev. Resp. Dis. 104, 432 (1971).
34. Reinl, W. und F. Schnellbächer: Über die unterschiedlichen Reaktionen auf Isocyanate. Kasuistische Beiträge und arbeitsmedizinische Untersuchungen. Zbl. Arbeitsmed. 24, 106 (1974).
35. Siracusa, A., F. Curradi and G. Abbritti: Recurrent nocturnal asthma due to tolylene diisocyanate: a case report. Clin. Allergy 8, 195 (1978).
36. Sweet, L.S.: Toluene di-isocyanate asthma. Univ. Mich. Med. Cent. J., 34, 27 (1968).
37. Tanser, A.R., M.P. Bourke and A.G. Blandford: Isocyanate asthma: respiratory symptoms caused by diphenyl-methane di-isocyanate. Thorax 28, 596 (1973).
38. Tarlo, S.M., W. Shaikh, B. Bell, M. Cuff, G.M. Davies, J. Dolovich and F.E. Hargreave: Papain-induced allergic reactions. Clin. Allergy 8, 207 (1978).
39. Van Ert, M. and M.C. Battigelli: Mechanisms of respiratory injury by TDI (toluene diisocyanate). Ann. Allergy 35, 142 (1975).
40. Vogelmeier, C. und X. Baur: Erste Ergebnisse mit einem IgG-RAST bei Patienten mit allergischem Asthma bronchiale. 2. RAST-Symposium Berichtsband 129 (1981).
41. Wicher, V. and J. Dolovich: Proteinasedependent false positive precipitin tests. J. Allergy Clin. Immunol. 49, 1, 59 (1972).
42. Wide, L., H. Bennich and S.G.O. Johansson: Diagnosis of allergy by an in vitro test for allergen antibodies. Lancet 2, 105 (1967).
43. Worth, G. und W. Kersten: Klinik des beruflichen chemisch-toxischen Asthma bronchiale. Arbeitsmed. Sozialmed. Präventivmed. 5, 106 (1973).

Anschrift: C. VOGELMEIER, Klinikum Großhadern, Med. Klinik I., 8000 München 70.

In vitro Interaktionen spezifischer IgE- und IgG-Antikörper

K.-J. Kalveram, C.-M. Kalveram und G. Forck

Abt. für Allergologie und Gewerbedermatologie
(Leitung: Prof. Forck) der Univ.-Hautklinik Münster

Die erste Reaktion im Ablauf des RAST-Verfahrens findet zwischen den an die feste Phase gebundenen Allergenen und den im Serum befindlichen entsprechenden Antikörpern statt. Hierbei wird lediglich nach der Allergenspezifität selektiert, es können also Antikörper der verschiedenen Immunglobulinklassen gleichzeitig an der Reaktion beteiligt sein.

Erst im zweiten Schritt wird durch die Wahl des Anti-Antikörpers (z.B. Anti-IgE) festgelegt, welches Immunglobulin gemessen werden soll. Diese Messung ist dann ungestört, wenn im ersten Schritt nur Antikörper einer Spezifität beteiligt waren (z.B. nur IgE-Antikörper). Andererseits ist eine Beeinträchtigung der Messung nicht auszuschließen, wenn gleichzeitig Antikörper verschiedener Immunglobulinklassen mit den Allergenen auf der Papierscheibe reagieren. Das Ausmaß einer solchen möglichen Störung durch Interaktion hängt von der Bindungskapazität der Allergenscheiben und dem Konzentrationsverhältnis der beteiligten Antikörper ab (vergleichbare Bindungskonstanten dem Allergen gegenüber vorausgesetzt).

Abb. 1 zeigt ein Schema, in dem die möglichen Interaktionen von spezifischem IgE und IgG Antikörpern dargestellt sind. Im Fall I ist nur eine Immunglobulinform an der Antigen-Antikörper-Reaktion beteiligt, es gibt folglich keine Interaktion und somit keine Beeinträchtigung der Messung. Im Fall II sind zwar sIgE und sIgG Antikörper gleichzeitig vorhanden, ihre Gesamtmenge liegt aber unter der Bindungskapazität der Allergenscheibe. Somit bleibt auch in diesem Fall die Messung des jeweiligen spezifischen Ig's eindeutig. In den Fällen III und IV ist die Bindungskapazität der Scheibe allerdings überschritten. Das bedeutet, daß nun die Ig's nur noch anteilig ihrem Konzentrationsverhältnis reagieren und gemessen werden. Das heißt zum Beispiel für Fall IV, daß statt der 10 Bindungsstellen, die dem sIgE im Normalfall zur Verfügung stehen, nun durch die Konkurrenz des sIgG nur noch eine Bindungsstelle von sIgE besetzt werden kann. Das so erhaltene RAST-Ergebnis muß zwangsläufig deutlich geringer sein als es bei Abwesenheit von sIgG ausfallen würde.

Ein analoger Einfluß auf die Messung des sIgG (z.B. im IgG-RAST) müßte ebenfalls zu beobachten sein, wenn das Konzentrationsverhältnis zugunsten des sIgE verschoben wäre. Das ist aber unwahrscheinlich, denn falls sIgG gebildet wird, übertrifft seine Menge die des sIgE. Deshalb wird z.B. beim IgG-RAST mit einer Serumverdünnung von 1:200 gearbeitet.

Von Interesse ist daher der Einfluß des sIgG auf die Messung des sIgE, also den RAST. Man weiß, daß hohe Titer an sIgG in Seren von Imkern mit hoher Bienenstichfrequenz sowie z.T. bei hyposensibilisierten Patienten zu finden sind.

Mit Hilfe solcher Seren und Seren von unbehandelten Patienten führten wir die folgenden Untersuchungen durch. Zunächst bestimmten wir mit Hilfe des RAST bzw. der ELISA-Technik den Gehalt an sIgE und sIgG. Die Seren der unbehandelten Patienten wiesen

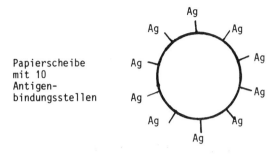

	Verhältnis sIgE/sIgG	Messung möglich für:
I.	Nur sIgE oder sIgG	Gesamtes Ig
II.	3 sIgE + 5 sIgG	" "
III.	5 sIgE + 20 sIgG	2/5 sIgE + 8/10 sIgG
IV.	10 sIgE + 90 sIgG	1/10 sIgE + 9/10 sIgG

Abb. 1: Interaktion von sIgE und sIgG Antikörper.

40 µl sIgE-Serum + 60 µl Serumverdünnung = Normal RAST (N. R.)
40 µl sIgE-Serum + 60 µl sIgG-Serum = Interaktions RAST (I. R.)

Abweichung vom Normal RAST: $\dfrac{N.\,R. - I.\,R.}{N.\,R.} \times 100$ (in %)

Abb. 2: Messung des sIgG Einflusses auf den RAST.

sIgE-Spiegel unterschiedlicher Konzentration (RAST-Klassen 1–4) und niedrige Titer an sIgG auf. Es wurden dann die Seren von Imkern und behandelten Patienten selektiert, die hohe Titer (80–100 units bei einem Bezugswert von 100 units eines Imkerpoolserums) an bienengift- bzw. gräserpollenspezifischem IgG, aber nur geringe Mengen am jeweiligem sIgE besaßen (RAST-Klassen 0–1).

Diese sIgG hochtitrigen Seren wurden dann gepoolt jeweils noch 1:2 und 1:4 verdünnt und zusammen mit den sIgE-haltigen Seren im „Interaktions-RAST" eingesetzt, dessen Meßverfahren in Abb. 2 beschrieben ist: zunächst wird der Normal-RAST der entsprechenden sIgE-haltigen Seren in der in diesem Verfahren benutzten Verdünnung (40+60 ml) gemessen. Dann wird der Wert des Interaktions-RAST bestimmt, der sich durch Mischen dieser sIgE Seren mit den unverdünnten hochtitrigen sIgG-haltigen Seren ($sIgG_{hoch}$) bzw. deren Verdünnung 1:2 ($sIgG_{mittel}$) und 1:4 ($sIgG_{niedrig}$) ergibt.

Die durch die Interaktion erfolgte Verringerung des Normal-RAST kann dann in Prozentwerten angegeben werden. (Die Bezeichnung Interaktions-RAST wurde für dieses Verfahren gewählt, obwohl das Prinzip dem der RAST-Inhibition sehr ähnelt. Allerdings konkurrieren bei der Inhibitionstechnik Antigene miteinander, bei dem Interaktions-RAST jedoch Antikörper. Somit sollte man beide Verfahren voneinander abgrenzen.)

Tab. 1 zeigt einige typische Ergebnisse des Bienengift-Interaktions-Rast. Die Zugabe von hochtitrigen sIgG Seren zum sIgE-Serum erniedrigt den RAST durchweg um eine

Klasse; die mittlere prozentuale Abweichung des RAST beträgt bezogen auf die cpm Meßwerte 35%. Der Einfluß mittlerer sIgG-Titer ist deutlich geringer und niedrige sIgG-Titer beeinflussen den RAST nicht.

Tabelle 1: Einfluß von Bienengift sIgG auf den Bienengift-RAST

Normal-RAST cpm	R.-Kl.	+ Bienengift sIgG (hoch) cpm	R.-Kl.	+ Bienengift sIgG (mittel) cpm	R.-Kl.	+ Bienengift sIgG (niedr.) cpm	R.-Kl.
1378	2	740	1	997	1	1402	2
6545	4	5512	3	6115	4	6619	4
2905	3	1561	2	2324	2	2674	3
780	1	617	0	677	1	809	1
1397	2	755	1	1082	1	1411	2

Mittlere prozentuale Abweichung des RAST:
+ Bienengift sIgG (hoch)   35%
+ Bienengift sIgG (mittel)   18%
+ Bienengift sIgG (niedrig)   0%

Ähnliche Ergebnisse zeigen sich beim Gräserpollen-Interaktions-RAST. Auch hier beeinflussen hohe Titer an gräserpollenspezifischem IgG den RAST so stark, daß Änderungen der RAST-Klassen resultieren; die mittlere prozentuale Abweichung der cpm-Werte beträgt 21,2%. Mittelhohe Titer an sIgG bewirken meist nur noch meßbare Erniedrigungen bezogen auf die cpm-Werte, während niedrige sIgG Konzentrationen auch hier keinen Einfluß auf den RAST zeigen. Der Zusatz von hochtitrigem Bienengift-sIgG Serum hat erwarteterweise ebenfalls keinen Einfluß auf den Gräserpollen-RAST, was die Spezifität der gemessenen Ag-Ak-Reaktionen noch einmal unterstreicht.

Tabelle 2: Einfluß von Gräserpollen sIgG auf den Gräserpollen RAST

Normal-RAST cpm	R.-Kl.	+ Gräserpollen sIgG (hoch) cpm	R.-Kl.	+ Gräserpollen sIgG (mittel) cpm	R.-Kl.	+ Gräserpollen sIgG (niedrig) cpm	R.-Kl.	+ Bienengift sIgG (hoch) cpm	R.-Kl.
9163	4/3	7473	3	8512	3/4	8752	3/4	8770	3/4
3419	2	2805	2	3225	2	3210	2	3363	2
4959	3	3811	2	3919	2	5167	3	4938	3
5539	3	4508	3	5039	3	5042	3	5685	3
9170	4	7215	3	8725	3/4	8459	3/4	9334	4

Mittlere prozentuale Abweichung des RAST:
+ Gräserpollen sIgG (hoch)   21,2%
+ Gräserpollen sIgG (mittel)   9,5%
+ Gräserpollen sIgG (niedrig) 3,4%
+ Bienengift sIgG (hoch)   1,0%

Wenn man die mit insgesamt 50 Seren durchgeführten Interaktions-RAST Bestimmungen aufsummiert, ergeben sich folgende Einflüsse auf das RAST-Ergebnis durch sIgG-Antikörper im Serum (Tab. 3). Mittlere und hohe Titer an sIgG können den RAST merklich beeinflussen, wobei der RAST um eine Klasse zu niedrig ausfallen kann. Niedrige sIgG

Konzentrationen bewirken praktisch keine signifikanten Veränderungen des RAST, sie liegen im Schwankungsbereich von RAST-Mehrfachbestimmungen.

Tabelle 3: Einfluß von sIgG auf den RAST bei 50 Seren

Hohe sIgG Titer erniedrigen den RAST um	10–46%
Mittlere Titer erniedrigen den RAST um	5–28%
Niedrige Titer erniedrigen den RAST um	0– 9%
RAST-Mehrfachbestimmungen schwanken um	0–12%

Im Normalfall kann man also wohl davon ausgehen, daß das gemessene RAST-Ergebnis realistisch ist. Allerdings sollte man speziell bei hyposensibilisierten Patienten daran denken, daß die unter der Behandlung zum Teil deutlich ansteigenden sIgG-Antikörper niedrigere Titer oder sogar das Verschwinden der sIgE-Antikörper vortäuschen können. Bei Kenntnis hoher sIgG-Titer sollte man das RAST-Ergebnis kritisch betrachten oder aber vor der sIgE-Bestimmung durch Protein A IgG aus dem Serum entfernen und so zu einer genaueren sIgE-Bestimmung kommen.

Anschrift: Dr. K.-J. KALVERAM, Univ.-Hautklinik, von-Esmarch-Str. 56, 4400 Münster.

Enzymimmunoassay (EIA) mit β-Galaktosidase – gekoppeltem Anti-IgE in der Diagnostik IgE-vermittelter Reaktionen

J. Ring

Dermatologische Klinik und Poliklinik der Ludwig-Maximilians-Universität München
(Direktor: Prof.Dr.Dr.hc. O. Braun-Falco)

Seit der Entdeckung des Immunglobulins E als Träger der mit dem Serum übertragbaren Sofort-Typ-Überempfindlichkeit durch Ishizaka und Ishizaka (7) und Johansson (8) sind auf dem Gebiet der In-vitro-Allergiediagnostik große Fortschritte erzielt worden. Insbesondere wurden Radioimmunoassays (RIA) zur Messung von totalem und spezifischem Serum-IgE eingeführt (1, 2, 10, 14, 18, 20, 22). In der Weiterentwicklung der Grundkonzeption des RIA wurden in den letzten Jahren von verschiedenen Arbeitsgruppen ähnliche Techniken unter Verwendung von Enzymen als Marker erarbeitet, die unter unterschiedlichen Namen und Abkürzungen eingeführt sind. In der Folge soll die Abkürzung EIA für Enzymimmunoassay allgemein stehen.

Grundprinzip des EIA

Beim EIA unterscheidet man zwei große Gruppen von Verfahren: Homogene Teste und heterogene Teste. Beim homogenen EIA (oft auch „EMIT" = „Enzyme-Multiplied-Immuno-Assay" genannt) wird die Enzymaktivität durch die immunologische Reaktion zwischen Antigen und Antikörper verändert; es kommt zu Aktivitätsminderungen oder -steigerungen, die meßbar sind und direkt mit der Konzentration des zu untersuchenden Agens korrelieren (12, 13, 21). Die heterogenen Teste entsprechen weitgehend den bisher bekannten Prinzipien des RIA mit unterschiedlichen Varianten. Hier dient das Enzym als Marker, dessen Bindung gemessen wird (11, 13, 17, 21). Beim heterogenen EIA ist eine Phasentrennung nötig. Im Unterschied zum RIA ist nach Abschluß der Bindung noch eine Enzymreaktion erforderlich; es wird ein Chromogen (z.B. p-Phenylendiamin) zugegeben, das dann durch das gebundene Enzym aktiviert wird und eine Farbreaktion ergibt. Die Extinktion wird im Photometer gemessen und ist direkt proportional zur Konzentration des zu untersuchenden Agens. Das Grundprinzip des heterogenen EIA ist in Abbildung 1 dargestellt. Die wichtigsten für den Sandwich-EIA verwendeten Enzyme sind in Tabelle 1 aufgelistet (17).

Zur Messung von IgE stehen bisher verschiedene EIA-Techniken zur Verfügung. Im folgenden soll insbesondere über zwei Varianten von IgE-EIA berichtet werden, die eine Messung von Gesamt-Serum-IgE sowie spezifischen IgE-Antikörpern erlauben. Bezüglich anderer bereits verfügbarer IgE-EIA sei auf die Literatur verwiesen (3, 6, 9, 15, 19).

Technische Durchführung

Die beiden hier zu besprechenden Teste zur Bestimmung von Gesamt-IgE bzw. spezifischen IgE-Antikörpern arbeiten nach demselben Prinzip wie die bekannten RIA Papier-

Enzymimmunoassay (EIA) mit β-Galaktosidase-gekoppeltem Anti-IgE

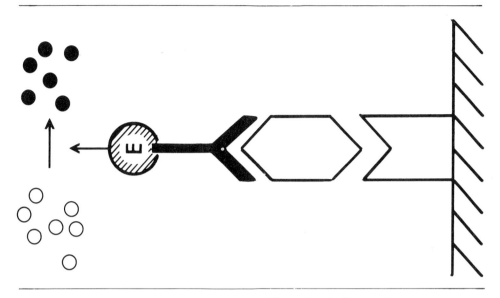

Abb. 1: Prinzip des heterogenen Enzymimmunoassay. Ein an den Antikörper gekoppeltes Enzym (E) bewirkt die Farbreaktion des Chromogens, die im Fotometer abgelesen wird.

Tabelle 1: Enzyme für Sandwich-EIA
(zur IgE-Bestimmung verwendete Enzyme sind fett gedruckt)

Peroxidase
ß-Galactosidase
Alkalische Phosphatase
Glucoseoxidase
a-Amylase
Acetylcholinesterase
Carboanhydrase
Glucoamylase

Abb. 2: Die ß-Galaktosidase ist über eine Disulfidbrücke an das Immunglobulinmolekül gebunden. Durch Reduktion wird das Enzym frei. Aus dem Chromogen entsteht unter Abspaltung von Galaktose O-Nitrophenol.

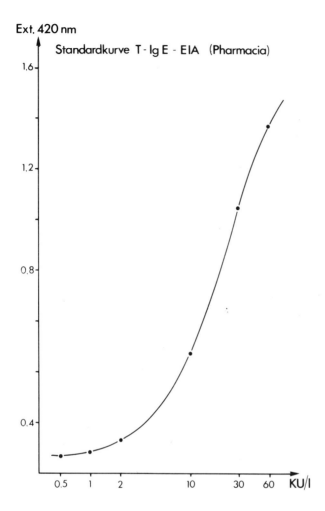

Abb. 3: Typische Standardkurve eines T-IgE-EIA („Phadezym-PRIST").

Tabelle 2: Gesamt-Serum-IgE-Bestimmung mit EIA (Pharmacia): Variationskoeffizient

	n	$\bar{X} \pm S\bar{X}$ (KU/l)	CV (%)
Intraassay-Varianz	10	284 ± 8	12,3
Interassay-Varianz	5	7,3 ± 0,3	8,2
	5	49 ± 0,5	6,1

radioimmunosorbenstest (PRIST) und „Radioallergosorbenstest" (RAST). An die feste Phase (Papierscheibchen) ist entweder ein Anti-IgE oder ein Allergen gebunden. Nach Inkubation mit dem zu untersuchenden Serum und entsprechendem Waschen wird ein enzymmarkiertes Anti-IgE zugesetzt. Das Anti-IgE ist hoch gereinigt und gegen die E1-Determinanten des IgE gerichtet. Als Enzym wurde ß-Galaktosidase von E. coli mit Hilfe von N-succinimidyl-3-(2-Pyridyldithio)-propionat (SPDP) an das Immunglobulinmolekül gekoppelt.

Gesamt - Serum - IgE : Vergleich RIA - EIA (Pharmacia)

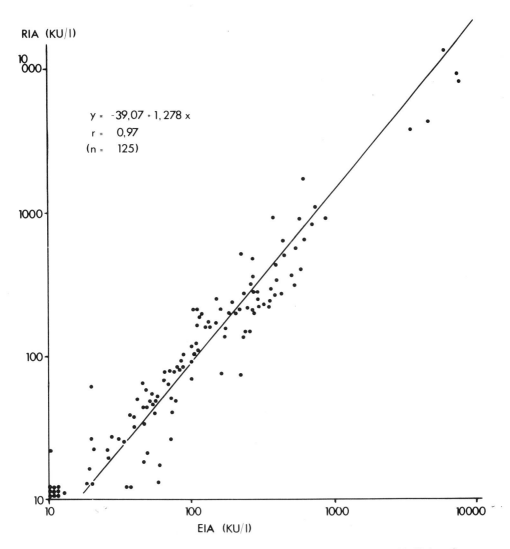

Abb. 4: Vergleich von „PRIST" und „Phadezym-PRIST" an 125 Seren mit unterschiedlichem Gesamt-IgE-Gehalt.

Nach einer Inkubation über 12 Stunden und weiteren Waschvorgängen wird das Chromogen zusammen mit einem Reduktionsmittel (Glutathion) zugesetzt. Das Reduktionsmittel ist wichtig, um die Disulfidbrücken, über die die ß-Galaktosidase an das Immunglobulinmolekül gebunden ist, zu öffnen (Abb. 2). Das freie Enzym reagiert nun mit dem Chromogen unter Bildung eines gelb gefärbten Produktes O-Nitrophenol.

Nach einer weiteren Inkubation über 60 Minuten bei 37° C wird die Reaktion mit Natriumkarbonat (Na_2CO_3) gestoppt und die Extinktion bei 420 nm gemessen. Dieses

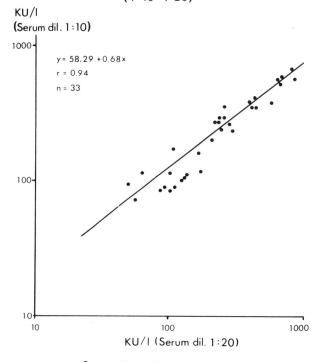

Abb. 5: Vergleich verschiedener Serumverdünnungen im „Phadezym-PRIST".

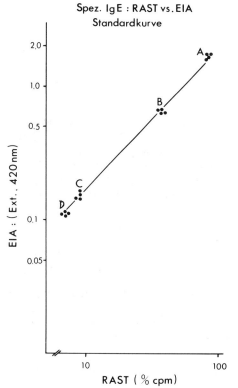

Abb. 6: Vergleich von „RAST" und „Phadezym-RAST" anhand einer Standardkurve mit 4 Seren unterschiedlichen spezifischen IgE-Gehaltes.

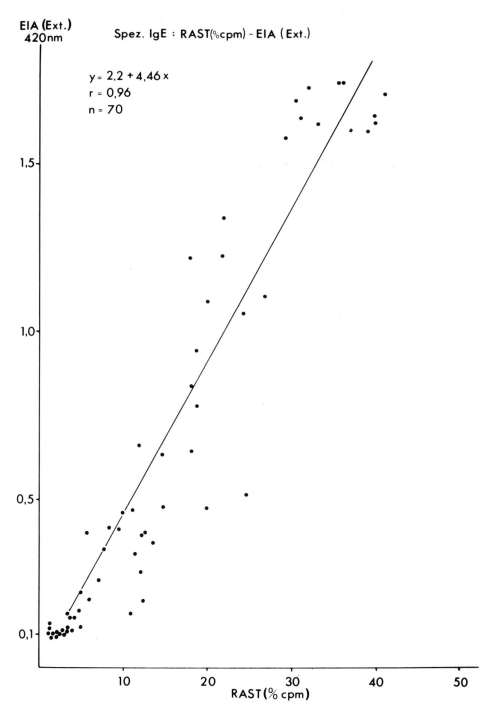

Abb. 7: Vergleich „RAST" gegen „Phadezym-RAST" anhand der Messung von 70 Seren unterschiedlichen spezifischen IgE-Gehaltes. Die im EIA gemessenen Extinktionen werden gegen die Prozent gebundene Counts im RAST aufgetragen.

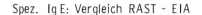

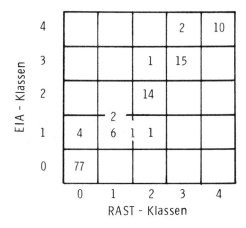

Abb. 8: Vergleich „RAST" gegen „Phadezym-RAST" nach Bewertung von „RAST"-Klassen.

Prinzip gilt sowohl für die Bestimmung der Gesamt-Serum-IgE-Werte („Phadezym IgE-PRIST") als auch der spezifischen IgE-Antikörper („Phadezym IgE-RAST"). Abbildung 3 zeigt eine typische Standardkurve. Der Variationskoeffizient zur Interassay-Varianz liegt zwischen 8 und 12%, für Intraassay-Varianz bei 9% bei verschiedenen IgE-Konzentrationen (Tabelle 2).

Entsprechend der bereits früher vorgeschlagenen Terminologie (16) sollen im weiteren Verlauf die beiden Verfahren wie folgt bezeichnet werden:
Nachweis von Gesamt-Serum IgE: TE-EIA (p) (= *t*otal-Ig*E-EIA P*apier als Sorbens); spezifische IgE-Antikörper: SE-EIA (p).

Messung der Gesamt-IgE-Konzentration im Serum mit EIA

An 125 Seren mit unterschiedlicher IgE-Konzentration wurde ein Vergleich von RIA und EIA durchgeführt. Die Ergebnisse sind in Abbildung 4 dargestellt. Es fand sich eine Korrelation mit einem Korrelationskoeffizienten r = 0,97. Ein Vergleich verschiedener Serumverdünnungen ergab im Rahmen dieses Testes befriedigende Ergebnisse (Abbildung 5).

Messung spezifischer IgE-Antikörper mit EIA

Abbildung 6 zeigt eine typische „Standardkurve" von vier positiven Kontrollseren unterschiedlichen spezifischen IgE-Gehalts gegen Standard-Allergen. Im Vergleich zum RAST fand sich mit dem SE-EIA (p) eine befriedigende Korrelation (Abbildung 7) mit einem Korrelationskoeffizienten r = 0,96, wenn die gemessenen Extinktionswerte direkt gegen die gebundenen Counts im RAST aufgetragen wurden. Im Vergleich von 133 Seren mit unterschiedlichen RAST-Klassen zeigte sich eine befriedigende Übereinstimmung (Abbildung 8). Andere Arbeitsgruppen kamen unter Verwendung desselben Testprinzips zu ähnlichen Ergebnissen (4).

Zusammenfassung

Mit Hilfe eines Enzymimmunoassays (EIA) unter Verwendung von ß-Galaktosidase, an Anti-Human-IgE gekoppelt, ist es möglich, IgE-Antikörper im menschlichen Serum zu messen. Ein Vergleich mit herkömmlichen Radioimmunoassay-Techniken ergab sowohl für die Bestimmung von Gesamtserum-IgE als auch für die Bestimmung spezifischer IgE-Antikörper befriedigende Ergebnisse.

Danksagung: Frl. F. Beier sei für die hervorragende technische Assistenz gedankt!

Literatur

1. Barsoum, A.L. and E.K. Kuwert: Circulating IgE Levels in a Normal Human Population. Z. Immun.-Forsch. 152, 388 (1977).
2. Ceska, M. and U. Lundkvist: A new and simple radioimmunoassay method for the determination of IgE. Immunochemistry 9, 1021 (1972).
3. Fateh-Moghadam, A., D. Neumeier, K.v. Stetten, F. Dat und G. Grenner: Enzymimmunologische Methode zur Bestimmung von Immunoglobulin E. Fresenius Z. Anal. Chem. 301, 123 (1980).
4. Halpern, G.M., A. Bedossa and C. Levy: Comparison between Radioimmunoassay (RIA) and enzyme immunoassay (EIA) for the determination of serum total IgE and IgE antibodies. In „New trends in allergy" (J. Ring, G. Burg ed.) p. 137, Springer, Berlin, Heidelberg, New York (1981).
5. Haupt, I., H.J. Jung, M. Nuske und R. Ringelmann: Zur Eingrenzung des Normbereiches der Serum-IgE-Konzentration. Immunität und Infektion 7, 97 (1979).
6. Hoffman, D.R.: Estimation of serum IgE by enzyme-linked immunosorbent assay. J. Allergy Clin. Immunol. 51, 303 (1973).
7. Ishizaka, K., and T. Ishizaka: Identification of γ_E-antibodies as a carrier or reginic activity. J. Immunol. 99, 1187 (1967).
8. Johansson, S.G.O.: Raised levels of a new immunoglobulin (IgND) in asthma. Lancet 2, 951 (1967).
9. Karpas, A.B., H. Baer, J.P. Salewski and N.D. Gross: An enzyme-linked immunosorbent assay which measures allergenspecific IgE and IgG. J. Allergy Clin. Immunol. 63, 139 (1979).
10. Lamerz, R., und A. Fateh-Maghadam: Radioimmunologische Bestimmung von Immunglobulin E. Klin. Wochenschr. 52, 18 (1974).
11. Landon, J.: Enzymoimmunoassay: techniques and uses. Nature 268, 483 (1977).
12. Oellerich, M.: Enzyme Immunoassays in Clinical Chemistry: Present Status and Trends. J. Clin. Chem. Clin. Biochem. 18, 197 (1980).
13. O'Sullivan, M.J., J.W. Bridges and V. Marks: Enzyme immunoassay: a review. Anals of Clinical Biochemistry 16, 221 (1979).
14. Ring, J.: RIST, PRIST, RAST. Zur Serodiagnostik der allergischen Sofortreaktion. Dtsch. med. Wschr. 103, 365 (1978).
15. Ring, J., F. Dati and G. Grenner: An enzyme-immuno-assay for determination of total serum IgE: Comparison with the paper-radio-immuno-sorbent-test. (in Vorbereitung).
16. Ring, J.: RAST, PRIST, IgG-RAST: Suggestions for an improved terminology of in vitro IgE diagnostics. Clin. Allergy (in press).
17. Schuurs, A.H.W.M. and B.K. Van Weemen: Enzyme immunoassays. Clin. chim. Acta 81, 1 (1977).
18. Urbanek, R.: Papier-Radio-Immuno-Sorbens-Test (PRIST)-IgE-Spiegel bei nicht allergischen und allergischen Kindern. Mschr. Kinderheilk. 125, 583 (1977).
19. Weltmann, J.K., R.A. Frackelton, R.P. Szaro and B. Rotmann: A galactosidase immunosorbent test for human immunoglobulin E. J. Allergy Clin. Immunol: 58, 426 (1976).
20. Wide, L., H. Bennich and S.G.O. Johansson: Diagnosis of allergy by an in vitro-test for allergen antibodies. Lancet II, 1105 (1967).
21. Wisdom, G.B.: Enzyme-Immunoassay. Clin. Chemistry 22, 1243 (1976).
22. Wüthrich, B. und S. Wyss: IgE-Serumspiegel-Bestimmung: RIST oder PRIST? Ergebnisse eines Ring-Versuches in der Schweiz. Schweiz. med. Wschr. 109, 315 (1979).

Anschrift: Dr. Johannes RING, Univ.-Hautklinik, Frauenlobstr. 9, 8000 München 2.

IgE-Bestimmung mittels solid und liquid phase RIA und ELISA

T. H. Trost, H. Bloedhorn und S. Florescu

Universitäts-Hautklinik Köln
(Direktor: Prof.Dr. G.K. Steigleder)

Zur immunologischen IgE-Bestimmung stehen uns heute im wesentlichen zwei verschiedene Labormethoden zur Verfügung: der Radioimmunassay und der Immunoenzymassay.

Bei Bestimmung des Serum-IgE mit diesen Methoden fällt rasch auf, daß die in derselben Probe gemessenen Werte mitunter recht differieren. Wir haben deshalb mit drei Testsystemen vergleichend das IgE bestimmt: mit einem Solid Phase Radioimmunassay, einem Liquid Phase Radioimmunassay und einem Enzyme-Linked Immunoassay, genannt ELISA. Wir haben versucht, durch Bestimmung der Reststreuungen, der Intra-Class-Korrelationskoeffizienten, und der partiellen Korrelationen zwischen den verschiedenen Meßmethoden Beziehungen zwischen den gemessenen Werten zu erkennen.

In Abbildung 1 sind die Techniken noch einmal aufgeführt: Der Solid Phase RIA ist bestens bekannt. Hier wird das Proben-IgE an mit Anti-IgE präparierten Papierscheiben immunologisch gebunden und mit radioaktiv markiertem Anti-IgE quantitativ bestimmt. Eine Modifikation sind Sephadex-Kügelchen statt Papier. Mit der klassischen RIA-Technik funktioniert der Liquid Phase RIA. Hier konkurriert radioaktiv markiertes IgE und das Proben-IgE um die Bindungsstellen am Anti-IgE und wird entsprechend den Mengenverhältnissen gebunden und gezählt.

Komplizierter ist der Immunoenzymassay (ELISA). Er funktioniert im Prinzip so wie der Solid Phase RIA, nur daß das quantifizierende Anti-IgE mit einem Enzym markiert ist, in unserem Fall ß-Galactosidase, und folgerichtig eine Enzymreaktion den meßbaren Parameter darstellt.

Wir hatten zwei Probandenkollektive: Einmal Patienten aus der Kölner Hautklinik, die a priori mit Verdacht auf erhöhtes spezifisches und Gesamt-IgE ausgewählt worden waren. Hier wurden Solid Phase RIA und Liquid Phase RIA durchgeführt. Zum anderen Blutspender aus der hiesigen Blutbank, die anamnestisch keine atopische Diathese aufwiesen. Hier wurden Solid Phase RIA, Liquid Phase RIA und ELISA angewendet. 300 Patientenseren und 60 Blutspenderseren wurden untersucht; von 10 Blutspenderseren wurden 10-fach-Bestimmungen durchgeführt.

Die mathematischen Analysen wurden in der hiesigen Abteilung für Med. Dokumentation und Statistik von Herrn Dr. Bloedhorn errechnet. Die Ergebnisse sind in den folgenden Scattergrammen zu sehen:

Abbildung 2: Bei 10-fach-Bestimmungen mit dem Solid Phase RIA sind die erhaltenen Werte relativ eng gruppiert und zeigen nur in höheren Bereichen eine etwas stärkere Streuung. Die Diskriminierung zwischen einzelnen Probanden ist gut.

Abbildung 3: Bei 10-fach-Bestimmungen mit dem Liquid Phase RIA sind die Werte in gleicher Weise eng gruppiert, mit geringer Streuung in allen Bereichen. Ebenfalls hier ist die Diskriminierung zwischen den Proben gut.

VERGLEICH DER PRINZIPIEN VON RADIOIMMUNOASSAY UND ELISA TECHNIKEN

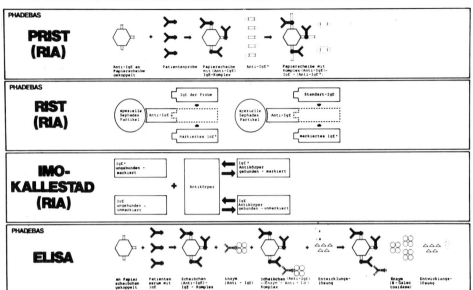

Abb. 1

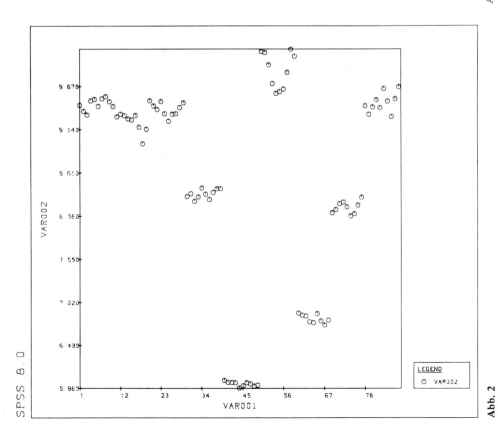

Abb. 2

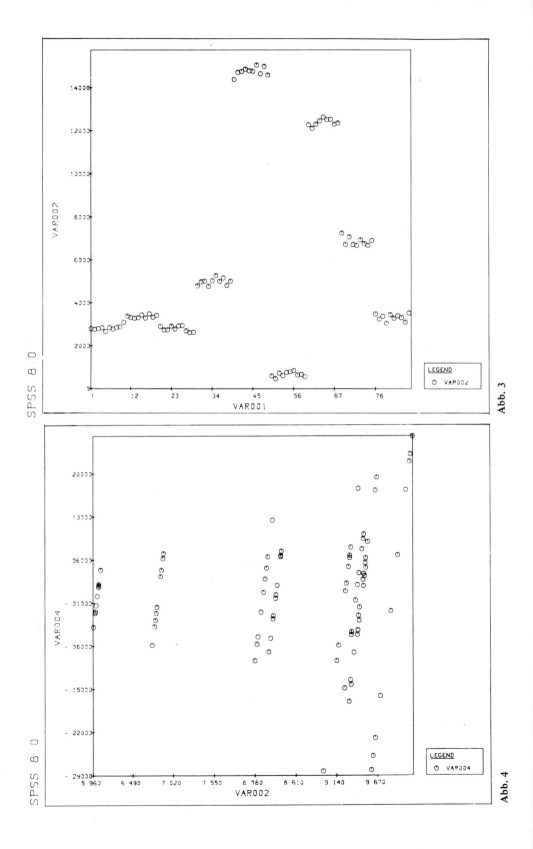

Abb. 3

Abb. 4

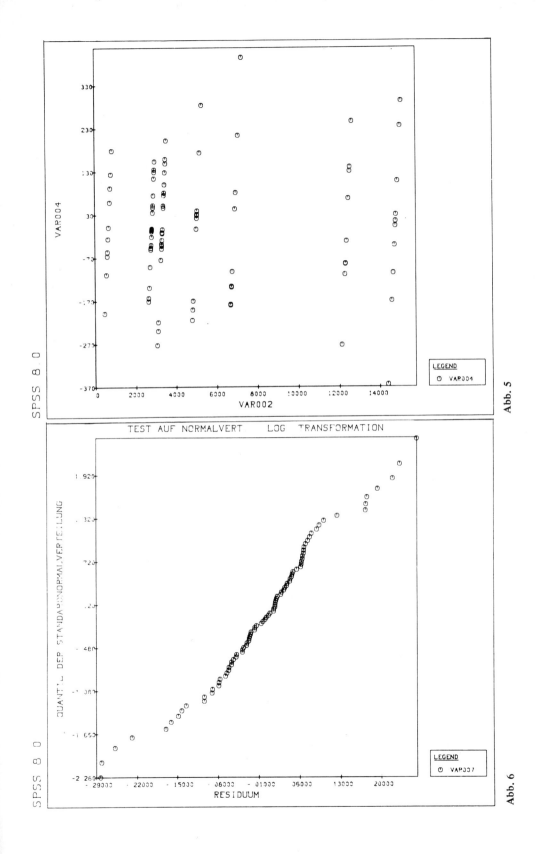

Abb. 5

Abb. 6

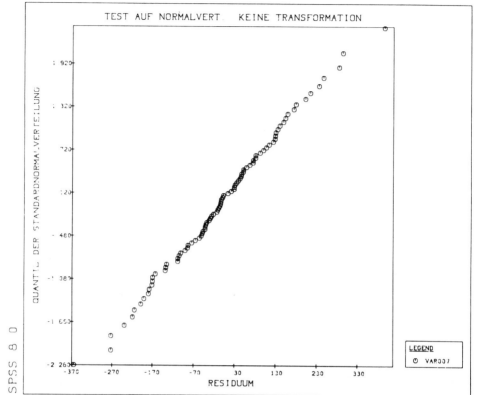

Abb. 7

Abbildung 4: Trägt man nun die Reststreuungen der IgE-Werte (Ordinate) gegen die Höhe des IgE-Wertes (Abszisse) auf, so zeigt sich beim Solid Phase RIA eine stärkere Streuung in höheren IgE-Bereichen.

Abbildung 5: Das gleiche Verfahren beim Liquid Phase RIA ergibt eine recht gleichförmige Streuung in allen quantitativen IgE-Bereichen.

Wir haben darüberhinaus eine Wahrscheinlichkeitsgrafik angefertigt. Hier werden die geordneten Reststreuungen gegen die Quantile der Standardnormalverteilung aufgetragen. Bei Normalverteilung der Reststreuungen müßte eine Gerade entstehen. Beim Solid Phase RIA war dies nicht der Fall. Es entstand eine Gerade erst nach logarithmischer Transformation der Werte (Abb. 6).

Beim Liquid Phase RIA entstand eine Gerade, die untransformierten Werte waren also normalverteilt (Abb. 7).

Um eine qualitative Aussage über die Methoden zu treffen, wurden die Intra-Class-Korrelationskoeffizienten errechnet: Beim Solid Phase RIA betrug er: 0,94, beim logarithmisch transformierten Solid Phase RIA: 0,99, und beim Liquid Phase RIA: 0,99.

Diese Intra-Class-Korrelationskoeffizienten sind allesamt sehr gut und zeigen an, daß die Methoden ausgezeichnet in der Lage sind, zwischen den IgE-Gehalten in verschiedenen Proben zu unterscheiden.

Ein völlig anderes Bild ergibt sich, wenn man die partielle Korrelation zwischen den verschiedenen IgE-Meßmethoden errechnet.

Im Kollektiv der Blutspender ist der Korrelationskoeffizient zwischen Liquid Phase RIA und Solid Phase RIA = 0,07, also kaum eine Beziehung vorhanden. Zwischen Solid Phase RIA und ELISA ist er = 0,88, also eine gute Korrelation. Und zwischen Liquid Phase RIA und ELISA = − 0,03, also eine schlechte Korrelation. Beim gemeinsamen Kollektiv von Blutspendern und Patienten verbessert sich der Korrelationskoeffizient zwischen Liquid Phase RIA und Solid Phase RIA auf 0,63.

Im Kollektiv der Patienten jedoch liegt ein recht guter Korrelationskoeffizient von 0,74 zwischen Solid und Liquid Phase RIA vor.

Zusammenfassend können also folgende Aussagen getroffen werden:

1) Der Solid Phase RIA und der Liquid Phase RIA zeigen jeweils für sich eine gute Differenzierungsfähigkeit zwischen den einzelnen Proben bei relativ geringen Streubreiten. Der Solid Phase RIA streut jedoch in höheren Bereichen stärker und zeigt somit einen disharmonischen Fehler.

2) Solid Phase RIA und Liquid Phase RIA korrelieren trotzdem *untereinander* nur ungenügend. Dies wird vor allem in niederen Bereichen (bei Gesunden) deutlich. Die recht gute Übereinstimmung von Solid Phase RIA und ELISA fällt dagegen auf.

3) Jede der 3 Bestimmungsmethoden ist offensichtlich gut geeignet, quantitative Aussagen über das Serum-IgE zu machen. Man sollte jedoch bei Wertevergleichen bei einer Methode bleiben und nicht mit verschiedenen Methoden bestimmte Werte in Beziehung setzen.

Liquid Phase RIA: Quantitope® RIA (Kallestad)
Solid Phase RIA: Phadezym® PRIST (Pharmacia)
ELISA: Phadezym® PRIST (Pharmacia)

Zusammenfassung

Mit drei verschiedenen Meßmethoden für das Gesamt-IgE, nämlich einem Solid Phase-Radioimmunoassay, einem Liquid Phase-Radioimmunoassay und einem Enzyme-linked Immunoassay (ELISA) wurde das IgE in Patientenseren und Seren von gesunden Blutspendern gemessen. Der Solid Phase-RIA und der liquid Phase-RIA zeigten jeweils geringe Streubreiten und eine gute Differenzierungsfähigkeit zwischen den einzelnen IgE-Spiegeln, jedoch nur ungenügende Korrelation zwischen den mit beiden Methoden gemessenen Werten. Die Korrelation zwischen dem Solid Phase-RIA und dem ELISA war dagegen gut.

Addendum

Der Solid Phase RIA (IgE PRIST Test) wurde im Dezember 1980 geändert. Er beinhaltet jetzt 7 Standards mit den Konzentrationen 0,5; 1,0; 2,5; 7,5; 20; 50; 100 kU/l.

Anschrift: Dr. T.H. TROST, Universitäts-Hautklinik, Joseph-Stelzmann-Str. 9, 5000 Köln 41.

Wertigkeit der Histaminfreisetzung aus Leukozyten

H. U. Wahn

Universitäts-Kinderklinik Heidelberg

Die basophilen Leukozyten des Blutes und ihre gewebsständigen Verwandten, die Mastzellen, spielen im Rahmen der allergischen Reaktion vom Soforttyp eine entscheidende Rolle. Beim sensibilisierten Individuum ist die Oberfläche dieser Zellen besetzt mit IgE-Molekülen, die sich nach Ihrer Bildung mit hoher Affinität an deren Rezeptoren binden. Wenngleich IgE-Antikörper auch im Serum nachweisbar sind, so ist doch nach unserem gegenwärtigen pathogenetischen Konzept der allergischen Reaktion für die allergische Symptomatik allein der zellständige Anteil der IgE-Antikörper verantwortlich.

Erfolgt bei einem allergischen Individuum ein Allergenkontakt mit einer bereits sensibilisierten Zelle, so wird diese Zelle aktiviert und es resultiert als Folge einer Reihe biochemischer Reaktionen die Freisetzung primärer (präformiert in den Granula gespeichert) und sekundärer (bei der Aktivierung erst gebildeter) Mediatoren. Unter den primären Mediatoren ist Histamin seit langem bekannt. Es wird angenommen, daß es nach seiner exozytotischen Freisetzung aus den Granula der Zelle für einen Teil der pharmakologischen Effekte am Schockorgan im Rahmen der allergischen Reaktion verantwortlich ist.

Histamin kann mit einer Reihe von Methoden nachgewiesen und gemessen werden. Neben einem seit Jahrzehnten angewandten Bio-Assay (Kontraktion des Meerschweinchen-Ileum) stehen heute radioimmunologische und fluorometrische Verfahren zur Verfügung. Seit der Entwicklung einer automatisierten fluorometrischen Histaminbestimmung durch Siraganian verfügen wir nicht nur über eine in der Klinik praktikable, sondern auch hochempfindliche Methode, die es erlaubt, unter Verwendung akzeptabler Blutvolumina sogar bei Kindern quantitative Untersuchungen zu allergischen Reaktionen vom Soforttyp anzustellen.

Histaminfreisetzung als diagnostisches in vitro-Verfahren

In einem gut ausgerüsteten Labor ist die Verwendung der allergeninduzierten Freisetzung von Histamin aus gewaschenen Leukozyten oder Vollblut ein gut praktikables und nützliches Verfahren. Aus 25 ml Blut sind bis zu 100 Allergenproben zu analysieren. Zur genauen Bestimmung der Zellsensitivität und -reaktivität empfiehlt es sich, ein Allergen in mehreren Konzentrationen zu prüfen, um so Aufschluß über den Verlauf der Dosis-Wirkungskurve einer Histaminfreisetzung zu bekommen. In unserem Labor hat sich für eine orientierende Durchtestung von Patienten die Verwendung von drei Allergenkonzentrationen bewährt. Für die Diagnostik hat die Methode vor allem da ihren Wert, wo das zu untersuchende Allergen nicht an eine feste Phase gekoppelt zur Verfügung steht und somit nicht im RAST geprüft werden kann. Wo immer eine quantitative Bestimmung der Zell-Sensitivität und -Reaktivität erwünscht wird, bietet die Histaminfreisetzungs-Methode entscheidende Vorteile gegenüber anderen diagnostischen Verfahren, so beispielsweise der Endpunkt-Titration an der Haut.

Als Nachteil des Verfahrens ist anzuführen, daß die zu testenden Leukozyten frisch, d.h. innerhalb eines Zeitraums von 24 Stunden entnommen werden müssen. Trotz der hohen Empfindlichkeit der Bestimmungsmethode werden wesentlich höhere Blutvolumina als für den RAST benötigt; schließlich können verschiedene von Patienten eingenommene Medikamente (Corticosteroide, Theophyllin) die Histaminfreisetzung in vitro supprimieren.

Bei Pollenallergikern konnte eine sehr gute Korrelation zwischen der Anamnese (Symptomscores), dem Hauttest, dem spezifischen IgE im Serum und der in vitro-induzierten Histaminfreisetzung demonstriert werden. Patienten mit hohem spezifischem Serum-IgE setzen Histamin mit geringen Allergendosen frei. Unter Verwendung gereinigter Allergene konnten wir diese Korrelation bestätigen. Eine weniger gute Korrelation findet sich bei Schimmelpilzallergikern zwischen den Resultaten des RAST und der Histaminfreisetzung, wofür am ehesten Probleme bei der Allergenkopplung verantwortlich sein dürften. Bei Nahrungsmittelallergien bietet die Histaminfreisetzung in der Regel keine diagnostische Hilfe.

Die Histaminfreisetzung aus basophilen Leukozyten als in vitro-Methode für die allergologische Forschung

Bei der Reinigung und Fraktionierung von Allergenextrakten ist die quantitative Bestimmung der Fähigkeit von Fraktionen oder Extraktbestandteilen, aus Leukozyten sensibilisierter Individuen Histamin freizusetzen, von großem Interesse. Weiterhin hat das Verfahren seinen Wert bei der Untersuchung von Kreuzreaktivität von Allergenen sowie bei der Prüfung der Auswirkungen einer Allergenmodifikation auf die Allergenaktivität. Auch der Einfluß von Pharmaka auf die Mediatorfreisetzung kann mit Hilfe dieser Methode erfaßt werden.

Schließlich erlaubt die Methode über die Modifikation der Seruminhibition einer Histaminfreisetzung, die Serumspiegel blockierender Antikörper und den Effekt einer Hyposensibilisierung auf diese Antikörperspiegel zu bestimmen. Dabei ist die Verwendung gereinigter Allergene im Gegensatz zu den radioimmunologischen Methoden nicht erforderlich.

Literatur beim Verfasser.

Anschrift: Priv.Doz.Dr. U. WAHN, Univ. Kinderklinik, Im Neuenheimer Feld 150, 6900 Heidelberg.

Bemerkungen zur statistischen Auswertung von IgE-Bestimmungen mittels solid und liquid phase RIA und ELISA

H. Bloedhorn und T. H. Trost

Institut für Medizinische Dokumentationen und Statistik – IMDS – der Universität zu Köln
(Direktor: Prof.Dr.med. V. Weidtman)
und der Hautklinik der Universität
(Direktor: Prof.Dr. G.K. Steigleder)

Bei der statistischen Auswertung von IgE-Bestimmungen mittels solid und liquid phase RIA sowie ELISA ergaben sich mehrere interessante Gesichtspunkte, von denen einige hier näher erläutert werden sollen.

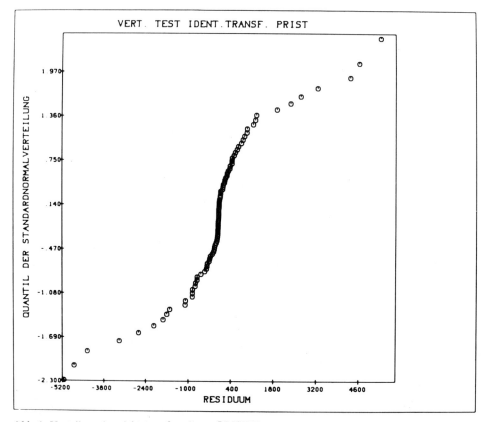

Abb. 1: Verteilung der nicht-transformierten PRIST-Werte.

Bemerkungen zur statistischen Auswertung von IgE-Bestimmungen 121

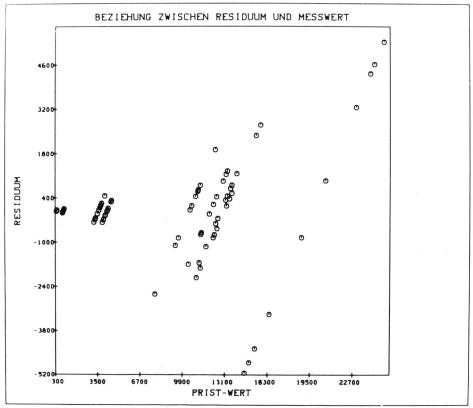

Abb. 2

Zunächst war nicht von vornherein klar, welche Verteilungseigenschaften wir bei den Meßwerten erwarten durften. Insbesondere interessierte uns die Frage, ob die Werte annähernd normal verteilt waren. Uns lagen aber Zehnfachbestimmungen von 9 Blutspendern vor und zwar für solid und liquid phase RIA und ELISA. Wir haben diese 9 gesunden Probanden als 9 Gruppen für eine Varianzanalyse mit Einfachklassifikation aufgefaßt und die empirische Verteilung der Residuen ermittelt. Dabei sind die Residuen die Reststreuungen, die nach Elimination der Patienteneffekte übrigbleiben. Auf die Nützlichkeit derartiger Verfahren wird in der Literatur wiederholt hingewiesen. Es sei hier die Darstellung von F.J. Anscombe und J.W. Tuckey (1963) erwähnt, in der sich weitere Literaturstellen finden. Im Wahrscheinlichkeitspapier haben wir die Residuen auf der x-Achse abgetragen. Der Maßstab auf der y-Achse ist so verzerrt, daß die eingetragenen Punkte annähernd auf einer Geraden liegen, wenn Normalverteilung vorliegt. Die dazu notwendigen Berechnungen, wie z.B. die Bestimmung der empirischen Verteilungsfunktion wurden mittels einer EDV-Anlage durchgeführt und die Zeichnungen mit Hilfe eines Plotters erstellt. An Abb. 1 wird deutlich sichtbar, daß die solid phase RIA-Werte nicht normal verteilt sind.

Nun liegt es nahe, nach einer geeigneten Transformation zu suchen, die zu annähernder Normalverteilung führt. Von mehreren Diagrammen, die wir erstellt haben, gab das in Abb. 2 dargestellte einen Hinweis auf die zu wählende Transformation. Hier sind auf der

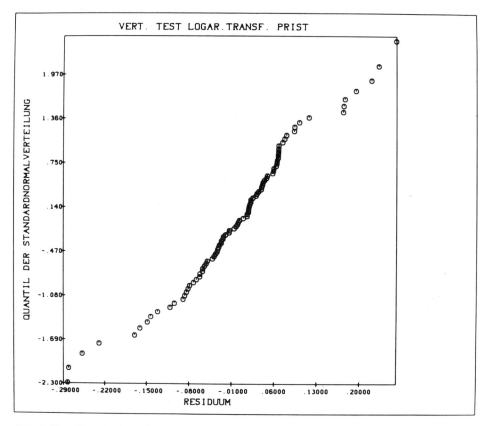

Abb. 3: Verteilung der logarithmisch-transformierten PRIST-Werte.

x-Achse die solid phase RIA-Werte und auf der y-Achse die zugehörigen Residuen aufgetragen. Man erkennt, daß die Streuungen etwa proportional mit der Größe der Meßwerte zunehmen. Aus diesem Grund haben wir eine logarithmische Transformation gewählt und erhielten so die in Abb. 3 wiedergegebene Darstellung. Jetzt liegen die Werte annähernd auf einer Geraden. Damit dürfen wir davon ausgehen, daß die logarithmierten Werte annähernd normalverteilt sind. Daher wurden die folgenden Auswertungen mit den logarithmierten Werten durchgeführt. Interessanterweise war das für die übrigen Meßgrößen nicht erforderlich.

Für die Auswertung hatten wir u.a. die Bestimmung von Korrelationskoeffizienten vorgesehen. Da es sich bei dem Korrelationskoeffizienten um ein lineares Abhängigkeitsmaß handelt, haben wir an Hand von entsprechenden Diagrammen geprüft, ob die Punkte auch tatsächlich einem linearen Zusammenhang entsprechen. Abb. 4 läßt erkennen, daß man, wenn überhaupt, dann eine lineare Beziehung annehmen kann; die Punkte passen sich bis auf drei Ausnahmen recht gut einer Geraden an. Die beste Schätzgerade nach der Methode der kleinsten Quadrate ist eingezeichnet und zeigt einen positiven aber nicht signifikanten ($r = 0.07$) Anstieg. Ein von einem von uns (H. Bloedhorn) demnächst zu veröffentlichender Test auf Ausreißer in mehrdimensionalen Verteilungen gestattet es nun zu überprüfen, ob mehrere Werte eines gegebenen Stichprobenumfangs als Ausreißer in Frage kommen. Nimmt man an, daß etwa 10% der Werte als Ausreißer in Frage kommen, so hätte man zu

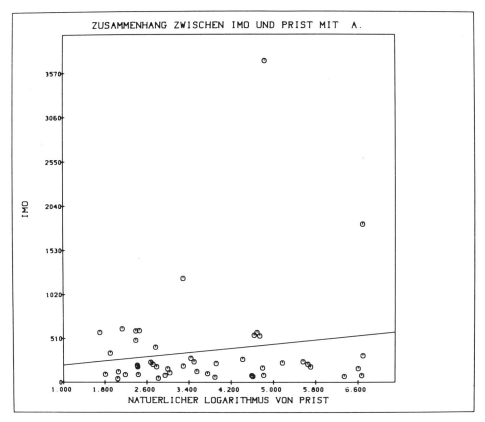

Abb. 4: PRIST-Werte mit Ausreißern.

prüfen, ob in unserer Stichprobe vom Umfang 50 bis zu 5 Ausreißer vorhanden sind. Unter Ausreißern werden hier Werte verstanden, die nicht in das Muster der übrigen passen. Im vorliegenden Fall konnte gezeigt werden, daß zu vorgegebener Wahrscheinlichkeit von 5% die drei am höchsten über der x-Achse gelegenen Werte nicht zu der Population der restlichen 47 Werte gehören. Wir sind dann der Frage nachgegangen, was das abnorme Verhalten dieser Werte verursacht haben könnte. Es gibt dabei zahlreiche Möglichkeiten, sei es, daß es an dem betreffenden Probanden liegt, sei es, daß Bestimmungsfehler aufgetreten sind oder sogar nur Übertragungsfehler von den Protokollen. Wir sind diesen Fragen eingehend nachgegangen. Eine Ursache konnten wir nicht entdecken. Wir haben diese Werte daher aus der Untersuchung eliminiert. Mit den restlichen 47 Wertepaaren haben wir dann erneut eine Korrelationsrechnung durchgeführt. Dabei ergab sich das in Abb. 5 dargestellte Bild. Die Punkte streuen jetzt wieder um eine Gerade, aber der lineare Zusammenhang ist deutlicher zu erkennen. Außerdem fällt die Gerade jetzt, d.h. die Korrelation ist negativ. Ein entsprechender Test ergab, daß der Korrelationskoeffizient bei einer Wahrscheinlichkeit von 5% für den Fehler erster Art kleiner als 0 ist ($r = -0.26$). Das bedeutet, daß zu größeren solid phase RIA-Werten kleinere liquid phase RIA-Werte gehören und umgekehrt. Es sei noch einmal darauf hingewiesen, daß dies nur für die gesunden Probanden gilt. Über die medizinische Relevanz ist damit noch nichts gesagt.

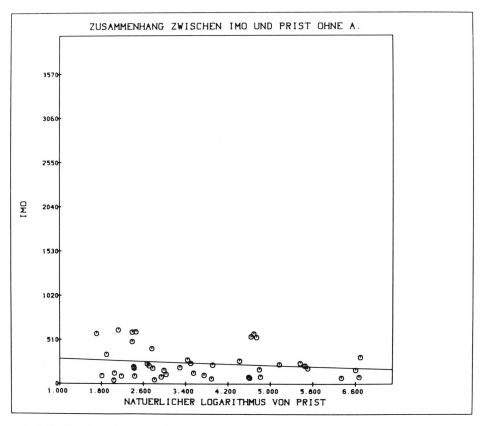

Abb. 5: PRIST-Werte ohne Ausreißer.

Wir fassen zusammen. Das vorliegende Beispiel soll zeigen, daß die graphischen Darstellungen wesentliche Informationen für die weitere Auswertung liefern können. Zu bemerken wäre noch, daß die Verfahren zur Erkennung von Ausreißern nicht ihre Berechtigung in sich selbst finden. Ein derartiger Test enthebt uns nicht von der Verpflichtung, danach zu forschen, warum ein Wert ein Ausreißer ist.

Literatur

Anscombe, F.J. and J.W. Tuckey: The Estimation and Analysis of Residuals. Technometrics 5, 141–159 (1963).

Anschrift: Dr. H. BLOEDHORN, Institut für Medizinische Dokumentation, Joseph Stelzmannstr. 9, 5000 Köln 41.

Characterization and Purification of Allergen Extracts

L. Aukrust

Allergy Unit, Paediatric Research Institute, Rikshospitalet, University Hospital, Oslo, Norway

Introduction

Allergen extracts are used both in the diagnosis of allergy and for hyposensitization treatment. The diagnostic tests are performed either to support a diagnosis based on a case history or to provide data necessary for initiating hyposensitization. In the latter case, identical extracts should preferably be used for both diagnosis and hyposensitization. Due to the high doses administered during hyposensitization and the alteration of the immune system which this treatment seeks to induce, the quality of the allergen extracts should be primarily dictated by their use in hyposensitization.

Important aspects of hyposensitization

It is still not known how or why hyposensitization may have beneficial clinical effects in a number of patients, although several hypotheses have been proposed (1). It is clear, however, that when the treatment is successful, some kind of immune response is induced, which gives more or less permanent alterations in the patient's sensitivity towards allergens.

Ethical considerations

No molecules should ever be injected into humans unless there are good reasons to expect them to be beneficial to the individual (2). Thus, from an ethical point of view, the number of non-allergenic components in the extracts should be as low as is practically possible.

In hyposensitization there is a risk that the treatment may induce immunoglobulin E (IgE) antibodies against antigens which the patient tolerated prior to the treatment (1). There is also a risk that the treatment may lead to unwanted immune complexes (3). This risk seems to be small or negligible, and in any case, the risk will be even smaller when a purified preparation is used.

The fact that extracts must be non-mutagenic and non-toxic also speaks for purification.

Immunospecificity

Hyposensitization is characterized by a high degree of immunospecificity. Clinical effect can only be expected with those allergens, or allergenic determinants, that are present in the extract used. This means that the physician must perform a test to ensure that the extract which is intended to be used for hyposensitization is relevant for the patient in question. A minimal requirement in this respect is that a diagnostic skin test, provocation test or radioallergosorbent test (RAST) must be performed with an extract which is antigenically identical to the one intended for hyposensitization.

To the manufacturers of extracts, the element of immunospecificity dictates that they must prepare extracts from the important allergen sources and that each extract should contain all important individual allergens. This is the only way the extracts can be optimal for the majority of patients sensitive to the various allergen sources.

Antigenic competition

The concept of antigenic competition seems to apply to hyposensitization (4). This concept tells us that the immune response to an allergen will probably be enhanced if the number of different antigens accompanying the allergen in the extract is kept to a minimum. Of particular interest in this respect are the studies by Frostad and co-workers and Kejllman and Lanner on timothy pollen-allergic individuals (5, 6). These studies clearly showed that a purified preparation containing all important allergens gave significantly better effects than corresponding crude extracts. The important consequences of these findings are that purified and representative allergen preparations must be expected to give better clinical effects than crude extracts. Similar studies on other allergen sources have not yet been published, since purified extracts have only recently begun to be generally available.

Enhanced immunostimulation

There are reasons to believe that the clinical effect of hyposensitization can be enhanced in one or several ways, such as higher doses, chemical modification, slow release (depot), the use of adjuvants or a combination of these.

Since the underlying mechanism of hyposensitization is not known, the effect of alternative forms of treatment will remain empiric. More documentation regarding these attempts to enhance immunostimulation is needed. What seems clear, however, is that the immunospecific element applies to all alternative forms of hyposensitization that are relevant today. Furthermore, it is likely that the concept of antigenic competition also applies when some form of enhanced immunostimulation is employed. Thus, in order to avoid unwanted enhancement, it seems that the best starting point for preparing an alternative form of an extract for hyposensitization is a well-characterized and purified extract which contains all the important allergens. This will also be advantageous for keeping batch-to-batch variations to a minimum. If a depot is employed as carrier for the allergenic extract, the amount of depot material necessary is reduced when a purified preparation is employed as compared to a crude extract.

Some extracts, such as chemically modified ones, cannot be used satisfactorily as such for diagnostic testing. For those extracts it is mandatory that identical, water-soluble and unmodified extracts are available for testing. The only difference between these extracts for testing and the ones for hyposensitization must be the modification or coupling step.

Precision

Both in scientific and clinical work it is desirable to use systems which are as pure as possible, in order to obtain maximal precision. 'Don't waste clean thoughts on crude extracts.'

For these reasons purified allergen preparations are preferable to crude extracts for hyposensitization.

Allergen extracts for diagnosis

Crude or dialyzed extracts may often be adequate for diagnosis both in vivo (skin tests and provocation tests) and in vitro (RAST). Usually, they will also be cheaper than

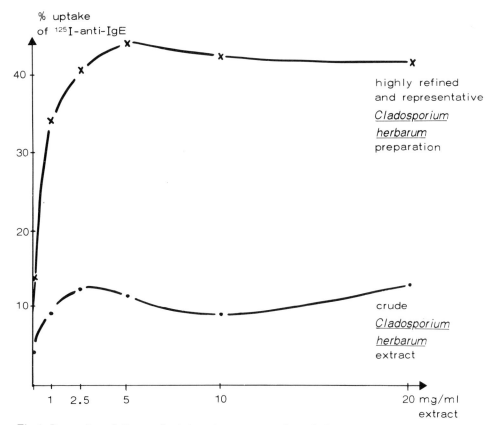

Fig. 1: Preparation of allergosorbents in various concentrations of allergen extracts.

purified preparations. For hyposensitization, however, purified preparations should be used. This in turn demands that the same purified preparations are used for testing. In order to avoid unnecessary repeating of tests, it seems practical to use the same purified extract for all purposes. Thus, a positive test will not only give a positive diagnosis but also valuable information indicating that the extract in question is probably suitable for hyposensitization as to overall allergenic activity.

The use of a purified, as opposed to a crude, preparation for diagnosis also has some other advantages. When skin tests or provocation tests are performed with purified preparations, the risk of false-positive reactions is greatly reduced, since in most cases irritants will have been removed. In the case of RAST, it may sometimes be possible to prepare better allergosorbents with purified preparations than with crude extracts. Figure 1 shows the dose-response curve from an experiment where a crude extract of a mixture of 10 *Cladosporium herbarum* batches and a purified fraction from this extract were compared. It is clear that better allergosorbents were prepared using the purified preparation.

If a purified preparation is to be used for diagnosis, the allergens must not be purified to such an extent that false-negative tests will occur due to the absence of allergens. This is, however, relatively easy to control by comparison with crude extracts, as will be discussed below.

Characterization of allergen extracts

The characterization of allergen extracts has several purposes. The extracts must be well characterized in order to ensure that batch-to-batch variation is kept to a minimum. Optimal raw material from an allergen source can only be found if crude extracts from different raw materials are characterized and compared. Finally, controlled purification of an allergen extract can only be performed if the corresponding crude extract is well characterized.

The characterization of allergen extracts combines the use of techniques that measure allergenic activity on the one hand, and on the other hand, techniques that characterize the components of the extract without giving information on the allergenic properties. Both types of techniques are useful, but it is important to distinguish between the two.

The characterization of an allergen extract should include adequate techniques to measure dry weight and total content of protein and carbohydrates. Likewise, techniques that reveal the protein distribution, such as polyacrylamide gel electrophoresis or isoelectric focusing, should be performed. It is important to remember, however, that these techniques as such do not give any information regarding the contents of allergens in the extract. Some techniques (such as RAST inhibition and histamine release) will measure the total allergenic activity and should also be performed.

Finally, the individual allergens in the extract should be identified. For that purpose the method of choice is crossed radio-immunoelectrophoresis (CRIE). This technique is particularly important, because it may give detailed information of individual allergens in the extract, which is necessary in order to perform a meaningful purification of the allergens. The allergenic activity in an extract is usually associated with a number of different components, and there is considerable variation among patients as to which allergens they may react to.

A detailed description of CRIE has recently been given by Weeke et al. (7). The technique is based on the use of an antiserum against the extract to prepare crossed immunoelectrophoresis (CIE) glass plates. A drawing of the precipitate pattern is made, and arbitrary numbers are assigned to the precipitates (Fig. 2). The antigens and allergens can later be referred to by their numbers in this reference pattern. The immunoplates are incubated with patient serum, and the specific IgE antibodies bind to the allergen-containing precipitates. These precipitates are visualized by a second incubation with ^{125}I-anti-IgE and subsequent autoradiography on X-ray films.

A semi-quantification of specific IgE binding may be obtained using a CRIE reference system (8). According to this system, CRIE classes are assigned to the precipitates depending on the degree of radiostaining obtained. When CRIE is performed with a group of patient sera, the results may be summarized as in Figure 3. From the IgE binding in CRIE it is possible to draw conclusions regarding the importance of the individual allergens in the extract, although the allergens are still present in the crude extract, together with many non-allergenic antigens. CRIE results give information both on the frequency of patients having specific IgE against a particular allergen and also, in a semi-quantitative way, on the relative amounts of specific IgE against individual allergens in the patient sera.

Major, minor and intermediate allergens

Precise definitions of major, minor and intermediate allergens have been based on IgE binding in CRIE (9). To qualify as a 'major' allergen, an allergen must fulfil two independent criteria: at least 25% of the relevant patient sera must give strong IgE binding (CRIE classes A-D), and at least 50% of all the sera must show at least some specific IgE binding (CRIE classes A-F). To qualify as a 'minor' allergen, less than 10% of the patient

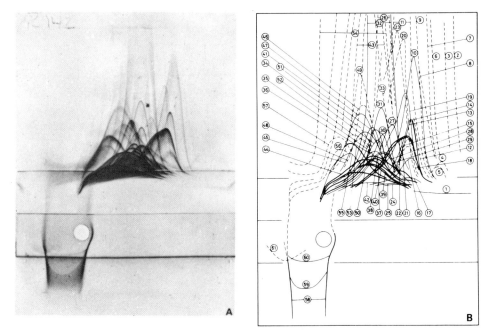

Fig. 2: Crossed immunoelectrophoreses of a Cladosporium herbarum extract; A: photo, B: drawing.

sera must give rise to IgE binding in CRIE classes A-F. Allergens not belonging to any of these extremes are defined as 'intermediate' allergens.

Pitfalls and mistakes in the CRIE studies, however, may lead to misleading characterization. The CRIE technique has been thoroughly investigated, and the most important limitations and pitfalls are probably known (7, 10–12). When these are taken into consideration, a CRIE study still represents by far the most detailed and relevant characterization of allergen extracts that can be achieved today.

A promising new technique, which will also allow studies of individual allergens in complex mixtures, has recently been proposed (13, 14). The technique is based on acrylamide electrophoresis or isoelectric focusing and subsequent binding of proteins to strips of CNBr-activated paper. The paper strips may be incubated with patient sera, and the IgE binding may be visualized by autoradiography or zymography. This technique has not yet been fully developed and documented, but the future may show that CRIE and the latter technique can support each other.

Tracer systems for monitoring individual allergens

For the purposes of characterization, purification and control it is desirable to have simple methods of identifying a particular known allergen, when this allergen is present in an extract or fraction together with other allergens. It has been shown that this may be accomplished in autoradiography experiments analogous to CRIE, using a selected patient serum which contains specific IgE antibodies to only one allergen (9). The precipitate-containing agarose plates may be of any type, but CIE, rocket immunoelectrophoresis or fused rocket immunoelectrophoresis plates may be particularly suitable for this purpose.

A patient serum containing specific IgE antibodies against only one allergen may be called a 'tracer serum' for this allergen. If such sera are not available, it may still be pos-

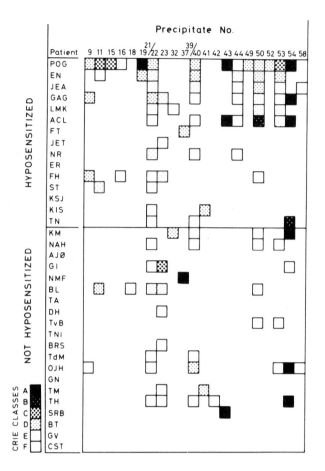

Fig. 3: Crossed radio-immuno-electrophoresis experiments with 35 sera using complex Cladosporium herbarum crossed immuno-electrophoresis plates.

sible to find a combination of patient sera containing specific IgE against several allergens and a less broad-spectrum rabbit antiserum which, when combined in CRIE, gives rise to radiostaining corresponding to only one allergen. Such a combination is called a 'tracer system' for the allergen in question. It may be necessary or worth-while to absorb either patient sera or antisera in order to obtain a tracer system for an important allergen, or to use a combination of several experiments with different combinations of sera.

Purification

The characterization methods described above, including the use of tracer systems for important allergens, are the necessary tools which allow the monitoring of allergenic activity during purification. An important question, however, is how far it is desirable or possible to purify an extract (15). Purification is a compromise between two opposing interests: on the one hand, the purification should be as extensive as possible, since a better effect of the hyposensitization treatment can be expected if the number of non-allergenic antigens is kept to a minimum. On the other hand, it is undesirable to remove allergens because hyposensitization is immunospecific, and the treatment must be sufficiently broad-spectred in relation to the patient's allergy.

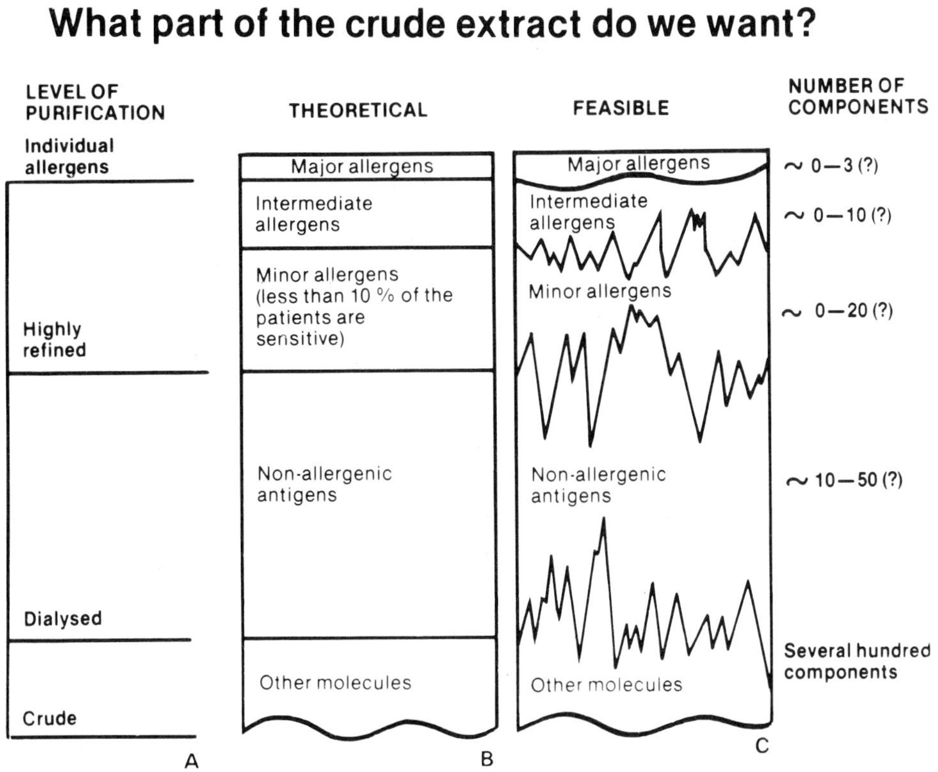

What part of the crude extract do we want?

Fig. 4: Various levels of purification.

The components in an allergen extract may be arranged in groups as shown in Figure 4, which also illustrates four levels of purification: 'crude', 'dialyzed', 'highly refined' and 'individual allergen' extracts.

Crude extracts usually contain all components that can be extracted from the raw material. This also applies to dialyzed extracts, except that the dialyzing process usually removes the majority of low-molecular-weight components, often including irritants. All high-molecular-weight components, however, are still present. Highly refined and representative preparations are aimed at containing the allergens but as few non-allergenic components as possible. These preparations differ from dialyzed extracts in that they have minimal amounts of non-allergenic antigens in addition to being free from low-molecular-weight components. 'Individual allergen' solutions contain one single allergen or a mixture of a few single allergens which have been extensively purified. These 'academic' extracts would be very expensive if commercially available and will seldom contain all important allergens for a randomly chosen patient.

What part of the allergen extract is wanted? That can be illustrated by placing a horizontal line in Figure 4C. This line will cut the extract into an upper purified part and a lower, which can be removed. The question is, at what level should the cut-off line be placed? Assuming that the concepts of immunospecificity and antigenic competition apply to hyposensitization, it seems reasonable to expect the optimal level of purification to be somewhere along the line of 'highly refined and representative' preparations.

Allergen extracts are, however, complex mixtures of components with different physical and chemical properties. For all practical purposes it is not feasible to completely separate the allergens from the non-allergens, as illustrated in Figure 4. If it is desirable to include all the minor allergens, some non-allergens will also be included. On the other hand, if it is desirable to remove all non-allergens, some allergens will also be lost. Again, it is a question of compromise. In practice, it seems reasonable to aim at including all the allergens but to be willing to lose a few minor allergens if including them would also mean the inclusion of a relatively high number of non-allergenic molecules. This compromise is based mainly on the following factors.

— For hyposensitization the removal of the non-allergens will be beneficial for the majority of patients.
— In the definition of minor allergens, less than 10% of the patients react to a minor allergen.
— If a patient is sensitive to a minor allergen, he is usually sensitive to several other allergens in the extract. For hyposensitization, a minor allergen may be of limited importance for the patient's allergy, and for diagnosis the lack of a minor allergen will have a negligible effect on the extract's diagnostic efficacy.

Practical approach to purification

A number of biochemical separation techniques is available, such as gel filtration, ion exchange chromatography, hydrophobic chromatography and affinity chromatography. The combination of techniques that is optimal for a given extract may vary, however, and must be the subject of careful research.

When a new technique is applied to an extract, several fractions are usually obtained, and these must be evaluated. The evaluation should be based on protein content in the fractions and on the total allergenic activity in the fractions as measured by RAST. Important information can be obtained with immunoelectrophoretic techniques, using tracer systems. It is often possible to obtain exact information as to the distribution of individual allergens in the fractions by using tracer systems for these allergens. One immunoelectrophoretic technique that should be emphasized as particularly useful, is fused rocket immunoelectrophoresis (16). Using this technique, a small sample from each fraction is applied into holes in agarose gel, and the antigens are allowed to migrate electrophoretically into an antibody-containing gel (Fig. 5). When such immunoplates are incubated with a tracer serum for a particular allergen and subsequently ^{125}I-anti-IgE, autoradiography will reveal the exact elution profile of this allergen. Based on this kind of detailed information, it is possible to select fractions for further purification and fractions that can be put aside.

Control

Following a separation step, the molecules are usually distributed in several fractions with considerable overlap because of the physical and chemical properties of the molecules and possible interaction with gel matrices. Many proteins are also heterogeneous or tend to form aggregates. Furthermore, different antigens may have allergenic determinants in common. Therefore, the situation often arises where it is desirable, from a purification point of view, to discard fractions which contain some allergenic activity. This is acceptable if it can be shown that all important allergens or allergenic determinants are adequately represented in the purified fraction. Research on the purification of allergen extracts is actually a series of three-step experiments: a separation experiment, evaluation of the

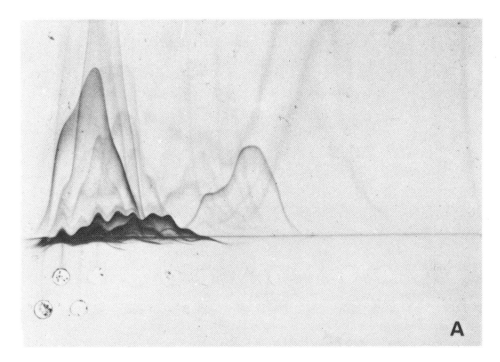
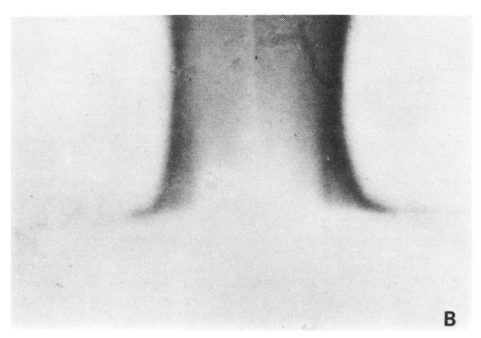

Fig. 5: Gel filtration of a Cladosporium herbarum extract evaluated by (A) fused rocket immunoelectrophoresis; B: an autoradiography film from an experiment where the immunoplate above had been incubated with a patient tracer serum containing specific IgE only against Ag-54 in the Cladosporium herbarum extract.

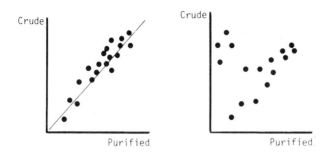

Fig. 6: 'Comparative RAST' comparing a purified preparation with a crude extract. The purified preparation on the left is representative of the crude extract, the purified preparation on the right is not.

fractions and pooling of fractions, and control experiments showing that the purified fraction is adequately representative for the allergens in the crude extract.

The following methods can be combined for the purpose ov control.

RAST inhibition. The purified fraction should be able to totally inhibit RAST discs containing the crude extract, using a serum pool and selected sera.

Comparative RAST. The crude extract and the purified preparation are both coupled to RAST discs. RAST is performed with a large number of patient sera, and the results for each patient should be plotted as shown in Figure 6. In the ideal situation, the points form a 45° line. If the slope deviates from 45°, the cause may only be a different degree of coupling to the allergosorbents and is acceptable. Unacceptable are individual sera that give a high uptake of isotope with the allergosorbents containing the crude extract and a low uptake with the purified extracts. Such data would suggest that some allergens had been lost during purification.

Comparative skin test. The crude and the purified extract are skin-tested with techniques shown to give reproducible results in a large number of patients, and the results plotted as for the comparative RAST. Analogously, there should be good correlation with the two extracts.

CRIE with tracer systems. By combining CRIE with tracer systems, it is possible to look for — and even quantifiy — the amount of individual allergens in the purified extract for comparison with the crude extract.

Although each of these assay systems has its drawbacks and pitfalls, their combined use makes it improbable that the loss of an important allergen should pass undetected.

The flow sheet in Figure 7 illustrates a modern procedure for the production of highly refined and representative allergen preparations. From an allergen source a crude extract is made, which is characterized in detail, including identification of allergens and establishing of tracer systems. A purified reference preparation is made which is further characterized and biologically standardized. New batches are prepared, compared with the reference preparation, and their potency is adjusted by means of RAST inhibition. At several critical steps control experiments must be carried out as described above.

Conclusion

Apart from allergen source elimination, treatment of allergy usually consists either of drug therapy, hyposensitization or a combination of these. Whereas drug therapy is only aimed at relieving the symptoms, hyposensitization is aimed at giving a more or less permanent tolerance by a favourable alteration of the immune system. Hyposensitization has recently been the object of critical examination and research — much more so than the alternative drug therapy. Much of the criticism of hyposensitization has been directed towards the quality of the allergen extracts used. Fortunately, modern biochemistry and

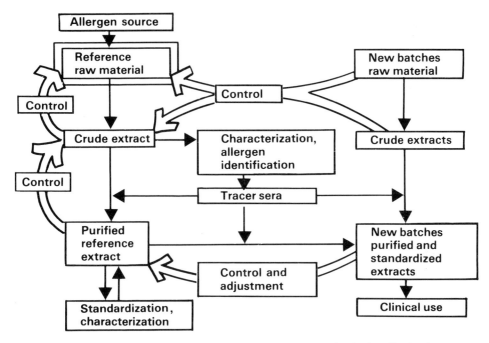

Fig. 7: Flow sheet illustrating a practical approach to the production of a highly refined and representative allergen preparation.

immunology now enable the manufacturers to prepare allergen extracts which are purified, standardized and well-characterized, contain all the important allergens, show minimal batch-to-batch variation and are stable for a declared period of time. When identical high-quality extracts are used both for diagnosis and hyposensitization treatment, hyposensitization may see a future of reappreciation with minimal side-effects and a higher frequency of success.

Acknowledgements: A number of persons has been involved in developing the ideas presented above. In particular Kjell Aas, M.D., Bjørn Skålhegg, D.Sc. and Øivind Grimmer, Ph.D. have given essential theoretical and practical contributions, which have initiated the present development of highly refined and representative allergen preparations (Spectralgen®) according to the concepts of purification and characterization described above.

References

1. Norman, P.S. (1980): An overview of immunotherapy: implications for the future. (Postgraduate course presentation.) J. Allergy Clin. Immunol. 65, 87.
2. Aas, K. (1980): The optimal allergen preparation for clinical use. XIIIth Congress of the European Academy of Allergy and Clinical Immunology, Vienna. In: Allergology and Clinical Immunology. Editors: H. Ludwig and C. Steffen. Elsevier/North Holland, Amsterdam.
3. Kohler, P.F. (1979): Circulating immune complexes and the practising allergist. J. Allergy Clin. Immunol. 63, 297.
4. Liacopoulos, P. and Ben-Eraim, S. (1975): Antigenic competition. In: Progress in Allergy, Vol. 18, p. 97. Editors: P. Kallós, B. H. Waksman and A. de Weck. Karger, Basel.

5. Frostad, A.B., Grimmer, Ø., Sandvik, L. and Aas, K. (1980): Hyposensitization. Comparing a purified (refined) allergen preparation and a crude aqueous extract from timothy pollen. Allergy 35, 81.
6. Kjellmann. N.-I.M. and Lanner, Å. (1980): Hyposensitization in childhood hay fever. A comparison of refined and whole timothy extracts. Allergy 35, 323.
7. Weeke, B., Sondergaard, I., Lind, P., Aukrust, L. and Løwenstein, H. (1980): Crossed radioimmunoelectrophoresis (CRIE) for identification of allergens and determination of the antigenic specificities of patients' IgE. Scand. J. Immunol. (Suppl.), in press.
8. Aukrust, L. and Aas, K. (1977): A reference system in crossed radioimmunoelectrophoresis. Scand. J. Immunol. 6, 1093.
9. Aukrust, L. and Borch, S.M. (1980): Purification of allergens in Cladosporium herbarum. Proceedings of Symposium and Workshops of the Annual Meeting of the European Academy of Allergy and Clinical Immunology, Helsinki 1979. Allergy 35, 206.
10. Aukrust, L. (1979): Blocking of allergenic determinants by rabbit antibodies with special attention to crossed radioimmunoelectrophoresis (CRIE). Read at the Annual Meeting of the European Academy of Allergology and Clinical Immunology, Helsinki.
11. Aukrust, L., Almeland, T.L. and Aas, K. (1978): Specific and non-specific radiostaining in crossed radioimmunoelectrophoresis. Scand. J. Immunol. 8, 421.
12. Aukrust, L., Grimmer, Ø. and Aas, K. (1978): The demonstration of distinct allergens. Comparison of crossed radioimmunoelectrophoresis, radioallergosorbent test and in vivo passive transfer test. Int. Arch. Allergy Appl. Immunol. 57, 183.
13. Grimmer, Ø. (1979): A comparison of three purified allergen prepations from Dermatophagoides Farinae. Read at the Annual Meeting of the European Academy of Allergology and Clinical Immunology, Helsinki.
14. Yman, L., Blomberg, F. and Schröder, H. (1980): Characterization of dog and cat allergens. Direct specific detection of electrophoretically separated allergens by means of IgE antibodies and enzyme labelled anti-IgE. In: Advances in Allergology and Immunology, p. 499. Editors: A. Oehling, I. Glazer, E. Mathov and C. Arbesman. Pergamon Press, Oxford-New York.
15. Aas, K. (1975): Clinical and experimental aspects of purification and standardization of allergen extracts. Int. Arch. Allergy Appl. Immunol. 49, 44.
16. Svendsen, P.J. (1973): Fused rocket immunoelectrophoresis. Scand J. Allergy, 2 (Suppl. 1), 69.

Address: L. AUKRUST, Allergy Unit, Paediatric Research Institute, Rikshospitalet, University Hospital, Oslo, Norway.

Ermittlung der Antigenpotenz gleich deklarierter Extrakte verschiedener Hersteller von Alternaria tenuis mittels RAST-, RAST-Inhibitions- und Hauttest

K. P. Ringel

Sektion Angewandte Immunologie am Institut HE der Christian-Albrechts-Universität Kiel
(Leiter: Dr. K.P. Ringel)

Einleitung

Zum gegenwärtigen Zeitpunkt gibt es in der Bundesrepublik Deutschland wie auch in vielen anderen industrialisierten Staaten keine Rechtsvorschriften oder als „Stand der Wissenschaft" allgemein akzeptierte Standards, welche die „Allergenpotenz" von im Verkehr befindlichen Extraktlösungen für Diagnostik und Therapie allergischer Erkrankungen adäquat regeln. Dieser Umstand ist für den Bereich der Bundesrepublik Deutschland umso erstaunlicher, als doch hier eine eigene Bundesoberbehörde, nämlich das Paul-Ehrlich-Institut, die Qualität und Unbedenklichkeit von Allergen-Extrakten überwacht. Was für alle im Geltungsbereich des deutschen Arzneimittelgesetzes im Verkehr befindlichen Fertigarzneimittel gilt, nämlich die obligatorische Angabe *zumindest* des Gehalts der „wirksamen Bestandteile" eines jeglichen Arzneimittels nach Art und Menge, scheint für das Arzneimittel „Allergenextrakt" nicht in gleichem Umfang als notwendig erachtet zu werden.

Der praktisch tätige Allergologe ist somit zunächst auf die vom jeweiligen Hersteller angegebene „Standardisierung" der Extrakte angewiesen; diese finden sich in bunter Vielfalt, wie z.B.: PNU/ml; W:V; Noon-Einheiten/ml und neuerdings BU/ml.

Fragestellung

Uns interessierte in diesem Zusammenhang die Frage, welche Schlüsse der eingangs zitierte Allergologe bei seiner täglichen Praxis aus diesen „Standardisierungsangaben" der Extrakthersteller ziehen kann, vor allem, wie er sein praktisches Handeln dadurch beeinflussen lassen könnte.

So untersuchten wir daher zunächst mit Hilfe der RAST-Inhibitionstechnik die Allergenpotenz gleich deklarierter, d.h. also „standardisierter" Prick-Extrakte des gleichen Allergens (Einzelallergen Alternaria tenuis bzw. synonym Alternaria alternata) verschiedener Hersteller.

Alternaria tenuis wählten wir als Untersuchungsobjekt, weil
1. durch die erst kürzlich publizierten Ergebnisse einer ziemlich umfangreichen retrospektiven Studie von Kersten & Hoek (1) bei 290 Asthmatikern mit positiver Reaktion auf Schimmelpilze dieses Allergen als „der wichtigste und am häufigsten vorkommende Schimmelpilz in der untersuchten Gruppe" in unseren Breitengraden angegeben wurde,
2. eine monovalente Sensibilisierung gegen Alternaria alternata im Kollektiv von Kersten und Hoek verglichen mit den anderen getesteten Schimmelpilzen (20 verschiedene)

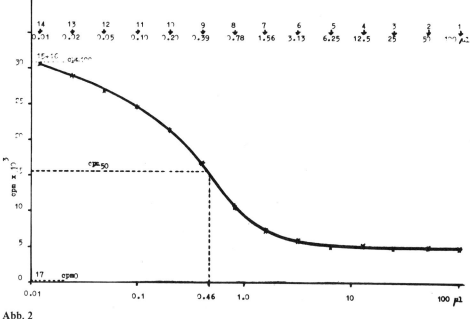

Abb. 1

Deklaration der getesteten Alternaria-Extrakte
A = 10.000 PNU/ml – 1 : 10 w/v
B = 10.000 PNU/ml – 1 : 10 w/v
C = 20.000 PNU/ml – 1 : 10 w/v
D = 20.000 PNU/ml – 1 : 20 w/v

Abb. 2

am häufigsten beobachtet wurde; dies würde die potentielle Interferenz anderer Schimmelpilze bei unseren Untersuchungen minimieren – und

3. nach Ansicht der zuvor genannten Autoren „dieser Schimmelpilz keine Kreuzallergenität zu anderen Schimmelpilzen besitzt und selbst als starkes Einzelallergen betrachtet werden muß". Auch dieser Umstand würde im Hinblick auf mögliche Interferenzen für unser Vorhaben vorteilhaft sein.

In-vitro-Untersuchungen der Extrakte

Wir wählten vier Prick-Einzel-Extrakte von Alternaria tenuis bzw. alternata von vier verschiedenen Herstellern aus; die „Standardisierungsangaben" finden sich in Abb. 1. Jeder Extrakt erhielt ein Symbol (A-D), welches in allen folgenden Untersuchungen beibehalten wurde.

Die Technik unseres RAST-Inhibitionsverfahrens soll durch Abb. 2 erläutert werden.

Schon aus dieser graphischen Darstellung läßt sich die 50%-Inhibitionsmarke einfach entnehmen (Rechnung:
$$\frac{cpm_{100} + cpm_0}{2} = cpm\ 50).$$

Für Extrakt A liegt sie bei 0,46 µl des Originalextraktes.

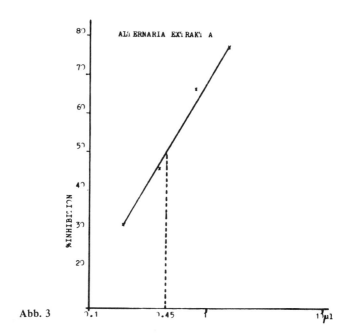

Abb. 3

Eine andere graphische Darstellung als diese Titrationskurve, bei der im semi-logarithmischen Maßstab die Konzentration des Ursprungsextraktes gegen %-Inhibition des RAST aufgezeichnet ist, ergibt noch zusätzliche Informationsmöglichkeiten (Abb. 3).

Bei dieser Darstellungsweise soll sich zwischen dem 30- und 70%-Inhibitionswert eine Gerade ergeben. Die Umrechnung der Daten ist einfach. Zur Kontrolle kann aus dieser Projektion der Meßwerte (Abb. 3) für den Allergenextrakt A die 50%-Inhibitionsmarke bei 0,45 µl des Originalextraktes A abgelesen werden. Er stimmt mit 0,46 µl aus Abb. 2 außerordentlich gut überein.

Wendet man dieses Darstellungsverfahren für alle vier geprüften Alternaria-Extrakte an, ergibt sich die Abb. 4.

Die Unterschiede in der Allergenpotenz gleich deklarierter Extrakte sind aus dieser Abbildung direkt zu ersehen (im Extremfall 1:1000).

Prick- und RAST-Tests

Nach Kenntnis dieser Daten wollten wir das Verhalten der gleichen Extrakte im Haut- (Prick-)Test wie auch im RAST untersuchen.

Hierzu standen uns 40 Patienten im Alter von 9–15 Jahren zur Verfügung, welche an Asthma und/oder Rhinitis litten, und deren anamnestische Daten auf eine Schimmelpilzsensibilisierung schließen ließen. Zu keinem Zeitpunkt hatten sich diese Patienten einer Hyposensibilisierung unterzogen. 29 von 40 Patienten waren vorher ambulant andernorts einmal mit Schimmelpilzmischextrakten hautgetestet worden und alle, die in unser Kollektiv einbezogen wurden, hatten mindestens eine 1+ Reaktion auf Alternaria aufgewiesen. Antihistaminika und Corticosteroide wurden während der Untersuchung nicht angewandt.

Der Pricktest mit den vier verschiedenen Alternaria tenuis-Einzelextrakten wurde mit der vom Hersteller dafür empfohlenen Konzentration durchgeführt, wobei weder Testarzt noch Patient wußten, welche Hautreaktion welcher Testlösung entsprach. Die Pricktests

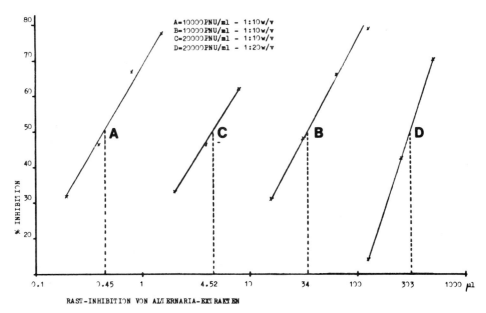

Abb. 4

Kriterien zur Beurteilung von Prick-Test und RAST mit Alternaria-Extrakten verschiedener Hersteller
PRICK-Test
0 = negative Reaktion
1+ = größer als 0, aber kleiner als 2+
2+ = 50% der Histaminquaddel
3+ = entsprechend der Histaminquaddel
4+ = doppelt so groß wie die Histaminquaddel
Positive Reaktion ≧ 2+
Kontrollen: 0,1%-ige Histaminlösung (1 mg Histaminchlorid/ml)
RAST-Test
Positive Reaktion ≧ RAST-Klasse 1

Abb. 5

wurden in üblicher Weise auf der Beugeseite des Unterarmes vorgenommen; vorher erfolgte durch Venenpunktion die Blutentnahme für die späteren RAST-Bestimmungen.

Die Hautreaktion wurde nach 15–20 Minuten abgelesen, wobei der größte Durchmesser einer jeden Quaddel (D) zu dem im rechten Winkel dazustehenden kleinsten Durchmesser (d) addiert und die Summe durch 2 dividiert wurde. Die so erhaltenen Werte wurden nach folgendem Schema bewertet (Abb. 5):

Nach Vorliegen der jeweiligen RAST-Ergebnisse, welche sowohl mit selbst hergestellten Allergenplättchen unter Verwendung von Prick-Test-Extrakt A als auch mit kommerziell erhältlichen Phadebas-Plättchen gewonnen wurde, erfolgte die Korrelation der jeweiligen Meßwerte miteinander. Zur Illustration sind nur die beiden extremen Darstellungen wiedergegeben (Abb. 6).

In Anlehnung an Virchow (2) und Aas (3) haben wir beim Prick-Test als immunologisch spezifische Reaktion und damit als positiv nur ≧ 2 + angesehen, beim RAST qualifizierte

Übereinstimmung RAST/Pricktest bei Alternaria-Extrakten

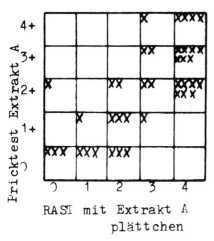
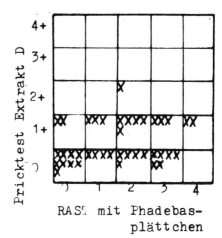

Abb. 6

die Klasse 1 und höher das Ergebnis als positiv (vgl. hierzu die detaillierten Ausführungen von Virchow et al.).

Bei Anlegung dieser Kriterien fällt die recht akzeptable Übereinstimmung von 62,5% (25/40) der positiven RAST- mit den positiven Prick-Test-Eregebnissen (unter Weglassen der neg./neg. Ergebnisse) auf, wenn der potenteste geprüfte Extrakt A sowohl im Hauttest als auch als Allergosorbent im RAST zum Einsatz gelangte.

Um so schlechter ist die Übereinstimmung oder besser Nichtübereinstimmung von in-vivo mit in-vitro Test bei Verwendung von Extrakt D und Phadebas Plättchen. Hier ist nur eine positiv/positiv-Übereinstimmung bei *einem* Patienten von 40 getesteten (= 2,5%) zu verzeichnen. Nimmt man allerdings die neg./neg. Übereinstimmungen hinzu, wird das Bild sogleich von 2,5% auf 25% aufgehellt.

Die Korrelationsergebnisse für alle getesteten Extrakte sind aus Abb. 7 ersichtlich.

Schlußfolgerungen

1. Die Güte der allergologischen Diagnostik von Schimmelpilzallergien hängt sehr stark von der Qualität der verwendeten Testlösung ab. Daher sollten dem Testarzt Orientierungswerte zur Allergenqualität an die Hand gegeben werden, die deutlich über dem Aussagewert der derzeitigen „Standardisierungsangaben" angesiedelt sind. Das gleiche gilt für das therapeutische Verfahren der Hyposensibilisierung.

2. Auf Arzneimittel, die der Gesetzgeber als so diffizil ansieht, daß er zur Zulassung sowie Überwachung von Qualität und Unbedenklichkeit dieser Produkte den Einsatz einer eigenen Bundesoberbehörde für notwendig erachtet, sollten zumindest diejenigen Rechtsnormen anwendbar sein, die für jedes herkömmliche Arzneimittel bis hin zu den freiverkäuflichen selbstverständlich bindend sind: Angabe der wirksamen Bestandteile in praktisch sinnvollen Maßeinheiten.

3. Korrelationsangaben in der Literatur zwischen RAST und Hauttest, welche Aussagen zur Verläßlichkeit einer bestimmten Methode liefern sollen, müssen sowohl im in-vivo wie in-vitro Test das gleiche Allergen verwenden, sofern sie wissenschaftlichen Kriterien genügen wollen (vgl. auch Aas (3)).

Übereinstimmung von positivem Prick-Testergebnis mit positivem RAST (Alternaria tenuis; n = 40)			
Extrakt A:	25/40 positiv	=	62,5%
Extrakt B:	19/40 positiv	=	47,5%
Extrakt C:	12/40 positiv	=	30 %
Extrakt D:	1/40 positiv	=	2,5%

Abb. 7

4. Solange die Potenz eines bestimmten Allergenextraktes, welcher zur Organprovokation (z.B. bronchiale Provokation) eingesetzt werden soll, nicht vorher bekannt ist, ist die von vielen Autoren vorgetragene besondere Aussagefähigkeit dieses Testverfahrens (Aufzeigen der klinischen Aktualität) durchaus zu relativieren. Ein Extrakt mit 20.000 PNU/ml und der Potenz des von uns untersuchten Extraktes D, natürlich in der vorgeschriebenen Konzentration für Provokationen, kann ohne weiteres zu einer fehlerhaften Beurteilung der „klinischen Aktualität" führen. Das Gleiche ist mit umgekehrtem Vorzeichen auch bei stark potenten Extrakten vorstellbar.

Jedenfalls bedarf die kategorische Aussage (1): „Bei Verdacht auf eine Schimmelpilzsensibilisierung *muß* der inhalative Provokationstest zur Diagnosesicherung herangezogen werden" einer deutlichen Relativierung.

5. Auch die globale Abwertung von RAST-Test-Ergebnissen zur Diagnosesicherung bei Patienten mit Sensibilisierungen gegen Schimmelpilze ist nicht stichhaltig, solange mit Allergenmaterial aus unterschiedlichen Quellen gearbeitet wird.

Der sicherlich überspitzt formulierten Aussage (1): „Der RAST stelle keine wesentliche Entscheidungshilfe dar" muß dann aus den bereits geschilderten Gründen die Stellungnahme Virchows (2) in diesem Zusammenhang entgegengesetzt werden, der sagt:

„In the absence of an indicative clincical history a set of different tests certainly gives a more correct diagnosis as well as a better basis for evaluation of the reliability of the results of a single test in general. Therefore, the results from the present investigation were designated „correct", if two or three of the three test methods gave identical results. If uniform results were obtained only from two tests the third test result was designated „not correct".

Definded in this way, it was found that on the average for 4 allergens (Aspergillus, Cladosp., Mucor, Penicill.) skin tests gave a reliable test result in 73%, provocation test in 80%, and RAST in 93% of all cases tested with the 3 methods. As 27% of all skin tests were positive without being combined with positive provocation test and/or positive RAST results.

Conclusion

The results of the study suggest that

1. . . . .
2. . . . .
3. the reliability of RAST alone is of higher magnitude than that of skin and provocation test results regarded separately".

Zusammenfassung

Vier kommerziell erhältliche, gleich deklarierte Prick-Einzel-Extrakte aus Alternaria tenuis (bzw. synonym Alternaria alternata) von vier verschiedenen Herstellern wurden mittels Hauttest, RAST und RAST-Inhibitionstest auf ihre Antigenpotenz untersucht. Bei

Extrakt A wurden alle in-vivo und in-vitro Tests mit dem gleichen Allergen durchgeführt, während ansonsten käuflich erworbene Allergenscheiben (d.h. Allergen am Allergosorbent stammt aus anderer Quelle als das im Hauttest verwendete) in den in-vitro-Untersuchungen eingesetzt wurden. Es zeigten sich beachtliche Unterschiede; im Extremfalle verhielt sich die Potenz zweier Allergenextrakte in etwa wie 1:1000.

Es wird gefordert, grundsätzlich Allergene gleicher Herkunft im Hauttest wie auch RAST einzusetzen, falls die Ergebnisse zur Beurteilung der Zuverlässigkeit der jeweils in Frage stehenden Methode Verwendung finden sollen.

Literatur

1. Kersten, W. und G.T. Hoek (1980): Schimmelpilzallergie. Wien. Med. Wschr. 130, 275.
2. Virchow, Chr., A. Roth, M. Debelic und M. Moeller (1975): RAST bei Schimmelpilzsporensensibilisierung. Prax. Pneumol. 29, 555.
3. Aas, K., J. Leegaard, L. Aukrust and H. Grimmer (1980): Immediate Type Hypersensitivity to common moulds. Allergy, 35, 443.

Anschrift: Dr. K.P. RINGEL, Sektion Angewandte Immunologie am Institut HE, Christian-Albrechts-Universität Kiel, Düsternbrooker Weg 17–19, 2300 Kiel 1.

Neue Untersuchungen zur Antigenpotenz gleichartiger Extrakte verschiedener Anbieter mittels Hauttest, RAST und RAST-Inhibitionstest

G. Forck, F. J. Prott und K.-J. Kalveram

Abteilung für Allergologie und Gewerbedermatologie
(Ltg. Prof.Dr. G. Forck) der Universitäts-Hautklinik Münster

Neuere Kenntnisse in der Immunpathogenese von Allergosen, aber auch das offenbar zunehmend häufigere Vorkommen allergischer Erkrankungen einschließlich der Inhalationsallergien, darüberhinaus verbesserte diagnostische und therapeutische Möglichkeiten haben dazu geführt, daß auf dem deutschen Markt eine ganze Reihe von Herstellern (Tab. 1) Extrakte zur Durchführung von Hauttesten anbieten.

Tabelle 1: Namen der Anbieter, deren Gräsersammelextrakte, Lieschgrasextrakte und Birkenextrakte im Rahmen dieser Untersuchung berücksichtigt wurden

Anbieter der untersuchten Pollenextrakte

Fa.	Extraktart		
1) Allergopharma	Gräser S.	Lieschgras	Birke
2) Basotherm	Gr.-Pollen V	"	"
3) Bencard	Gräser S.	"	"
4) Diephuis	Gräser S.	"	"
5) H A L	Gr. Poll. Misch. A	"	"
6) Hollister-Stier	Gräser II	"	"
7) Pharmacia	-	"	"

Wie bereits in einer früheren Untersuchung (RAST-Symposium 1978) mitgeteilt wurde, können sich Extrakte verschiedener Anbieter zum Teil in nicht unerheblichem Maße im Hinblick auf ihre Allergenpotenz unterscheiden und damit möglicherweise zu Fehlinterpretationen Anlaß geben. Bereits damals hatten wir die Forderung nach einer besseren Standardisierung erhoben.

Da in der Zwischenzeit auch noch sogenannte „reine" Extrakte (Pharmacia) auf den Markt gekommen sind, erschien uns die Beantwortung der Frage wichtig, ob die heute verwendeten gleichartigen Allergenextrakte unterschiedlicher Anbieter zu identischen Hauttestergebnissen führen würden, und ob auch über die in-vitro-Teste ein gleichartiges oder unterschiedliches Verhalten nachzuweisen ist.

Wegen der besonderen Bedeutung der immer häufiger vorkommenden, durch Gräser- und Baumpollen hervorgerufenen allergischen Beschwerden (Conjunctivitis, Rhinitis und allergisches Asthma) schien es uns wichtig, uns bei unserer Untersuchung zunächst auf diese Allergenextrakte zu beschränken.

Durchführung der Untersuchung

Bei 50 unbehandelten Patienten mit einer klinisch eindeutigen Pollinosis, durch Hautteste und RAST bestätigt als Gräser- oder Birkenpollenallergie, wurden Prick-Hautteste mit handelsüblichen, frisch bezogenen Extrakten bzw. mit zwei von der Firma Pharmacia zur Verfügung gestellten Testextrakten (z. Zeitpunkt der Untersuchung waren diese Extrakte noch nicht auf dem Markt) an den Oberarmen *gleichzeitig* bei jedem Patienten durchgeführt. Hierdurch war gewährleistet, daß individuelle Reaktionsschwankungen ausgeglichen wurden. Selbstverständlich war sichergestellt, daß diese Patienten nicht unter Corticosteroid- oder Antihistaminikamedikation standen und auch nicht hyposensibilisiert wurden.

Die mittels Prick-Test ausgelösten Quaddelreaktionen wurden 20 Minuten nach Allergenapplikation in der Weise registriert, daß der äußere Quaddelrand mit einem Kugelschreiber umfahren, die entsprechende Farbe dann auf Tesafilm übertragen und dieser in das Protokoll eingeklebt wurde. Auf diese Weise war eine systematische Auswertung am Ende der Untersuchung besonders leicht möglich. Bei der Auswertung wurde nicht der Quaddeldurchmesser, sondern der Quaddelinhalt gemessen. Handelte es sich um eine regelmäßig-kreisförmige Quaddel, wurde nach $r^2 \times \pi$ gerechnet, handelte es sich um mehr ellipsenförmige Veränderungen, wurde nach $r_1 \times r_2 \times \pi$ gerechnet. Aufgetretene Pseudopodien in der Reaktion wurden entsprechend ihrem geometrischen Muster isoliert ausgewertet und dann dem eigentlichen Quaddelinhalt zugerechnet. Als positive Testreaktion galten Quaddelgrößen von 0.3 bis 0.5 cm Durchmesser, das entspricht einen Quaddelinhalt von 0.07 bis 0.19 cm^2.

Die Messung des spezifischen IgE (Gräserpollengesamtextrakt, Lieschgras, Birkenpollen) erfolgte mit dem RAST, allerdings in der Abwandlung, daß für die Durchführung selbsthergestellte Scheibchen verwendet wurden, die mit Allergenen aus Bencard-Lösungen beschickt waren. Dies erschien zweckmäßig, da aus Vorversuchen bekannt war, daß eine unterschiedliche Potenz der untersuchten Extrakte zu erwarten war und wir auf die Weise mit einem relativ potenten Extrakt arbeiten konnten. Auch für die Durchführung einer weiteren in-vitro-Testung, des RAST-Inhibitions-Testes, schien es uns günstig zu sein, die selbsthergestellten Scheibchen zu verwenden, um auf diese Weise eine gute graphische Darstellung der unterschiedlichen Verhältnisse bei den untersuchten Extrakten zu erhalten.

Ergebnisse

In der Tab. 2 sind die bei 50 Patienten erhaltenen Reaktionen auf einen Pricktest mit Gräserpollensammelextrakt sowie Lieschgras aufgeführt. Untersucht wurden Gräserpollensammelextrakte von 6 Firmen; die Firma Pharmacia verfügt nicht über einen Sammelextrakt, so daß hier keine entsprechenden Messungen vorgenommen wurden. In der Tabelle ist das jeweils arthmetische Mittel für jeden einzelnen Testextrakt bei 50 Testpatienten aufgeführt. Es ist leicht zu ersehen, daß der Quaddelinhalt von Extrakt Nr. 1 mit 0.86 cm^2 nicht ganz doppelt so groß ist wie der Quaddeldurchmesser des Extraktes Nr. 6. Im rechten Teil der Tabelle sind die Verhältnisse für die Testreaktionen mit Lieschgras dargestellt. Hier waren von der Firma Pharmacia 2 Testextrakte zur Durchführung der Untersuchungen zur Verfügung gestellt worden. Man kann ohne weiteres erkennen, daß hier ganz erhebliche Unterschiede im Quaddeldurchmesser vorliegen. Auch im Vergleich der Quaddeldurchmesser zwischen Lieschgrasextrakten und Gräserpollensammelextrakten lassen sich bei den einzelnen Firmen Unterschiede in der Stärke der Reaktionen erkennen.

Tabelle 2: Ergebnisse der Hauttestungen mit Gräserpollensammelextrakt und Lieschgraspollenextrakten verschiedener Anbieter (n = 50 Patienten)

Ergebnisse der Hauttests mit G. P. S. und Lieschgraspollen-Extrakten verschiedener Anbieter (n = 50 Pat.)

	Anbieter	Quaddel in cm²	Quaddel in cm²	Anbieter	
1	H. S.	0.86	0.92	H. S.	1
2	Be.	0.84	0.88	Be.	2
3	A.	0.65	0.59	D.	3
4	Ba.	0.55	0.56	A.	4
5	H.	0.52	0.51	H.	5
6	D.	0.49	0.44	Ba.	6
7	-	-	0.29	Ph. (1.0 Hep)	7
8	-	-	0.22	Ph. (0.1 Hep)	8
	Gräserpoll. Sammel-Ex.		Lieschgras		

Bei 49 Patienten mit einer Birkenpollenallergie wurden auch Birkenpollenextrakte der verschiedenen Firmen in den Test miteinbezogen (Tab. 3). Hier ist die Differenz der verschiedenen Anbieter gleichartiger Extrakte besonders auffallend. Von einer Firma (Pharmacia) wurden zwei verschieden eingestellte Extrakte zur Verfügung gestellt, die auch ein deutlich unterschiedliches Ergebnis erbrachten. Bereits aufgrund der Hauttestergebnisse läßt sich sagen, daß auch heute noch analoge Allergenextrakte unterschiedlicher Anbieter zu unterschiedlichen Hauttestergebnissen führen. Dies hat durchaus auch eine gewisse praktische Bedeutung, weil die Testreaktionsstärke unter Umständen bei der Bestellung von Behandlungsextrakten für eine Hyposensibilisierung mit in die Rezeptur des Extraktes einfließt.

Um diese mittels in-vivo-Test nachgewiesenen unterschiedlichen Verhältnisse auch durch einen in-vitro-Test überprüfen zu können, wurde ein RAST-Inhibitionstest mit allen Allergenextrakten durchgeführt. Wie schon oben mitgeteilt, wurden hierfür selbst angefertigte Scheibchen, die mit den jeweiligen Bencard-Lösungen (Gräserpollensammelextrakt, Lieschgras und Birkenpollen) beschickt waren, verwendet. Über die Technik des Inhibitionstestes (Abb. 1) im einzelnen wurde bereits 1978 auf dem 1. RAST-Symposium be-

Tabelle 3: Ergebnisse der Hauttestungen mit Birkenpollenextrakten verschiedener Anbieter (n = 49 Patienten)

Ergebnisse der Hauttests mit Birkenpollen-Extrakten verschiedener Anbieter (n = 49 Pat.)

	Anbieter	Quaddel in cm²
1	H. S.	0.74
2	Be.	0.67
3	A.	0.49
4	Ph. (5.0 Hep)	0.46
5	H.	0.43
6	Ph. (1.0 Hep)	0.33
6	D.	0.33
8	Ba.	0.18

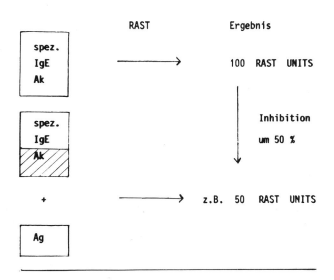

PRINZIP DES RAST INHIBITIONS TESTS

Abb. 1: Prinzip des RAST-Inhibitionstestes: Mit einer definierten Menge eines Pool-Serums, z. B. an Gräserpollen, wird eine normale RAST-Untersuchung durchgeführt, das Ergebnis gleich 100 gesetzt. Bei einer zweiten Untersuchung wird einer wiederum gleichen Menge von Pool-Serum – über eine Verdünnungsreihe – Allergenextrakt angeboten, was dazu führt, daß ein Teil der Antigen-Antikörper-Reaktion bereits im Pool-Serum abläuft und auf diese Weise bei einer erneuten RAST-Untersuchung ein Ergebnis erhalten wird, was unter 100 Einheiten liegt. Das heißt mit anderen Worten, daß der RAST inhibiert wird.

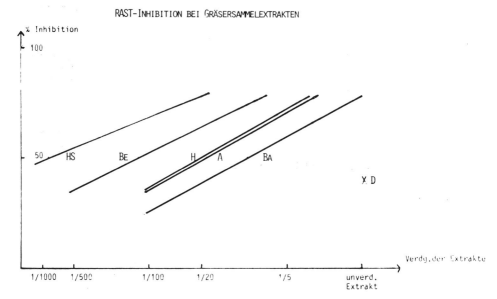

Abb. 2: Darstellung der Inhibitionsgeraden bei Gräserpollensammelextrakten verschiedener Firmen. Das Maß der notwendigen Verdünnung für eine 50%ige Inhibition ist gleichzeitig Hinweis für die Allergenpotenz des betreffenden Extraktes.

richtet. Im Prinzip besteht das Verfahren darin, daß zunächst ein ganz normaler RAST durchgeführt wird, wobei als gleichsam feststehende Größe ein Antikörperpool gebildet worden war mit jeweils Gräserpollen, Lieschgras sowie mit Birkenpollen. Das Ergebnis dieses RAST wurde mit 100 RAST-Einheiten bezeichnet. Für die Durchführung der Inhibitionstechnik wurde dann einer bestimmten Menge Pool-Serum in einer Verdünnungsreihe die zu prüfenden Allergenextrakte zugesetzt, so daß es bereits im Pool-Serum zur Ausbildung einer Antigen-Antikörper-Reaktion kommen konnte und bei einem dann durchzuführenden RAST lediglich noch die nicht gebundenen freien IgE-Antikörper zur Verfügung standen. Um einen Vergleich der verschiedenen Allergenextrakte im Hinblick auf ihre Potenz zu bekommen — aber auch aus anderen Gründen — wurde die Verdünnungsreihe so angelegt, daß als Meßpunkt auch die Möglichkeit einer Inhibition von 50% festgelegt werden konnte. In der Abb. 2 sind derartige Inhibitionskurven dargestellt. Unter Berücksichtigung der 50%igen Inhibition läßt sich somit feststellen, daß bei Verwendung der von den einzelnen Firmen angebotenen analogen Gräserpollensammelextrakte deutlich unterschiedliche Inhibitionen zu beobachten waren. Während bei den Extrakten der Firma Hollister Stier und Bencard besonders starke Verdünnungen vorgenommen werden mußten, um eine 50%ige Inhibition zu erreichen, konnte beispielsweise bei dem von der Firma Diephuis stammenden Extrakt auch unverdünnt keine 50%ige Inhibition erreicht werden.

Ähnliche Verhältnisse wurden bei dem Inhibitionstest mit Lieschgrasextrakt (Abb. 3) der verschiedenen Firmen erhalten. Während auch hier die Extrakte von Hollister Stier und Bencard die stärksten Verdünnungen als Ausdruck hoher Potenz aufwiesen, waren die von Pharmacia, Diephuis und Basotherm untersuchten Extrakte nur in einer extrem geringen Verdünnung in der Lage eine entsprechende Inhibition hervorzurufen. Auch die Inhibitionen mit analogen Birkenextrakten (Abb. 4) der unterschiedlichen Anbieter ergab eine klare Aufgliederung. Wiederum waren die schon erwähnten Extrakte von Hollister Stier und Bencard diejenigen, die einer besonders starken Verdünnung bedurften, um eine

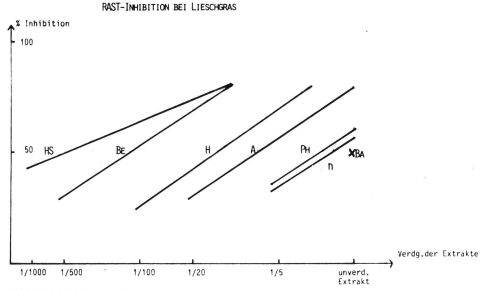

Abb. 3: Inhibitionsgeraden von Testextrakten verschiedener Anbieter von Lieschgras.

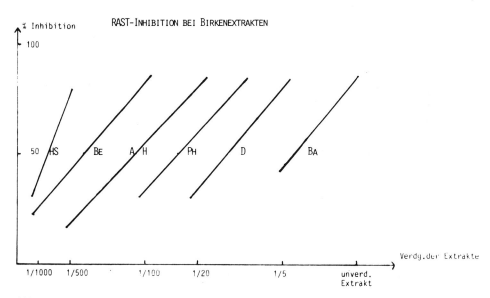

Abb. 4: Darstellung der verschiedenen Inhibitionsgeraden von Birkenpollenextrakten verschiedener Anbieter.

50%ige Inhibition hervorzurufen, während der Birkenextrakt von Basotherm erst in einer schwachen Verdünnung zu einer 50%igen Inhibition führte.

Fast man die erhaltenen Ergebnisse zusammen, so läßt sich sagen, daß gleichartige Extrakte unterschiedlicher Anbieter teilweise erheblich differente Hautreaktionen ergaben und daß sie im Inhibitionstest ganz in Analogie zu den Hauttesten unterschiedlich stark inhibiert wurden als Ausdruck einer ganz offenbar nicht zu unterschätzenden unterschiedlichen Allergenpotenz.

Eine weitere Untersuchung beschäftigte sich mit der Beziehung zwischen dem Sensibilisierungsgrad der Patienten (gemessen nach RAST-Klassen) und den jeweils erhaltenen Quaddelgrößen. Bei der Darstellung dieser Beziehung im Hinblick auf Gräserpollensammelextrakte zeigt die Tab. 4, daß auch hier gewisse Unterschiede vorhanden sind. Ordnet man nämlich entsprechend der RAST-Klassen 1–2 einerseits und der RAST-Klassen 3–4 andererseits alle untersuchten Patienten (n = 45) ein, so ergibt sich, daß der mittels Pricktest nachgewiesene Sensibilisierungsgrad bei Verwendung gleichartiger Extrakte unterschiedlicher Anbieter gewisse Eigentümlichkeiten aufweist. Ist der Extrakt sehr potent (z. B. von Hollister Stier oder Bencard), so bestehen im Quaddelinhalt zwischen den Patienten mit RAST-Klasse 1 und 2 und denen mit RAST-Klasse 3 und 4 kaum wesentliche Unterschiede, wohl hingegen bei den schwächer potenten Allergenen. Dieses wird in der Tab. 5 noch deutlicher: Bei den stark potenten Lieschgrasextrakten ergeben sich im Quaddeldurchmesser praktisch gar keine Unterschiede mehr, wohl hingegen bei den niederpotenten. Aufgrund dieser Untersuchungen muß gesagt werden, daß bei den allergenpotenten Extrakten keine sichere Beziehung zwischen Quaddelgröße und RAST-Klassen festzustellen ist, wohl aber bei weniger potenten Extrakten, bei denen dann die stärker sensibilisierten Patienten (RAST-Klasse 3 und 4) eine größere Quaddelbildung aufweisen. Im übrigen zeigten höher sensibilisierte Patienten (RAST-Klasse 3 und 4) mit allen Extrakten zwar unterschiedlich große Quaddeln, schwächer sensibilisierte Patienten (RAST-Klasse 1 und 2) reagierten aber weniger stark oder gar nicht mit einer Quaddelbildung.

Tabelle 4: Beziehungen zwischen Quaddelgrößen (cm^2) und RAST-Klassen gleichartiger Testextrakte (Gräserpollensammelextrakt) unterschiedlicher Anbieter

Beziehungen zwischen Quaddelgrößen (in cm^2) und RAST-Klassen gleichartiger Testextrakte (Gräserpollen-Sammelextrake) unterschiedlicher Anbieter

Anbieter	n = 5 RAST-Klassen 1-2	n = 40 RAST-Klassen 3-4	Anbieter
H. S.	0.71	0.87	H. S.
Be.	0.54	0.84	Be.
A.	0.52	0.68	A.
D.	0.49	0.58	Ba.
Ba.	0.43	0.57	H.
H.	0.32	0.53	D.

Tabelle 5: Beziehungen zwischen Quaddelgrößen (cm²) und RAST-Klassen gleichartiger Testextrakte (Lieschgraspollenextrakte) unterschiedlicher Anbieter

Beziehungen zwischen Quaddelgrößen (in cm²) und RAST-Klassen gleichartiger Testextrakte (Lieschgraspollen-Extrakte) unterschiedlicher Anbieter

Anbieter	n = 5 RAST-Klassen 1-2	n = 39 RAST-Klassen 3-4	Anbieter
H. S	1.09	1.05	H. S.
Be.	0.99	0.94	Be.
H.	0.52	0.52	H.
D.	0.48	0.65	D.
A.	0.44	0.62	A.
Ba.	0.36	0.52	Ba.
Ph. (1.0 Hep)	0.28	0.33	Ph (1.0 Hep)
Ph. (0.1 Hep)	0.13	0.25	Ph (0.1 Hep)

Tabelle 6: Gräserpollenallergiker (n = 7) mit negativem Hauttestergebnis, aber positivem RAST

Gräserpollenallergiker (n=7) mit teilweise negativem Hauttestergebnis, aber positivem RAST

Anbieter:	RAST-Klassen: 1	2	3	4
Pharm. 0.1 Hep	1	1	5	
Pharm. 1.0 Hep	1			
Basotherm			1	
Diephuis			2	

Hieraus resultierte naturgemäß die Frage, ob nicht unter Umständen falsch negative Ergebnisse bei den schwächer potenten Extrakten zu beobachten sind. Dies war tatsächlich bei Extrakten einzelner Firmen der Fall. In der folgenden Tab. 6 sind sieben Gräserpollenallergiker aufgeführt, die bei den stärker potenten Extrakten deutlich positive Reaktionen im Pricktest aufwiesen, bei den schwächer potenten jedoch nicht. Auffallend ist dies insbesondere bei fünf Patienten, bei denen ein Sensibilisierungsgrad der RAST-Klasse 3 vorlag und hier in allen fünf Fällen bei einem Extrakt von Pharmacia, in einem Fall bei Basotherm und in zwei Fällen bei Extrakten der Firma Diephuis falsch negative Ergebnisse erhalten wurden. Besonders auffallend waren die Verhältnisse bei 12 Birkenpollenallergikern (Tab. 7), bei denen in der RAST-Klasse 1 bis RAST-Klasse 4, insbesondere bei dem Extrakt der Firma Basotherm negative Hauttestergebnisse erhalten wurden.

Tabelle 7: **Birkenpollenallergiker (n = 12) mit teilweise negativem Hauttest, aber positivem RAST**

Anbieter:	RAST-Klassen:			
	1	2	3	4
Basotherm	1	3	7	1
Diephuis	1		2	
Pharmacia 1 Hep			1	

Besprechung der Ergebnisse

Bereits bei der Durchführung der Hautteste mittels Pricktest konnten deutlich unterschiedliche Reaktionsstärken, ausgedrückt in Quaddelinhalt, bei gleichartigen Extrakten verschiedener Firmen beobachtet werden, die in Einzelfällen sogar zu falsch negativen Ergebnissen führten. Die unterschiedlichen Testergebnisse dürften verursacht sein durch eine unterschiedliche Potenz der jeweiligen Testextrakte. Diese klinische Beobachtung konnte gestützt werden durch das Ergebnis der RAST-Inhibitionsversuche, die deutlich aufzeigten, daß den einzelnen Extrakten eine höchst unterschiedliche Potenz zuzusprechen ist, was sich insbesondere darstellte durch den hohen Verdünnungsgrad bei einzelnen Extrakten, um eine 50%ige Inhibition zu erreichen. Schließlich war es interessant festzustellen, daß die potenten Extrakte in jedem Fall zu einer Testreaktion führten, wobei die durch unterschiedliche RAST-Klassen nachgewiesene Sensibilisierung des Patienten keinen wesentlichen Einfluß hatte auf die Größe der Testreaktion, dies ganz im Gegensatz zu den schwächer potenten Extrakten, die bei stärkerem Sensibilisierungsgrad dann auch eine relativ stärkere Reaktion aufwiesen.

Zusammenfassend läßt sich somit sagen, daß analoge Testextrakte unterschiedlicher Anbieter durchaus zu unterschiedlichen Hauttestreaktionen führen können, die sogar bis zu falsch negativen Ergebnissen reichen. Der Grund für dieses Verhalten liegt ganz offensichtlich in einer unterschiedlichen Potenz der eigentlichen Extrakte, was sich nicht nur im Hauttest, sondern auch mit Hilfe des RAST-Inhibitionstestes zeigen läßt. Da die Differenzen der Potenz zum Teil ein Verhältnis von mehr als 1:500 haben, muß im Hinblick auf eine saubere Diagnostik gefordert werden, daß eine Standardisierung der Extrakte nicht nur innerhalb der einzelnen Produktionsfirmen, sondern auch untereinander äußerst wünschenswert ist. Nur auf diese Weise können Hauttestergebnisse miteinander verglichen werden und kann die Diagnostik eindeutig durchgeführt werden. Eine Standardisierung könnte unseres Erachtens durchaus, wie wir zeigen konnten, mit dem RAST-Inhibitionstest durchgeführt werden. Wie wir bereits 1978 vorgetragen haben, sollte auf weitere Sicht jedoch die Standardisierung der Extrakte nicht nur innerhalb einer Firma, sondern auch bei den Extrakten verschiedener Anbieter untereinander erfolgen. Dies könnte z.B. dadurch ermöglicht werden, daß ein Referenzpoolserum für alle Anbieter festgelegt wird, was wahrscheinlich jedoch nur über eine entsprechende gesetzliche Auflage des Bundesgesundheitsamtes möglich sein wird.

Anschrift: Prof.Dr. G. Forck, Univ.-Hautklinik, von-Esmarch-Str. 56, 4400 Münster.

Klinisch wichtige Kreuz- und Begleit-Reaktionen im RAST

H. Düngemann, S. Borelli und J. Rakoski

Dermatologische Klinik und Poliklinik der Technischen Universität München
(Direktor: Prof. Dr.Dr. S. Borelli)
Allergie-Abteilung (Leiter: Prof.Dr. H. Düngemann)

Die meisten der *stärkeren* allergischen Symptom-Bilder sind summativ ausgelöst, indem sowohl mehrere Antigene gleichzeitig als auch unspezifische, d.h. nicht-allergische Lokalisations-, Auslösungs- und Verstärkerfaktoren das jeweilige klinische Erscheinungsbild gemeinsam bestimmen. Als IgE-Antikörper noch nicht im RAST-Verfahren bestimmt werden konnten, sondern unter dem Namen „Reagine" an der Haut bestimmt und ggf. auch semiquantitativ austitriert wurden, war diese Tatsache bereits allgemein bekannt. Mit der Einführung inhalativer Expositionsproben in die Routine-Diagnostik zeigte sich dann auch, daß nur bei *massiven* Sensibilisierungen, wie sie z.B. am Arbeitsplatz vorliegen können, schon die monovalenten Sensibilisierungen einen Patienten bereits spontan zum Arzt führen. So sind auch Pollinose-Patienten zumeist erst bei einer mehr oder weniger starken Verbreiterung des Antigenspektrums mit der dadurch verursachten Symptomverstärkung und Beschwerdenverlängerung (= Saisonausbreitung) zu einer ursächlichen Diagnostik und Therapie zu motivieren gewesen.

Es war zu erwarten, daß diese schon alten Erkenntnisse aus der allergologischen Praxis mit der Einführung der RIA-Verfahren auch bei den RIST und RAST-Bestimmungen eine zusätzliche immunologische Bestätigung im Labor erfahren würden.

Unter diesem Gesichtspunkt hatten wir vor 4 1/2 Jahren im ersten großen deutschen RAST-Symposium (im November 1976 in Frankfurt/Main) über ein RAST-Screening mit 50 Antigenen und vergleichenden RIST-Untersuchungen an insgesamt 2.500 Patienten berichtet. Damals hatten wir an den Ergebnissen bei 995 Gräserpollenallergikern demonstrieren können, daß „reine Pollinose-Patienten" mit einer alleinigen Sensibilisierung auf Gräserpollen in den Wintermonaten noch auf normale IgE-Werte abfallen (Abb. 1).

Demgegenüber zeigten die Patientengruppen mit zunehmender Ausbreitung des Antigenspektrums
a) signifikante Anstiege der RIST-(Gesamt-IgE) Durchschnittswerte und
b) eine damit verbundene Nivellierung der zuvor deutlichen saisonabhängigen IgE-Schwankungen im Jahresablauf.

Wir hatten aber damals auch schon besonders hervorgehoben, daß bei diesen „reinen Pollenallergikern" *ohne* nachweisbare Begleitsensibilisierung auf andere Inhalationsantigene im Jahresablauf zu früh schon, d.h. im Januar, Februar und März und damit deutlich vor der klassischen Pollensaison, bereits stärkere IgE-Anstiege zu registrieren waren. Diese damaligen Beobachtungen haben wir in den letzten Jahren laufend kontrolliert und durch weitere Detail-Untersuchungen ergänzt. Dazu fühlten wir uns besonders veranlaßt, weil Hyposensibilisierungszwischenfälle und speziell auch einige der uns näher bekanntgewordenen Hyposensibilisierungstodesfälle in diese Anstiegszeiten fielen, und es sich bei den nachträglich näher analysierten Risikopatienten (mit solchen Zwischenfällen) eigentlich

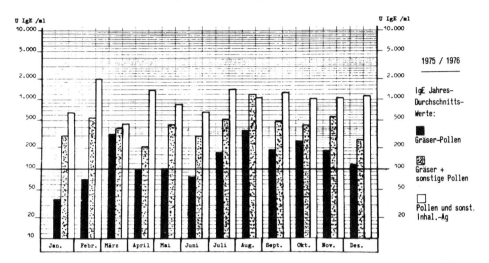

Abb. 1: Durchschnittswerte des Gesamt-IgE (RIST) im Jahresablauf bei insgesamt 995 Gräserpollen-Allergikern. Nach den RAST-Ergebnissen (auf 50 Antigene) sind 3 Patientengruppen mit unterschiedlichen Antigen-Spektren berücksichtigt:
a) „reine Gräserpollen-Allergiker
b) Sens. auf Gräser *und andere* Pollen
c) Pollinose-Patienten mit weiteren Sensibilisierungen.
Nur bei der ersten Gruppe (187 „reine" Gräserpollen-Allergiker) normalisieren sich die IgE-Werte im Winter, d.h. außerhalb der Pollensaison (aus: Vortrag vom 27.11.76).
Bemerkenswert: Der IgE-Anstieg der 1. Gruppe *bereits im März* ist nicht durch Kätzchenblüher verursacht!

nie um reine Gräserpollenallergiker handelte, sondern um solche mit mehr oder weniger ausgeprägten Spektrumverbreiterungen. Die Gefahren einer unkontrollierten „natürlichen" Mehrfachexposition mit klinisch manifesten Antigenen auch außerhalb der „eigentlichen" Pollensaison kann daher den Kollegen in der Praxis kaum häufig und intensiv genug mit entsprechenden Befunden zum Bewußtsein gebracht werden!

Unsere heute hier vorgetragenen Untersuchungsergebnisse stammen aus einer Analyse der RIST- und RAST-Ergebnisse bei 3.300 Pollenallergikern unserer Klinik, bei denen — wie damals — wiederum mindestens 50 Antigene im RAST überprüft worden sind; auf die weiteren klinischen Untersuchungsergebnisse kann und braucht im Rahmen dieser kurzen Analyse nicht in Einzelheiten eingegangen zu werden, wenn wir voraussetzen, daß bei eindeutig positiven RAST-Ausfällen eine ausreichende Übereinstimmung mit der klinischen Relevanz der Antigene heute ausreichend abgesichert ist. Es sei nur bemerkt, daß wir keine Serumeinsendungen annehmen und daher nur über eigene Patienten berichten.

Mit Abb. 2 dürfen wir zuerst einmal auf jene Patienten verweisen, die durch — zum Teil massive — Begleitsensibilisierungen auf Kätzchenblüher und Oleaceae eine so deutliche *Saisonverbreiterung* der natürlichen Pollenexposition erfahren, daß in der zeitlichen Planung der Hyposensibilisierungsbehandlung unbedingt die Berücksichtigung *drohender unkontrollierter* Expositionen erfolgen muß!

Wir haben in mehreren Veröffentlichungen über Detailuntersuchungen zu diesen Patientengruppen berichtet und sind dabei auch auf die im einzelnen besonders wichtigen *Kreuzsensibilisierungen* eingegangen, die hier in Deutschland von besonderer Relevanz sind. Inzwischen hat sich — erwartungsgemäß — aber auch gezeigt, daß selbst sehr *schwere Pollen* von insektenbestäubten Pflanzen (wie z.B. von diversen Asteraceae) *in abgeschlos-*

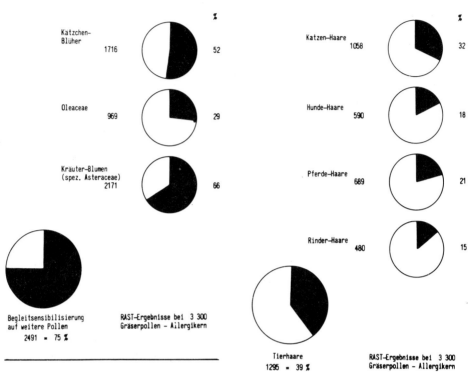

Abb. 2: Breite des klinisch aktuellen Pollenspektrums in den RAST-Ergebnissen bei 3.300 Gräserpollenallergikern der Klinik: Nur bei 25% der Patienten waren allein die *Gräser*-Pollen betroffen.

Abb. 3: Häufigkeit der Begleit-Sensibilisierungen auf Haare bzw. Schuppen von 4 routinemäßig berücksichtigten Haustiergruppen.

senen Räumen durch die Besonderheiten der Luftzirkulation zu relativ *starken Summationsexpositionen* und damit zu manifesten klinischen Symptomen führen können (cave: Blumensträuße am Krankenbett!).

Diese Summationsvorgänge waren wiederum besonders auffällig an den Patienten zu beobachten, bei denen zusätzlich auch noch Begleitsensibilisierungen auf Tierhaare und Tierepithelien bestanden.

Abb. 3 soll demonstrieren, daß immerhin mehr als ein Drittel unserer 3.300 Gräserpollenallergiker sogar im RAST solche ausgeprägten „Risikofaktoren" durch Tiereiweiß-Sensibilisierungen aufwiesen. Daher muß hervorgehoben werden, daß wir nur die vier im Dia gezeigten Tierhaargruppen berücksichtigt haben, nicht aber z.B. Sensibilisierungen auf Nager (Hamster, Meerschweinchen etc.). Zugleich ist erwähnenswert, daß die klinisch relevanten Sensibilisierungen auf Hundehaare in Wirklichkeit höher liegen, als die Zahlen dieser RAST-Auswertung, da bei einem Großteil der hier gezeigten Patienten die RAST-Analyse mit einem noch mangelhaften Hundehaarextrakt erfolgte, dementsprechend die positiven RAST-Ergebnisse zu gering ausfielen.

Mit Abb. 4 möchten wir Ihnen zeigen, wie ausgeprägt die Möglichkeiten von Summationsexpositionen auch statistisch hervortreten, wenn wir alle geprüften RAST-Antigene gleichzeitig berücksichtigen.

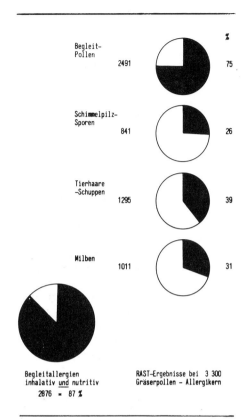

Abb. 4: Anzahl der Gesamt-Begleitsensibilisierungen bei Berücksichtigung aller 50 RAST-Antigene des Screening-Forschungsprogramms.

Bei strengen Maßstäben liegt *nur bei 13%* der 3.300 Gräserpollenallergiker aus der Sicht der „natürlichen Expositionsmöglichkeiten" auch *außerhalb* der Gräserpollensaison *keine summative Expositionsgefahr* vor, obwohl bei praktisch allen 3.300 Pollinose-Patienten die „grobe Einleitungs-Anamnese-Erhebung" zuerst einmal eindeutig auf eine alleinige Pollenallergie hinwies. Führen wir uns vor Augen, wieviele klinisch bedeutsame Begleitallergien zum Teil in Form von massiven Mehrfachsensibilisierungen für die zum Teil erst nach längerer Anamneseerhebung eingeräumten „gelegentlichen extrasaisonalen Zwischenfälle" in diesen RAST-Ergebnissen verantwortlich zu machen sind, so kann eigentlich nur erstaunen, daß bei einer schematischen Hyposensibilisierungsbehandlung durch Ungeübte nicht häufiger ernsthafte Zwischenfälle auftreten. Dementsprechend muß man mit diesen RAST-Ergebnissen wohl noch einmal ganz besonders vor Hyposensibilisierungsversuchen bei nicht ausreichend bzw. gar überhaupt nicht vorgetesteten Patienten warnen.

Leider konnten wir in diesem Kurzreferat nur eine sehr geraffte Interpretation der umfangreichen Untersuchungsergebnisse geben. Deshalb werden wir auch in einer größeren Veröffentlichung noch auf die Details eingehen müssen und werden dabei speziell die *Mehrfachsensibilisierungen* ausführlich diskutieren, die besonders leicht und damit auch am häufigsten zu unerwünschten Hyposensibilisierungszwischenfällen führen.

Anschrift: Prof.Dr. H. DÜNGEMANN, Dermatologische Klinik und Poliklinik der Technischen Universität München, Biedersteiner Str. 29, 8000 München 2.

Untersuchungen über Antigen-wirksame Bestandteile von Aspergillus fumigatus mit Hilfe des Radio-Allergo-Sorbent-Tests (RAST)

D. Mernitz, X. Baur und M. Dewair

Pulmonologische Abteilung (Leiter: Prof.Dr. G. Fruhmann), Medizinische Klinik I
(Direktor: Prof.Dr. G. Riecker), Klinikum Großhadern der Universität München

Aus der Literatur ist bekannt – wie auch beim ersten RAST-Symposion berichtet wurde –, daß eine unzureichende Übereinstimmung der Ergebnisse von Hauttest, bronchialer Provokation und RAST besonders bei der Diagnose von Schimmelpilzallergien besteht (1, 3). Da es sich bei vielen Schimmelpilzen um bekanntermaßen potente Allergene handelt, die zudem noch ubiquitär vorkommen, erschien es uns aus klinischen Gesichtspunkten sinnvoll, der Frage nachzugehen, worauf die mangelnde Kongruenz der oben genannten diagnostischen Verfahren beruhen könnte. Bei unserer Arbeit haben wir uns bisher zunächst auf den Schimmelpilz Aspergillus fumigatus beschränkt.

Wir sind von der Annahme ausgegangen, daß die erwähnten Diskrepanzen zwischen den einzelnen Testverfahren nicht auf methodische Unzulänglichkeiten oder auf Fehler bzw. Ungenauigkeiten bei der Testdurchführung zurückzuführen sind, sondern daß die Ursache dafür in der Gewinnung und Aufbereitung der für die klinischen Untersuchungen verwendeten Schimmelpilzextrakte zu suchen ist. Bei dieser Überlegung beziehen wir uns auf Arbeiten der Gruppe KIM und Mitarbeiter, die berichten, daß der Proteingehalt von Schimmelpilzen in Abhängigkeit von den Kulturbedingungen – vor allem vom Kulturmedium und der Kultivierungszeit, d.h. dem Reifungsgrad zum Zeitpunkt der Ernte – stark variiert (2, 4, 5).

Übertragen auf die Praxis kann das bedeuten, daß eine positive Reaktion eines Patienten im RAST, d.h. der Nachweis spezifischer IgE-Antikörper, nicht nur davon abhängt, ob der Patient Aspergillus fumigatus exponiert und sensibilisiert ist, sondern auch davon, ob der kultivierte Schimmelpilz, der zur Herstellung der Testsubstanz gedient hat, hinsichtlich seines Proteingehaltes möglichst genau mit der Naturform des Pilzes übereinstimmt, welcher zur Sensibilisierung geführt hat.

Wie sich diese Situation auswirkt, möchte ich im Zusammenhang mit der Beschreibung unseres methodischen Vorgehens erläutern. Aus gefriergetrockneten Myzelien und Sporen, die uns freundlicherweise von der Firma Pharmacia zur Verfügung gestellt wurden, wurde nach Extraktion mit Na-Phosphatpuffer die erhaltene Suspension zentrifugiert und der Überstand anschließend filtriert. Nach Dialyse wurde das so gewonnene Rohextrakt zur Konzentrierung gefriergetrocknet und schließlich im Elutionspuffer gelöst.

Die erste Auftrennung erfolgte durch Gelfiltration mit Sephadex G-100 in einer 100 cm langen Säule mit einem Durchmesser von 16 mm. Die Elutionsgeschwindigkeit betrug ca. 5 ml x cm^{-2} x h^{-1}. Das Ergebnis dieser Elution ist in Abbildung 1 dargestellt.

Sie sehen die Extinktionskurve, die bei 280 nm gemessen wurde. Die 5 Gipfel wurden als Fraktionen (I–V) getrennt gesammelt, über 48 h gegen Aqua bi-destillata dialysiert, anschließend gefriergetrocknet, an Papierscheiben gekoppelt und im RAST als Allergen eingesetzt.

Untersuchungen über Antigen-wirksame Bestandteile von Aspergillus fumigatus

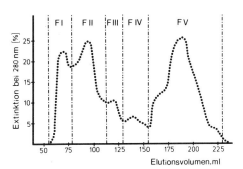

Abb. 1

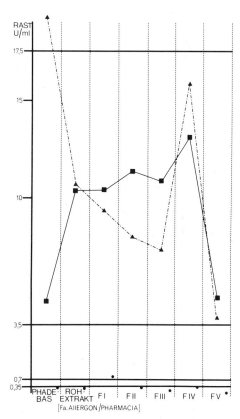

Abb. 2

Zwei Patienten mit stark positiver cutaner und bronchialobstruktiver Reaktion auf Aspergillus fumigatus-Extrakt zeigen im RAST die in Abbildung 2 dargestellten Antikörpertiter gegen das kommerziell erhältliche Phadebas-RAST-Allergen, das von uns hergestellte Rohextrakt und die daraus gewonnenen Fraktionen I bis V.

Während die beiden Seren im Phadebas-RAST starke Unterschiede aufweisen, ergeben sich für das von uns gewonnene Rohextrakt fast identische Werte. Zwei weitere Fraktionen, F IV und F V, zeigen jeweils die höchste bzw. niedrigste Aktivität innerhalb des Ergebnisprofils. Die nicht durch eine Linie verbundenen Punkte stellen Werte dar, die ein Patient mit zwar hohem Gesamt-IgE-Spiegel jedoch ohne spezifische IgE-Antikörper gegen die hier getesteten Antigene aufwies.

Zur Überprüfung, ob die Allergenpräparate verschiedener Hersteller gleichartige einander entsprechende Ergebnisse liefern, wurde zusätzlich eine von der Firma Hollister-Stier zur Verfügung gestellte Stammlösung von Aspergillus fumigatus eingesetzt.

Die Fraktionierung dieses Materials erfolgte nach entsprechender Vorbereitung mit den gleichen Methoden, die bei der Auftrennung der vorigen Probe angewendet wurden. Im Unterschied zum ersten Auftrennungsvorgang konnten jedoch nur vier Fraktionen sicher voneinander unterschieden werden. Ihre Testung mittels RAST und der Vergleich der Resultate mit dem Phadebas-RAST zeigt eine Diskrepanz zu diesen Werten.

Bei einem Patienten liegen die Werte der einzelnen Fraktionen weit über dem Resultat des Phadebas-RAST, während die Werte des 2. Patienten bis auf den Wert von FIV unter dem Resultat des Phadebas-RAST liegen. Die Meßwerte sind mit den Seren derselben Patienten gewonnen worden, die auch bei den „Pharmacia"-Fraktionen als Beispiel dienten. Ein 3. Patient, für den sich im Phadebas-RAST spezifische Antikörper nachweisen lassen, zeigt in der Testung mit unseren Fraktionen durchwegs negative Werte.

Eine Aussage darüber, ob einzelne Fraktionen aus den beiden vorgestellten Fraktionierungsvorgängen identisch sind, ist zum gegenwärtigen Zeitpunkt noch nicht zu entscheiden, weil sich insgesamt nur sehr kleine Mengen Protein in den einzelnen Fraktionen isolieren ließen.

Zusammenfassung

Mittels Gelfiltration auf Sephadex G-100 lassen sich 5 Peaks des „Pharmacia"-Präparats und 4 Peaks aus dem Hollister-Stier-Extrakt gewinnen. Alle diese Peaks zeigen unter Verwendung von Seren sensibilisierter Patienten im RAST Allergen-Aktivität.

Das von Serum zu Serum und von Präparation zu Präparation unterschiedliche Reaktionsmuster der Seren weist einerseits
— auf eine unterschiedliche Zusammensetzung dieser Präparationen bezüglich des Allergengehaltes hin, andererseits
— auf unterschiedliche Antikörper-Populationen, die gegen verschiedene Bestandteile im Aspergillus-Extrakt gerichtet sind.

Literatur

1. Baur, X., W. Dorsch und V.v.Liebe: Vergleichende Untersuchungen zwischen RAST, Hauttest und inhalativem Provokationstest bei Patienten mit Bäckerasthma und Schimmelpilzasthma. 1. Kölner RAST-Symposion, S. 101 (1978).
2. Bardana, E.J.: Culture and antigen variants of Aspergillus. J. Clin. Immunol. 61, 225 (1978).
3. Kersten, W. and G.T. Hoek: Schimmelpilzallergie. Wiener Med. Wschr. 8, 275 (1980).
4. Kim, S.J. und S.D. Chaparas: Characterization of antigens from Aspergillus fumigatus. I. Preparation of antigens from organisms grown in completely synthetic medium. Am. Rev. Respir. Dis. 118, 547 (1978). II. Fractionation and electrophoretic, immunologic and biologic activity. Am. Rev. Respir. Dis. 118, 553 (1978).
5. Thurston, J.R., J.L. Richard and S. McMillens: Cultural and serological comparison of ten strains of Aspergillus fumigatus. Fresenius, Mycopathology 51, 327 (1973).

Anschrift: Dr. D. MERNITZ, Klinikum Großhadern, Med. Klinik, 8000 München 70.

Inhalationsallergien durch Vogelantigene: Nachweis von IgE-Antikörpern gegen Taubenserum- und Taubenkot-Komponenten mittels RAST*

H. Ebner, D. Kraft, M. Goetz, H. Rumpold, F. Muhar, H. Schroeder und L. Yman

Ambulatorium für Allergie 1100 Wien, Institut für allgemeine und experimentelle Pathologie der Universität Wien, Universitätskinderklinik Wien, Pulmologisches Zentrum Wien und Pharmacia Diagnostics AB, Uppsala

Wenn bei einem Patienten perenniale inhalative Beschwerden vorliegen, gehören die Frage nach dem Besitz von Haustieren und damit auch Vögeln sowie die Verwendung von Federnextrakten im Hauttest zum routinemäßigen Vorgehen in der Allergiediagnostik. Der Personenkreis, bei dem eine Exposition mit Vogelantigenen besteht, ist relativ groß: neben Vogelzüchtern, Vogelhändlern und Vogelbesitzern müssen in diesem Zusammenhang auch Menschen berücksichtigt werden, bei denen der Kontakt unbewußt z.B. durch Brutstätten von Tauben in Fensternähe oder in Lichtschächten bzw. durch die Verschleppung von Vogelexkrementen in Ventilationseinrichtungen erfolgt.

Alle Vögel sondern nun, einerseits über das Federkleid, andererseits über den Kot, antigene Substanzen ab, die bei Einatmung eine Immunantwort im entsprechenden Organismus und damit in manchen Fällen eine Inhalationsallergie auszulösen vermögen. Bisher konnten bestimmte Serumbestandteile wie z.B. Albumin, Gammaglobuline und andere Globuline als Antigene identifiziert werden, die über das Federkleid ausgeschieden werden; im Kot spielen Albumin, aggregiertes IgA, leichte Ketten von Immunglobulinen und ß-Globuline diesbezüglich eine wesentliche Rolle. Insgesamt handelt es sich bei der Vogelallergie um eine Vielzahl von antigenen Komponenten, wobei aber zwischen den verschiedenen Arten häufig gemeinsame Determinanten festzustellen sind (3, 6, 7).

Ohne Zweifel stellt die exogen-allergische Alveolitis (EAA) die häufigste Reaktion auf Vogelantigene dar, doch kann es auch zur Auslösung von Erkrankungen des atopischen Formenkreises wie perenniale Rhinitis, asthmoide Bronchitis, Asthma bronchiale und Kontakturticaria kommen. Im Gegensatz zur EAA existieren über die IgE-bedingten Krankheitsbilder nur wenig exakte Untersuchungen, ebenso steht noch ganz allgemein die Rolle spezifischer IgE-Antikörper für die Entwicklung einer EAA zur Diskussion (5, 1).

Konkret soll im Folgenden versucht werden zu zwei Problemen Stellung zu nehmen:

a) Welche Bedeutung kommt gegen Vogelantigene gerichteten IgE-Antikörpern für die Entwicklung von Inhalationsallergien zu?
b) Welche Bedeutung haben spezifische IgE-Antikörper für die Entwicklung einer EAA?

---

* Unterstützt durch den Hochschuljubiläumsfonds der Stadt Wien.

Eigene Untersuchungen

Krankengut

Zur Beantwortung der aufgeworfenen Fragen wurden folgende Personengruppen untersucht: 20 Patienten mit perennial-inhalativen Beschwerden, die eine längerfristige Exposition mit Vogelantigenen angaben und im Prick-Test positive Reaktionen auf einen Federmischextrakt (Fa. Hollister-Stier) zeigten; 6 Patienten mit klinisch gesicherter EAA und präzipitierenden Antikörpern auf Vogelantigene; 7 asymptomatische Vogelhändler mit präzipitierenden Antikörpern auf Vogelantigene. Als Kontrolle diente ein Serumpool von 21 Normalpersonen und Sera mit verschieden hohen gesamt-IgE Spiegeln.

Methodik

In Zusammenarbeit mit der Forschungsabteilung der Fa. Pharmacia-Diagnostics wurden Taubenserum (Ts)- und Taubenkot (Tk)-Antigene an Cyan-Bromid aktivierte Papierscheibchen gekoppelt und entsprechend den Anweisungen der Hersteller RAST-Untersuchungen durchgeführt.

Die Bestimmung der präzipitierenden Antikörper erfolgte mit der Doppeldiffusionstechnik nach Ouchterlony, wobei Antigene der Fa. Hollister-Stier verwendet wurden (2).

Mit der **R**ed-**C**ell-**L**inked **A**ntigen-**A**ntiglobulin **R**eaction (RCLAAR) erfolgte die gleichzeitige Bestimmung von allergenspezifischen IgG, IgA und IgM (4).

Ergebnisse

Von den 20 Patienten mit Verdacht auf durch Vogelantigene ausgelöste perenniale Rhinitis bzw. Asthma bronchiale konnten in 15 Fällen spezifische IgE-Antikörper nachgewiesen werden (Tab. 1). In der Mehrzahl handelt es sich um Befunde der RAST-Klassen 1 oder 2, nur bei 1 Patientin konnte ein Ergebnis der RAST-Klasse 4 festgestellt werden. Kontrollsera mit verschieden hohen IgE-Tiern sowie ein Serumpool von 21 Normalpersonen wiesen keine gegen Vogelantigene gerichteten IgE auf.

Wenn man im vorliegenden Krankengut die Prick-Test Resultate mit den Ergebnissen des RAST vergleicht, ergibt sich eine recht gute Übereinstimmung, es fällt aber eine Gruppe von Patienten mit positivem Hauttest und negativem RAST auf (Tab. 2). In diesem Zu-

Tabelle 1: RAST mit Taubenantigenen (Ts, Tk) bei Patienten (n = 20) mit Verdacht auf durch Vogelantigene ausgelöste Rhinitis perennialis und Asthma bronchiale

Sera	RAST-Klassen Ts/Tk
5	0/0
2	1/0
1	0/1
4	1/1
1	2/1
1	1/2
5	2/2
1	4/4
Kontrollserum 1	0/0
Kontrollserum 2	0/0
Kontrollserum 3	0/0
NHS-Pool	0/0

Tabelle 2: Korrelation von Hauttest-Resultaten mit Ergebnissen des RAST bei Patienten mit Verdacht auf durch Vogelantigene ausgelöste Inhalationsallergien

Hautteste mit Federnextrakten		RAST-Klassen	
	0	1	2–4
+	•• •••	•• •••	• ••• •••
−	••• •••	••	•

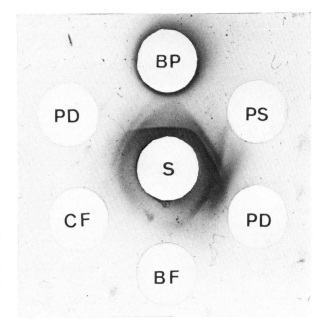

Abb. 1: Doppelte radiale Immundiffusion nach Ouchterlony. Nachweis von kreuzreagierenden wie nicht identen Antigenen in Wellensittichplasma (BP = budgerigar plasma), Taubenserum (PS = pigeon serum), Taubenkot (PD = pigeon droppings)-, Wellensittichfedern (BF = budgerigar feathers)- und Kanarienfedern (CF = canary feathers)-Extrakten mit Hilfe präzipitierender Antikörper im Serum eines Patienten mit EAA (S = Patientenserum).
Färbung mit Amidoschwarz-10B-Lösung.

sammenhang ist natürlich zu berücksichtigen, daß beim RAST mit Ts und Tk sicher nicht alle relevanten Vogelantigene Berücksichtigung finden, andererseits muß man auch an die Möglichkeit unspezifisch positiver Hauttestausfälle denken.

Die Untersuchung der 6 Patienten mit EAA ergab in einem Fall das Vorliegen von IgE Antikörpern gegen Ts (RAST-Klasse 1) und Tk (RAST-Klasse 2), bei den restlichen 5 Personen war der RAST negativ. Ebenso ließen die 7 asymptomatischen Vogelhändler und die gesunden Kontrollpersonen keine spezifischen IgE Antikörper erkennen (Tab. 3).

Tabelle 3: Nachweis von Antikörpern gegen Taubenantigene (Ts, Tk) bei Patienten mit exogen allergischer Alveolitis (EAA) und klinisch gesunden Vogelhändlern (VH)

	Patienten	DA	Antikörpertiter mittels RCLAAR			RAST Ts/Tk
			IgG	IgA	IgM	
I. EAA	HB	16	>1024	128	●	0/0
	KF	0	256	0	0	0/0
	HU	16	>1024	128	●	0/0
	EJ	0	512	0	0	0/0
	HM	0	256	0	0	0/0
	SC	ND	ND	ND	ND	1/2
II. VH	BJ	0	0	0	0	0/0
	BW	0	>1024	0	0	0/0
	BM	0	64	0	0	0/0
	KM	0	256	0	0	0/0
	GG	0	0	0	0	0/0
	KC	4	32	●	●	0/0
	SG	0	512	0	0	0/0
III. NHS-Pool		0	16	0	0	0/0

● gleicher Titer wie DA oder weniger

Mit der Ouchterlony-Methode konnte bei den Patienten mit EAA und den asymptomatischen Vogelhändlern eine Vielzahl von präzipitierenden Antikörpern nachgewiesen werden. Der Verlauf der Präzipitationslinien zeigt, daß bei verschiedenen Vogelarten teils gemeinsame, teils verschiedene antigene Determinanten in Serum, Plasma, Kot- und Federnextrakten nachweisbar sind (Abb. 1).

Auch bei Bestimmung der verschiedenen Antikörper-Klassen und IgG-Subklassen mit der RCLAAR-Methode waren keine Unterschiede im Antikörpermuster zwischen den erkrankten und asymptomatischen Personen feststellbar (Tab. 3).

Diskussion

Der experimentelle RAST mit Ts- und Tk-Antigenen zeigte, daß bei der diagnostischen Abklärung von perennialen inhalativen Beschwerden unter anderem auch Vogelantigene berücksichtigt werden sollten. Nach unseren bisherigen Erfahrungen scheinen sie vorwiegend im Rahmen polyvalenter Sensibilisierungen eine Bedeutung zu haben, in Einzelfällen können Vogelantigene aber auch die allein krankheitsauslösende Ursache einer perennialen Rhinitis oder eines exogen allergischen Asthma bronchiale darstellen.

Wenn man sich die zahlreichen Expositionsmöglichkeiten der Bevölkerung mit Vogelantigenen vor Augen hält, muß man feststellen, daß es sich um keine aggressiven Allergene handelt; allergische Reaktionen treten im Vergleich zu Sensibilisierungen durch verschiedene andere Haustiere wesentlich seltener in Erscheinung.

Auf die Tatsache, daß bei der Vogelallergie zahlreiche gemeinsame allergene Determinanten vorliegen, wurde bereits hingewiesen; mit dem RAST auf Ts und Tk schätzen wir etwa 70% der klinisch relevanten Typ I Reaktionen auf Vogelantigene erfassen zu können.

Von Pepys (1969) und Cochrane (1971) wurde auf Grund tierexperimenteller Untersuchungen und klinischer Beobachtungen angenommen, daß IgE in der Initialphase einer EAA für die Ablagerung von Immunkomplexen im Gefäßendothel und die Entstehung eines Gewebeschadens von wesentlicher Bedeutung ist. Die im vorliegenden Krankengut durchgeführten RAST-Untersuchungen – es handelte sich um 6 Patienten mit EAA und 7 asymptomatische Vogelhändler – ergab nur in einem Fall das Vorliegen spezifischer IgE Antikörper. Obwohl diese Ergebnisse noch einer Überprüfung an einer größeren Patientenzahl bedürfen, kann man derzeit feststellen, daß sich keine sicheren Hinweise für eine pathogenetische Bedeutung spezifischer IgE für die Entstehung einer EAA finden lassen.

Zusammenfassung

RAST-Untersuchungen mit Taubenserum- und Taubenkot-Allergenen erlauben folgende Schlußfolgerungen:
1. IgE-Antikörper gegen Vogelantigene können zu Erkrankungen des atopischen Formenkreises wie perenniale Rhinitis und Asthma bronchiale führen.
2. Derzeit finden sich nur geringe Hinweise, daß spezifischen IgE-Antikörpern eine Schrittmacherfunktion für die Entwicklung einer exogen-allergischen Alveolitis zukommt.
3. Taubenantigene eigenen sich auf Grund starker Kreuzreaktivitäten für RAST-Untersuchungen zur Erfassung spezifischer IgE bei Patienten mit Verdacht auf Vogelallergie.

Literatur

1. Cochrane, C.G. (1971): Mechanisms involved in the deposition of immune complexes in tissue. J. Exp. Med. 134 (Suppl.), 75.

2. Ebner, H., H. Feldner und D. Kraft (1981): Beitrag zur Kenntnis der „Farmer-Lunge". Wien. klin. Wschr., im Druck.

3. Faux, J.A., I.D. Wells and J. Pepys (1971): Specificity of avian serum proteins in tests against the sera of bird fanciers. Clin. Allergy 1, 159.
4. Kraft, D., D.V. Wilson and M.E. Devey (1976): Penicillin allergy studies by a modified Red-Cell-Linked Antigen-Antiglobulin Reaction. Int. Archs Allergy appl. Immun. 52, 248.
5. Pepys, J. (1969): Hypersensitivity diseases of the lung due to fungi and organic dusts. In: Monographs in Allergy, Vol. 5, Basel, Karger-Verlag.
6. Sennekamp, J., F. Vogel and R. Stiens (1976): Detection of IgG antibodies against pigeon intestinal mucosa antigens in pigeon breeders' sera using the immunofluorescent technique. Int. Archs. Allergy appl. Immunol. 50, 674.
7. Tebo, Th.H., W.W. Fredricks and R.C. Roberts (1977): The antigens of pigeon breeder's disease. II. Isolation and characterization of antigen PDE_1. Int. Archs. Allergy appl. Immun. 54, 553.

Anschrift: Prof.Dr. H. EBNER, Ambulatorium für Allergie, Reumannplatz 17, 1100 Wien.

Zur Häufigkeit von positivem Löwen-RAST bei Patienten mit Katzenallergien

R. Rudolph, H. J. Maasch, P. Scheidecker, G. Kunkel, M. Sladek und E. Kirchhof

Abteilung für Klinische Immunologie und Asthma-Poliklinik der Freien Universität Berlin
(Leitender Arzt: Prof.Dr. G. Kunkel)
Forschungs- und Entwicklungslabor für Allergenextrakte der Allergopharma, Reinbek
(Leiter: Dr. H.J. Maasch)

Auf den ersten Blick mögen medizinische Probleme im Zusammenhang mit der Exposition gegenüber Großkatzen eher der Traumatologie als der Allergologie zugeordnet erscheinen; in der Tat sind im Schrifttum dokumentierte Fälle von Löwen- bzw. Tigerallergien extrem selten (1, 5). Dabei ist jedoch zu bedenken, daß Sensibilisierungen gegen Katzenepithel schon seit Ende des 16. Jahrhunderts bekannt sind (6) und heute eine sehr wichtige Rolle im Rahmen der Inhalationsallergien vom Typ I spielen (z.B. 3). Die Frage nach Kontaktmöglichkeiten mit Raubkatzenepithel ist durchaus nicht abwegig, da man wegen der vergleichsweise engen zoologischen Verwandtschaft zwischen Klein- und Großkatzen an die Möglichkeit immunologischer Kreuzreaktionen denken muß. Es dürften vor allem vier Personenkreise betroffen sein, nämlich *erstens* Patienten, die selbst exotische Katzen halten oder Kontakt mit Katzenhaltern haben, *zweitens* beruflich Exponierte (Zoo-Angestellte, Artisten und deren Angehörige, Tierhändler etc.), *drittens* Patienten, die ungefärbte Raubkatzenfelle (meist Reiseandenken) als Zimmerschmuck verwenden und *viertens* Patienten, die häufig Zoo- oder Zirkusbesuche unternehmen. Bei allen genannten Zielgruppen wäre, sofern es sich um Katzenallergiker handelt, bereits beim erstmaligen Kontakt mit Raubkatzen akute Soforttyp-Symptomatik denkbar.

In *Abbildung 1* sind zunächst die Verwandtschaftsverhältnisse der Felidae schematisch dargestellt. Aufgrund bestimmter anatomischer Merkmale (insbesondere der Ausbildung von Zungenbeinapparat und Krallenscheiden (8)) werden zwei Gattungsgruppen, Felini und Pantherini, unterschieden. Von den zahlreichen Kleinkatzengattungen sind hier nur die bekanntesten aufgeführt; besonders interessant ist die nubische Falbkatze, die als Stammutter der Hauskatze angesehen wird, sowie die häufig mit ihre gekreuzte mitteleuropäische Wildkatze (7). Löwen und andere Großkatzen gehören zwar einer anderen Gattungsgruppe an, werden aber derselben Unterfamilie wie die Hauskatze zugeordnet, so daß insgesamt doch eine recht enge zoologische Verwandtschaft besteht.

Abbildung 2 demonstriert die Ergebnisse einer Intrakutantestserie mit einem kommerziellen Hauskatzenextrakt und vier (unter gleichen Bedingungen angefertigten) Felidae-Präparationen desselben Herstellers* an 48 katzensensibilisierten Patienten. Die Reaktionsstärke entsprach bei der Hauskatze (Europäisch Kurzhaar) in 50% der Probanden der Histaminkontrolle; ähnliche Verhältnisse waren auch beim Löwenextrakt zu erkennen. Bei der Siamkatze waren besonders heftige Reaktionen festzustellen, weniger starke bei

---

* HAL-Allergie (Düsseldorf)

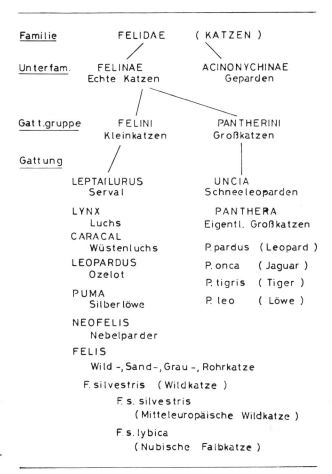

Abb. 1: Zoologische Verwandtschaft der Felidae.

der Perserkatze und die schäwchsten bei der Wildkatze. Der letztgenannte Befund ist überraschend — wegen der zahlreichen Kreuzungen zwischen Haus- und Wildkatze geht man heute davon aus, daß reinblütige mitteleuropäische Wildkatzen nicht mehr vorkommen (7) — und bedarf der Überprüfung. In der isoelektrischen Fokussierung ergeben sich im Vergleich der Pherogramme von Löwen- und Hauskatzenextrakt zwar keine Hinweise für proteinchemische Ähnlichkeiten (4), die o.g. Hauttestergebnisse machen jedoch eine immunologische Teilidentität allergener Determinanten wahrscheinlich. Die klinische Aktualität von Löwensensibilisierungen läßt sich sowohl durch anamnestische Angaben als auch durch rhinomanometrisch kontrollierte nasale Provokationstests belegen (4, 5).

Da die RAST-Diagnostik von Katzenallergien als recht zuverlässig gilt (9), ist die Frage nach der Anwesenheit von spezifischem Löwen-IgE naheliegend. Es wurde ein Vergleich zwischen handelsüblichem Katzen-RAST* und nach der CESKA-Methode (2) hergestellten Löwenextrakt-Plättchen angestellt, dessen Ergebnisse in *Abbildung 3* wiedergegeben sind. Es handelte sich insgesamt um 62 Patienten; Gruppe 1 (n = 36) umfaßte Patienten mit Katzenexposition und -sensibilisierung, Gruppe 2 (n = 17) Patienten mit Ex-

---

* Deutsche Pharmacia (Freiburg)

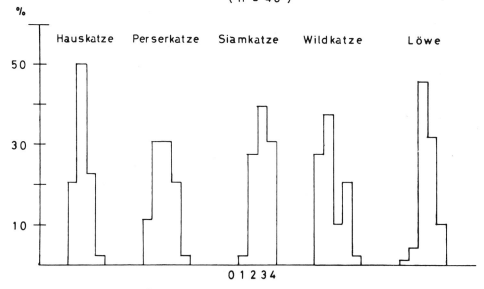

Abb. 2: Hauttestreaktionen auf verschiedene Katzenextrakte in % Häufigkeit
(Hautreaktionsstärke 0 = negativ,
Stärke 1 = kleiner als Histaminkontrolle,
Stärke 2 = histaminäquivalent,
Stärke 3 = größer als Histamin,
Stärke 4 = doppelte Histamingröße).

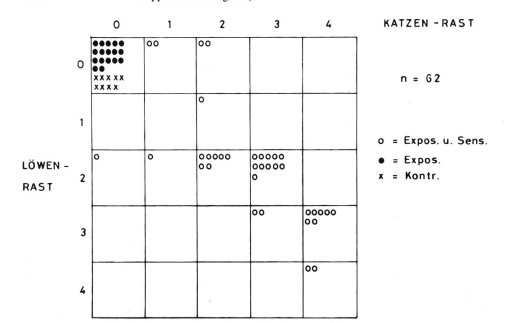

Abb. 3: Vergleich der RAST-Klassen von Hauskatze und Löwe
(weiße Kreise: Patienten mit Katzenexposition und -sensibilisierung
schwarze Kreise: Patienten mit Katzenexposition, ohne Sensibilisierung
Kreuze: Kontrollprobanden ohne Katzenexposition und -sensibilisierung).

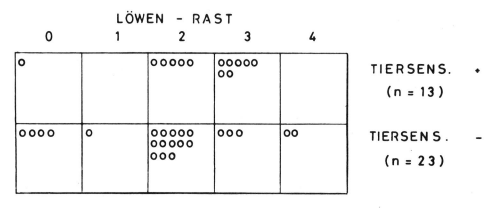

Abb. 4: Vergleich der Löwen-RAST-Klassen mit der Sensibilisierungshäufigkeit gegen andere Tierspezies
(obere Reihe: Patienten mit Allergien gegen verschiedene Spezies
untere Reihe: Patienten mit alleiniger Felidae-Sensibilisierung).

position, aber ohne Sensibilisierung, und Gruppe 3 (n = 9) Patienten, die weder Exposition noch Sensibilisierung aufweisen. In den Kontrollgruppen 2 und 3 war, der Anamnese und Klinik entsprechend, weder katzen- noch löwenspezifisches IgE nachzuweisen. Dagegen zeigte sich in Gruppe 1 eine recht gute Korrelation zwischen dem standardisierten kommerziellen Katzen-RAST und den „blind" (d.h. ohne Referenzseren von Löwenallergikern) hergestellten Löwen-Disks. Nur in vier Fällen fiel bei Katzen-Allergikern der Löwen-RAST negativ aus; umgekehrt fand sich in einem Fall von Löwen-RAST Klasse 2 kein katzenspezifisches IgE. Hier handelte es sich um einen Patienten, der sein Wohnzimmer mit einem Löwenfell dekoriert hatte.

Um die Frage zu klären, ob die Bildung von löwenspezifischem IgE mit der Sensibilisierung gegen andere Tierspezies zusammenhängt, wurde die Gruppe 1 in Patienten mit Katzen-Monoallergien und mit verschiedenen anderen Tiersensibilisierungen unterteilt (vgl. *Abbildung 4*). Die Ergebnisse zeigen jedoch in beiden Gruppen eine annähernd gleiche prozentuale Häufigkeitsverteilung, so daß Abhängigkeiten von polyvalenten Tiersensibilisierungen nicht anzunehmen sind.

Schließlich war noch zu klären, ob ein Zusammenhang zwischen der Höhe des Löwen-RAST und der Dauer der Hauskatzenexposition besteht. Der *Abbildung 5* ist zu entnehmen, daß zwar bei drei Patienten mit weniger als 12 Monate bestehendem Katzenkontakt bereits Löwen-IgE nachgewiesen werden konnte und sich bei weiteren drei Patienten trotz mehr als dreijähriger Katzenexposition kein positiver Löwen-RAST fand, insgesamt ist aber doch eine deutliche Tendenz zur Bildung höherer IgE-Spiegel bei langandauernder Exposition erkennbar.

Obwohl die bisherigen RAST-Inhibitionstest-Resultate (4) noch keinen endgültigen Beweis geliefert haben, kann aufgrund der oben mitgeteilten Ergebnisse mit großer Wahrscheinlichkeit eine Kreuzallergie zwischen Haus- und Großkatzen, klinisch also eine Ausweitung der medizinhistorisch bekannten „Antipathia cum felibus" (6) auf die Panthera angenommen werden.

Zum Ausgangspunkt der Studie zurückkehrend, ergeben sich für den betroffenen Personenkreis folgende praktische Konsequenzen:

1. Für allergiedisponierte oder bereits sensibilisierte Tierhalter und deren Angehörige (!) bedeutet die Anschaffung einer exotischen Katze erhebliche Allergisierungsrisiken.

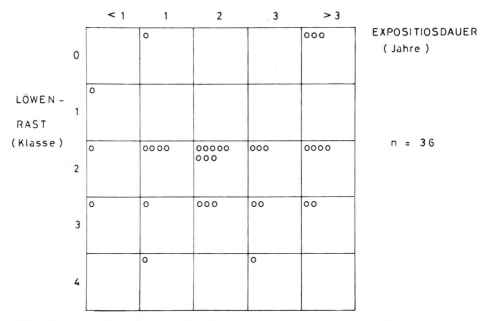

Abb. 5: Vergleich zwischen Löwen-RAST-Klassen und der Dauer der Katzenexposition.

2. Für disponierte oder bereits sensibilisierte Patienten (z.B. Pollinotiker), die beruflich mit exotischen Katzen zu tun haben (bzw. zu tun haben werden), besteht ein Allergisierungsrisiko, das dem der Anschaffung einer Hauskatze etwa entsprechen dürfte. Berufsberatung, Expositionsprophylaxe, ggf. auch Umsetzung am Arbeitsplatz oder Umschulung sollten sich an diesem Sachverhalt orientieren.

3. Ungefärbte Raubkatzenfelle, die als Wandschmuck oder Bettvorleger immer beliebter werden, stellen eine nicht zu unterschätzende Allergenquelle dar. Dieser Hinweis sollte in der Beratung von Allergikern generell, vor allem aber von Katzenallergikern berücksichtigt werden.

4. Katzenallergiker (bzw. bei Kindern auch deren Angehörige) sollten über die Möglichkeit der Raubkatzensensibilisierung informiert sein und vor Zoo- oder Zirkusbesuchen *rechtzeitig* mit der üblichen protektiven Pharmakotherapie beginnen.

Danksagung: Wir danken Herrn Prof.Dr. H.G. Klös und Herrn Dr. D. Jarofke (Zoologischer Garten Berlin) für die Überlassung der Fellproben und der HAL Allergie GmbH (Düsseldorf) für die Sonderanfertigung von Testextrakten aus dem Rohmaterial.

Literatur

1. Blamoutier, P.: Fait clinique. Quelque curieux cas d'allergie à divers poils d'animaux. Rev. franç. d'Allergie 3, 115 (1963).
2. Ceska, M., R. Eriksson and J.M. Varga: Radioimmunosorbent assays of allergens. J. Allergy Clin. Immunol. 49, 1 (1972).
3. Rudolph, R., G. Kunkel, R.-D. Staud und C. Baumgarten: Zur Bedeutung der Tierepithelien als Umweltantigen bei allergischem Asthma bronchiale. Atemwegs- und Lungenkrankheiten 4, 270 (1978).
4. Rudolph, R., W. Geißler, H.J. Maasch, G.

Kunkel, M. Sladek and E. Kirchhof: Comparative studies on cross-allergenicity between cat and lion dander. (in Vorb.).
5. Rudolph, R., R. Muckelmann, G. Kunkel, W. Fahrig und M. Sladek: Über einen Fall von Löwenallergie. Allergologie 3, 135 (1980).
6. Schadewaldt, H.: Geschichte der Allergie. Dustri-Verlag München-Deisenhofen, 1980, Band II, S. 210.
7. Weigel, I.: Kleinkatzen und Nebelparder. In: B. Grzimek (Hrsg.): Grzimeks Tierleben. Enzyklopädie des Tierreichs. Deutscher Taschenbuch Verlag, München, 1979, Band XII, S. 287.
8. Weigel, I.: Großkatzen und Geparden. In: B. Grzimek (Hrsg.): Grzimeks Tierleben. Enzyklopädie des Tierreichs. Deutscher Taschenbuch Verlag, München, 1979, Band XII, S. 334.
9. Wüthrich, B. and H. Arrendal: RAST in the diagnosis of hypersensitivity to dog and cat allergens. Clin. Allergy 9, 191 (1979).

Anschrift: Dr.med. Reimer RUDOLPH, Hautklinik und -poliklinik und Asthma-Poliklinik der Freien Universität, Rudolf-Virchow-Krankenhaus, Augustenburger Platz 1, D-1000 Berlin 65.

RAST mit Nahrungsmittelallergenen bei Neugeborenen

K. Siafarikas und D. Glaubitt

Kinderklinik
(Direktor: Prof.Dr. W. Kosenow)
Institut für Nuklearmedizin
(Direktor: Prof.Dr. D. Glaubitt)
Städtische Krankenanstalten Krefeld

Nahrungsmittelallergien können gastrointestinale Symptome (Erbrechen, wässrige Durchfälle, Blähungen, gelegentlich Obstipation, selten Steatorrhoe und blutige Durchfälle) sowie auch allergische Erscheinungen außerhalb des Magendarmtraktes (vor allem Asthma, angioneurotische Ödeme, Urtikaria, Ekzem, Rhinitis vasomotoria) verursachen, die sofort oder nach einigen Stunden auftreten können; RAST fällt positiv aus (2). Falls neben gastrointestinalen Symptomen lediglich Kopfschmerzen vorhanden sein sollten, ist die Annahme einer Nahrungsmittelallergie nur bei positivem RAST-Ergebnis gerechtfertigt. Demgegenüber können Hauttests selbst dann ein positives Resultat zeigen, wenn das entsprechende Allergen die Magen-Darm-Symptome nicht auslöst, während ein negatives Ergebnis von Hauttests die allergische Genese gastrointestinaler Symptome nicht ausschließt (2). Nur wenige Nahrungsmittelallergene, darunter Fische und Nüsse, liefern im Hauttest annehmbare Befunde; ein positiver Hauttest ist nicht mit der Aktualität des Allergens für die vorliegende Erkrankung gleichzusetzen (8). Bei Neugeborenen sind anamnestische Angaben sowie die Beobachtung von Symptomen nach Auslassen und erneuter Gabe eines Nahrungsmittels in ihrer Wirkung schwerer beurteilbar als bei Erwachsenen, so daß hier RAST diagnostisch besonders bedeutsam ist.

Die Anwendung von RAST mit Nahrungsmittelallergenen bei Neugeborenen war daher für uns von Interesse.

Methodik

Bei 227 klinisch gesunden Neugeborenen wurde sofort nach der Geburt Nabelschnurblut gewonnen. Im Plasma wurden die Konzentration des Gesamt-IgE mit PRIST gemessen sowie RAST mit den Nahrungsmittelallergenen Hühnereiweiß (Eiklar), Milcheiweiß, Fisch (Dorsch), Krabbe, Garnele, Weizen (Korn), Roggen (Korn), Gerste (Korn), Hafer (Korn), Erbse, Erdnuß, Haselnuß, Paranuß und Mandel durchgeführt. Die Konzentration des Gesamt-IgE im Plasma von Nabelschnurblut der Neugeborenen erreichte bis zu 2,0 kU/l. Die Lieferung der Radioimmunbestecke erfolgte durch die Deutsche Pharmacia GmbH, 7800 Freiburg. Über die Ergebnisse von RAST mit Bienengift oder Wespengift bei den gleichen Neugeborenen wird an anderer Stelle berichtet (3). — RAST-Inhibitionstests (7) wurden nicht vorgenommen.

Ergebnisse

Die Konzentration des Gesamt-IgE im Plasma ist bei 4,4% der Neugeborenen erhöht, bei den übrigen normal.

Abb. 1: Positive RAST-Ergebnisse mit tierischen Nahrungsmittelallergenen bei Neugeborenen.

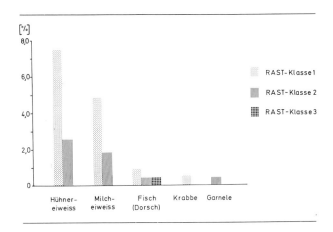

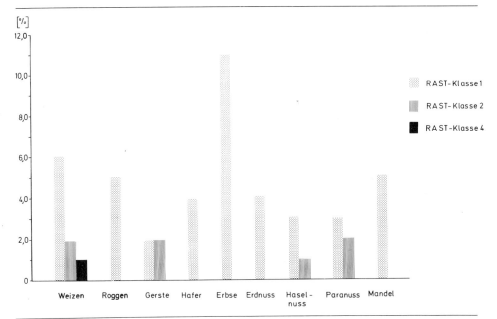

Abb. 2: Positive RAST-Resultate mit pflanzlichen Nahrungsmittelallergenen bei Neugeborenen.

Positive Resultate von RAST mit tierischen Nahrungsmittelallergenen finden sich bei Neugeborenen häufig (Abb. 1). Der prozentuale Anteil positiver RAST-Ergebnisse (RAST-Klassen 1–4) bei den Untersuchungen mit dem jeweiligen Allergen beträgt für Hühnereiweiß 10,1%, Milcheiweiß 6,6%, Fisch (Dorsch) 1,7%, Krabbe 0,5% und Garnele 0,4%.

Positive RAST-Ergebnisse mit pflanzlichen Nahrungsmittelallergenen sind ebenfalls anzutreffen (Abb. 2). Ihr prozentualer Anteil an RAST mit dem jeweiligen Allergen beläuft sich bei Weizen auf 3,9%, Roggen 2,2%, Gerste 1,8%, Hafer 1,7%, Erbse 5,7%, Erdnuß 1,8%, Haselnuß 1,7% und Mandel 2,2%.

Die folgenden Beispiele von Neugeborenen mit normaler Konzentration des Gesamt-IgE im Plasma veranschaulichen die Vielfalt der RAST-Resultate besonders hinsichtlich

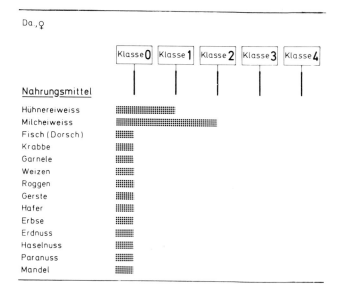

Abb. 3: Positiver RAST-Befund mit Hühnereiweiß und Milcheiweiß bei einem neugeborenen Mädchen.

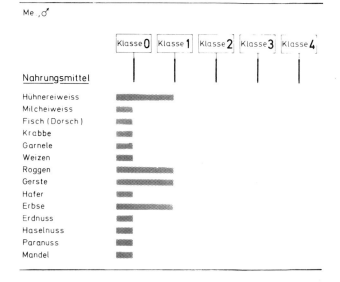

Abb. 4: Positives RAST-Ergebnis mit Hühnereiweiß, Roggen (Korn), Gerste (Korn) und Erbse bei einem neugeborenen Knaben.

der Frage, ob bei Neugeborenen bestimmte Befundmuster positiver RAST-Ergebnisse mit tierischen oder pflanzlichen Nahrungsmittelallergenen vorkommen.

Ein neugeborenes Mädchen zeigt ein positives RAST-Ergebnis mit Hühnereiweiß und Milcheiweiß (Abb. 3). Bei einem neugeborenen Knaben fällt RAST mit Hühnereiweiß, aber auch mit Roggen, Gerste und Erbse positiv aus (Abb. 4). Bei einem neugeborenen Mädchen findet sich ein positiver Ausfall des RAST mit Hühnereiweiß und Milcheiweiß, darüber hinaus auch mit Roggen, Hafer und Erdnuß (Abb. 5). Ein neugeborener Knabe weist ein positives RAST-Resultat mit Hühnereiweiß und Milcheiweiß sowie mit Haselnuß, Paranuß und Mandel auf (Abb. 6). Ein neugeborenes Mädchen bietet ein positives Ergebnis des RAST mit Roggen und Erbse (Abb. 7).

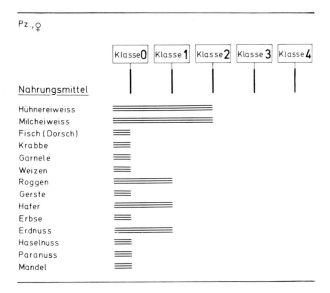

Abb. 5: Positives RAST-Resultat mit Hühnereiweiß, Milcheiweiß, Roggen (Korn), Hafer (Korn) und Erdnuß bei einem neugeborenen Mädchen.

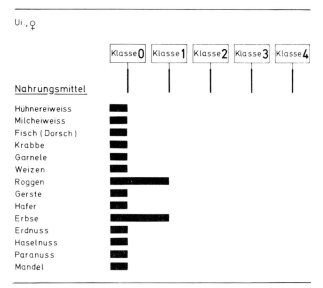

Abb. 6: Positiver RAST-Befund mit Hühnereiweiß, Milcheiweiß, Haselnuß, Paranuß und Mandel bei einem neugeborenen Knaben.

Bei den Kindern mit erhöhter Gesamt-IgE-Konzentration im Plasma ergibt sich keine Besonderheit hinsichtlich der Verteilung positiver RAST-Ergebnisse auf einzelne Nahrungsmittelallergene.

Diskussion

Ähnlich eigenen Beobachtungen an Neugeborenen, die ein positives RAST-Ergebnis mit Penicilloyl G und Penicilloyl V (4) sowie Bienengift und Wespengift (3) hatten, zeigt sich in einem geringen bis beachtlichen Prozentsatz ein positiver Ausfall des RAST mit bestimmten Nahrungsmittelallergenen. Unspezifische Einflüsse auf die RAST-Resultate hät-

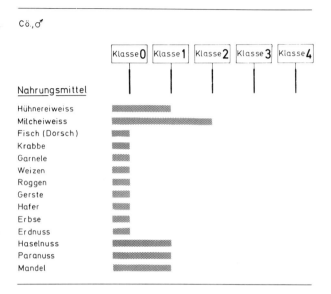

Abb. 7: Positives RAST-Ergebnis mit Roggen (Korn) und Erbse bei einem neugeborenen Mädchen.

ten bei höheren RAST-Klassen durch RAST-Inhibitionstests ausgeschlossen werden können, doch lag das RAST-Ergebnis nur bei je einem Neugeborenen in Klasse 3 und 4.

Leider war RAST bei den Müttern ebensowenig wie bei den Kinder als Verlaufskontrolle möglich; derartige Untersuchungen hätten zur Frage einer ererbten, familiären Bereitschaft Aufschluß geben können.

Es muß offenbleiben, ob ein diaplazentarer Übertritt von Antigenen vom mütterlichen zum fetalen Organismus mit anschließender Antikörperbildung im Feten erfolgte oder ob Antikörper gegen Nahrungsmittelallergene diaplazentar von der Mutter zum Feten (1) gelangten. – RAST ist von Nutzen zur Beurteilung einer Allergie oder Intoleranz von Nahrungsmittelallergenen (2, 5, 6). Inwieweit bei hohen RAST-Klassen prospektive Aussagen über eine Nahrungsmittelallergie möglich wären, ist bisher unklar.

Die Rolle von Antikörpern der IgG-Klasse bei Nahrungsmittelallergien wurde mit RAST noch nicht ausreichend untersucht.

Zusammenfassung

Ein geringer bis beachtlicher prozentualer Anteil von 227 Neugeborenen weist ein positives RAST-Ergebnis mit tierischen oder pflanzlichen Nahrungsmittelallergenen auf, ohne daß bisher die Ursache hierfür ersichtlich ist. Bestimmte Befundmuster hinsichtlich tierischer oder pflanzlicher Nahrungsmittelallergene sind nicht erkennbar.

Literatur

1. Edwards, R.G. and R.R.A. Coombs: Immunological interactions between mother and fetus; in: Gell, P.G.H., R.R.A. Coombs and P.J. Lachmann: Clinical Aspects of Immunology. Third edition, p. 561. Blackwell Scientific Publications, Oxford, London, Edinburgh, Melbourne, 1975.
2. Fahrländer, H.: Nahrungsmittelallergie? Dtsch. med. Wschr. 106, 513 (1981).
3. Glaubitt, D. und K. Siafarikas: Untersuchungen mit RAST zur Allergie gegen Bienen- oder Wespengift bei Neugeborenen und Säuglingen. 3. Kölner RAST-Symposion, Köln, 1981; RAST 3, Berichtsband (Beiband

zur Zeitschrift für Hautkrankheiten H + G 56 (1981), S. 69, Grosse Verlag, Berlin, 1981.
4. Glaubitt, D., K. Siafarikas und R. Mühlenberg: Die klinische Bedeutung der Bestimmung von IgE-Antikörpern gegen Penicilloyl G und Penicilloyl V im Plasma durch RAST bei Kleinkindern, Säuglingen und Neugeborenen. 2. Kölner RAST-Symposion, Köln, 1979; RAST 2, Berichtsband (Beiband zur Zeitschrift für Hautkrankheiten H + G 56 (1981)), S. 161, Grosse Verlag, Berlin, 1981.
5. Heiner, D.C.: The use of RAST in the study of allergy to foods; in: Evans, R., III: Advances in Diagnosis of Allergy: RAST, p. 153. Symposia Specialists, Miami, Florida/USA, 1975.
6. Hoffmann, D.R.: Food allergy in children: RAST studies with milk and egg; in Evans, R., III: Advances in Diagnosis of Allergy: RAST, p. 165. Symposia Specialists, Miami, Florida/USA, 1975, 7.
7. Kalveram, K.-J. and G. Forck: RAST-Inhibitions-Test: Bestimmung von Antigenverwandtschaft und Antigenpotenz. 1. Kölner RAST-Symposium, Köln, 1978; Z. Hautkr. 54, 40 (1979).
8. Schulz, K.H.: Diagnose. Symposium im Georg-Speyer-Haus, Frankfurt am Main, 1978; in: Aas, Kj. und H.D. Brede: Allergen-Extrakte, Heft 73, S. 23, Arbeiten aus dem Paul-Ehrlich-Institut (Bundesamt für Sera und Impfstoffe), dem Georg-Speyer-Haus und dem Ferdinand-Blum-Institut zu Frankfurt am Main, Gustav Fischer Verlag, Stuttgart, New York, 1979.

Anschrift: Dr. K. SIAFARIKAS, Kinderklinik d. Städt. Krankenanstalten Krefeld, Akadem. Lehrkrankenhaus, 4150 Krefeld.

Über korrelative Beziehungen bei Kräuterpollen- und Gewürzallergenen

Cl. Thiel und E. Fuchs

Stiftung Deutsche Klinik für Diagnostik
Fachbereich Allergologie, Wiesbaden

Einleitung

Während in früheren Jahren Kräuterpollen- und auch Blumenpollenallergene bei Pollenallergikern eine eher untergeordnete Rolle spielten, scheint sich in den letzten Jahren ihre klinische Bedeutung zu wandeln.

Wir beobachten in unserem Krankengut von Pollenallergikern in zunehmender Häufigkeit Patienten mit auffallend langen sommerlichen Beschwerdeperioden sowie Patienten, die bei fehlender Sensibilisierung gegen perenniale Inhalationsallergene Symptome der Atemwege, der Konjunktiven, des Gastrointestinaltraktes und der Haut, nicht selten begleitet von Kreislaufreaktionen bis hin zum anaphylaktischen Schock auch außerhalb der Blütezeit aufweisen. Unter anderem finden sich gehäuft rezidivierende oder chronische Rhinitis, Konjunktivitis, Asthma bronchiale, Urtikaria und Quincke-Ödem, Pharyngitis, Gastritis, Völlegefühl, Sodbrennen, Durchfälle und auch Symptome eines sog. ,,Colon irritabile". Bei den Hauttests kommt es häufig zu stark positiven Reaktionen mit dem von uns verwendeten Kräuterpollenmischextrakt (Pricktestlösung*). Bei der anschließenden Testung mit den Einzelallergenen fallen besonders starke Reaktionen gegen Beifußpollen auf. Ergänzende RAST-Untersuchungen bestätigen den hohen Sensibilisierungsgrad gegen Beifußpollen sowie von Wermuthpollen. Gleichsam wie eine Bestätigung zu unseren Beobachtungen seien zwei kurz hintereinander zur Abklärung der Ursache eines anaphylaktischen Schocks eingewiesene Patienten hier erwähnt:
1. Nach Injektion einer spezifischen Hyposensibilisierungslösung,
2. nach einem Prick-Test mit Pollenallergenen.

Beide Patienten zeigten im Prick-Test mit hochverdünnten Testlösungen stark positive Reaktionen auf Kräuterpollenmischextrakte wie auch auf Beifußpollen. Im RAST fanden sich hohe Aktivitäten innerhalb der Klasse 4. Beide Patienten hatten neben einer eher geringfügigen Symptomatik einer Pollinose im Juli und August, u.a. auch außerhalb der eigentlichen Saison, fast alle oben erwähnten Symptome in unterschiedlicher Stärke. Die Anamnese ergab jeweils starke Verdachtsmomente für eine nutritive Symptomenauslösung, insbesondere für das Vorliegen einer Gewürzallergie, wie durch die weitere Analyse bestätigt werden konnte.

Ein *typisches Fallbeispiel* möge sowohl das Gesagte als auch die zur Diskussion gestellten nachfolgenden Arbeitshypothesen erläutern:

---

* Fa. Allergopharma, Reinbek.

Bei einer 41jährigen Patientin (Tab. 1) waren neben saisonalen und perennialen leichteren Beschwerden der Nase, der Augen und des Gastrointestinaltraktes in den letzten Jahren akute Symptome (Quincke-Ödem, Urtikaria, Asthmaanfälle, Kreislaufreaktionen und anaphylaktische Schockreaktionen) aufgetreten, die jeweils eine notärztliche Behandlung erforderlich gemacht hatten. Die Reaktionen begannen meist ca. 30 Minuten postprandial sowie einmal nach auswärtiger Injektion einer Hyposensibilisierungslösung, die zu einem sehr hohen Anteil Beifußpollen, daneben Nesselpollen, Hausstaub und Katzenhaare enthielt. Schon von Anfang an waren angeblich bei den Injektionen starke Lokalreaktionen aufgetreten, meist begleitet von leichteren Allgemeinreaktionen. Die Behandlung wurde nach Auftreten der Schockreaktion abgebrochen. Insgesamt waren nur wenige Injektionen der Stärke I erfolgt. Die Katamnese ergab keine Hinweise für das Vorliegen einer Katzenhaar- oder Hausstauballergie. Auch nachfolgende Tests mit diesen beiden Allergenen verliefen negativ! Aufgrund der Gewürzanamnese erschien eine perorale Symptomauslösung als ziemlich sicher. Die für uns als typisch geltende Gewürzanamnese, wie beispielhaft in Tab. 1 dokumentiert, war bei vielen nachfolgenden Patienten sehr ähnlich – fast gleichlautend für Sellerie, Kümmel, Anis und Paprika. Pfeffergenuß spielte in den Anamnesen meist keine wesentliche Rolle, was sich später auch in den Testuntersuchungen zeigen ließ. Das Ergebnis der Hauttestung (Tab. 2) entsprach weitgehend der Anamnese. Zu bemerken ist, daß Anis, Curry und Kümmel mit verdünnten Extrakten getestet wurden in Unkenntnis des entscheidenden auslösenden Allergens und in Kenntnis der häufig sehr starken klinischen und Haut-Reaktionen. Im RAST fanden sich hohe Aktivitäten in der Klasse 4 bei Beifußpollen und in der Klasse 3 bei Wermuthpollen.

Trotz dieser zahlreichen Befunde blieb das entscheidende Allergen für diese Patientin im Dunkeln. Es wurde Gewürzkarenz anempfohlen mit dem Hinweis, sich bei einem erneuten Ereignis wieder vorzustellen, was 6 Monate später geschah: Nach Genuß einer Bratwurst kam es 30 Minuten später zu einer generalisierten Urikaria mit drohendem Schock und begleitendem Quincke-Ödem, deren Behandlung im Krankenhaus erfolgen mußte.

Die erfreulicherweise mögliche Deklaration der Inhaltsstoffe der Bratwurst aus der Herstellung eines italienischen Lieferanten ergab (Tab. 3) zwei Verdachtsallergene – Fenchelsamen und Paprika. Aufgrund weiterer Überlegungen und der Befunde – die Patientin verträgt Paprika – möchten wir annehmen, daß Fenchelsamen wahrscheinlich das auslösende Allergen in diesem Fall gewesen ist. Unsere Beobachtungen veranlaßten uns, nunmehr systematisch Patienten mit positivem Hauttest auf Kräuterpollen gleichzeitig auch mit einer Serie von Gewürzen (Pricktestlösungen*) zu testen.

Klinische Untersuchungen

Innerhalb eines Jahres wurden 59 Patienten untersucht, davon 30 Männer und 29 Frauen. 13 Patienten waren unter 25 Jahre alt, 40 Patienten zwischen 26 und 40 Jahren, 6 Patienten waren älter als 50 Jahre.

Ergebnisse

In der überwiegenden Zahl der Fälle mit Symptomen der Atemwege und der Konjunktiven waren die Angaben über eine saisonale Intensivierung der Beschwerden sehr unscharf oder fehlten ganz. Auffällig war die Häufung gastrointestinaler Symptome einschließlich

---

* Fa. Hollister-Stier, Tropon, Köln.

Tabelle 1: Symptomatik und Anamnese einer 41jährigen Patientin mit hochgradiger Gewürzallergie (Erläuterung s. Text)

Symptomatik ♀ 41 J.		Gewürzanamnese	
Chronisch:	perenniale u. saisonale (Juli, August) Rhinitis u. Conjunctivitis Magenschmerzen, Völle, Aufstoßen	Rhinitis:	Weizenbier (?) Pfeffer
		starke Abneigung:	Sellerie Kümmel
Akut:	Quincke-Ödem, Urticaria Asthma bronchiale Kreislaufkollaps → 30 Min. postprandial → 1 Std. nach spezifischer Hyposensibilisierung	Anis	
		Völlegefühl: Aufstoßen:	Paprikaschote
		Conjunctivitis:	bei Salaten im Lokal
		Im Haushalt:	zahlreiche Mischgewürze

Tabelle 2: Hauttest- und RAST-Ergebnisse einer Patientin mit Gewürzallergie (Erläuterung s. Text)

RAST	Klasse	%
Beifußpollen	4	28,2
Wermuthpollen	3	26,5
Margueritenpollen	4	28,9
Löwenzahnpollen	3	20,5
Goldrutenpollen	2	10,8

Hauttest	Prick
Anis	+
Curry	++
Kümmel	+
Muskat	∅
Senf	∅
Malz	∅
Pfeffer	++
Paprika	++
Sellerie	++++
NaCl 0,9 ./.	∅
Histamin	+++

Tabelle 3: Zusammensetzung eines italienischen Bratwurstgewürzes

Bratwurstgewürz (italienisches Hausrezept)	
Wurstmasse Paprika (getrocknet) süß Fenchelsamen Salz	30 Minuten später generalisierte Urticaria, Quincke Ödem drohender Kreislaufkollaps

chronischer Pharyngitis (n = 21) entsprechend 35,5%. Bei 23 Patienten (38,9%) fanden sich u.a. Urtikaria und Quincke-Ödem. 2 Patienten hatten einen Schock in eindeutiger Abhängigkeit von der Nahrungsaufnahme (Gewürze) erlitten.

Tab. 4 zeigt die Häufigkeitsskala einer nachweislichen Sensibilisierung gegen verschiedene Gewürze im Hauttest. Als positiv betrachtet wurden Reaktionen (Prick-Test) ab einem Quaddeldurchmesser größer als 4 mm, wobei zu sagen ist, daß die meisten Reaktionen bei den offenbar entscheidenden Gewürzen größer ausfielen. Zum Beispiel fanden sich mit Anis Reaktionen bis zu einem Quaddeldurchmesser von 14 mm. — Mit wenigen Ausnahmen zeigten die Patienten ein auffälliges Muster gemeinsamer positiver Reaktionen gegen Anis, Curry, Kümmel, Sellerie und Paprika. Bei 9 Patienten konnte Sellerie anfangs nicht mitgetestet werden, da kein Extrakt zur Verfügung stand, sonst hätte Sellerie in dieser Skala der Häufigkeiten sicher seinen Platz vor Paprika, was zahlreiche Patienten in späteren Untersuchungen zeigten.

Tab. 5 zeigt, daß 49 (83%) von insgesamt 59 getesteten Patienten auf Gewürze reagierten, davon nur 3 Patienten nicht auf Pollen. 10 Patienten wiesen nur eine isolierte Pollenallergie auf (17%). 35 Patienten zeigten im RAST eine Sensibilisierung gegen Beifußpollen. Hierbei ergaben sich bei 85,7% Befunde der RAST-Klasse 2 und 3, bei 14,3% Befunde der RAST-Klasse 4. — 4 Patienten mit RAST-Klasse 1 wurden nicht mit berücksichtigt.

Tabelle 4: Häufigkeit und Reaktionsstärke von Pricktesten mit verschiedenen Gewürzen bei 59 Patienten.
ϕ Qu: Quaddeldurchmesser in mm; als positiv gewertet wurden Quaddeldurchmesser ab 4 mm.
+ : 9 Patienten wurden nicht mit Sellerie getestet

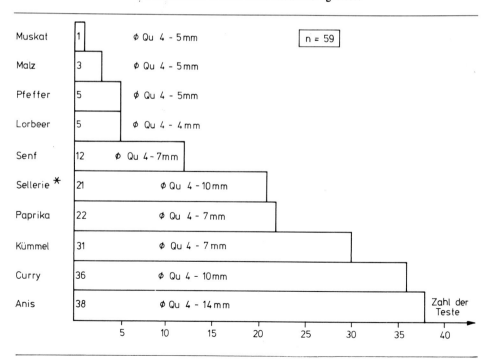

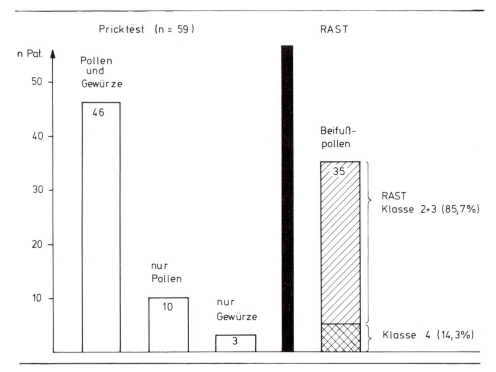

Tabelle 5: Häufigkeit von Beifuß-Sensibilisierungen bei Gewürzallergien. Von 49 Patienten mit einer Gewürzallergie zeigen 71,4% eine Sensibilisierung gegen Beifuß (Erläuterung s. Text)

Diskussion und Arbeitshypothesen

Die zu Anfang unserer Untersuchungen aufgestellte Arbeitshypothese, daß möglicherweise Beifußpollen als sog. „Leitallergen" für das Vorliegen einer Gewürzallergie zu betrachten sei, scheint sich weitgehend zu bestätigen. In gleicher Weise können wahrscheinlich die Wermuthpollen, ebenfalls zu den Artemisia-Arten gehörend, gewertet werden, da bei zahlreichen Parallel-Untersuchungen im RAST kaum Unterschiede des Sensibilisierungsgrades gefunden wurden.

Überraschend war das fast immer wiederkehrende Muster positiver Haut-Reaktionen auf Anis (n = 38), Curry (n = 36), Kümmel (n = 31), Sellerie (n = 21) – wahrscheinlich sind es mehr – und Paprika (n = 22). (s. Tab. 4).

An dieser Stelle soll auf Curry näher eingegangen werden. Es handelt sich um ein Mischgewürz von sehr unterschiedlicher Zusammensetzung (schärfeabhängig). Die Grundbestandteile des *milden* Currypulvers sind Ingwer, Kümmel, Koriander und Kurkuma. Die *schärferen* Currypulver enthalten schwarzen Pfeffer und Chili-Pfeffer. Paprika wird eher selten beigefügt. Auch Piment und Nelken werden nicht immer hinzugefügt (s. Tab. 6).

Die Untersuchungsergebnisse werfen die Frage nach einem möglichen gemeinsamen Allergen oder Partialallergen auf. Zu ihrer Beantwortung kann leider die botanische Verwandtschaft kaum herangezogen werden, da Beifuß und Wermuth zu den Compositen (Korbblütler) und Anis, Koriander, Fenchel, Kümmel und Sellerie zu den Umbelliferen (Doldengewächse) zählen und auch Ingwer-Gewürze (Zingiberaceae) und Paprika (Solanaceae) aus anderen Pflanzenfamilien stammen. Zu den Ingwer-Gewächsen gehören die meisten Bestandteile des Curry (Kardamon, Kurkuma, Ingwer). Es ist daher eher zu vermuten, daß das gemeinsame Bindeglied in den ätherischen Ölen dieser Gewürze und deren möglicher Verwandtschaft zu suchen ist. Alle diese Öle enthalten Terpene, z.T. auch Sesquiterpene, deren Sensibilisierungspotenz für die Auslösung von Kontaktallergien von großem klinischen Interesse ist (2).

Über eine mögliche Bedeutung dieser Allergene als Auslöser IgE-vermittelter Sofortreaktionen an Haut, Nase, Bronchien und Gastrointestinaltrakt ist unseres Wissens nach wenig bekannt; einzelne Beobachtungen von Typ I-Reaktionen durch diese Allergene sind beschrieben (1, 3), so z.B. durch Genuß von Sellerie.

Unser bisheriges Literaturstudium ergab verschiedene „allergene" Gemeinsamkeiten (Tab. 7), deren mögliche Bedeutung unter den genannten Gesichtspunkten untersucht werden müßte. Die Liste der gemeinsam vorkommenden Terpene und Sesquiterpene ist sicher nicht komplett. Die Arbeitshypothese, daß für die oben geschilderte Patientin Fenchelsamen (Anethol) als Auslöser der anaphylaktischen Reaktion anzusehen wäre, erscheint hier möglich, da auch Anis Anethol enthält. Auch bei weiteren Patienten konnte Fenchel als Allergen ermittelt werden, die ebenfalls auf Anis reagiert hatten. Unklar bleibt die Verwandtschaft mit Paprika.

Eine weitere Frage wäre, ob und warum − wie wir vermuten − die „Gewürz-Allergien" zunehmen.

Tab. 8 zeigt die Inhaltsstoffe eines Feinwürzmittels, welches in verschiedenen Zusammensetzungen für Fisch- und Fleischgerichte käuflich ist. In diesen Würzmischungen finden sich Kurkuma, Koriander, Sellerie, Curry, Beifuß und Ingwer. Tab. 9 zeigt die Zusammensetzung eines Geflügelgewürzes und eines Bratwurstgewürzes. Auch hier finden sich die genannten Allergene wieder.

Tabelle 6: Zusammensetzung verschiedener Currypulver (Erläuterung s. Text)

	Curry	
Mildes Curry-Pulver	*Mäßig scharfes Curry-Pulver*	*sehr scharfes Curry-Pulver*
Koriandersamen	Pfeffer (schwarz)	Pfeffer (schwarz)
Kreuzkümmel	Chilipfeffer	Chilipfeffer
Ingwer	Nelken	Koriandersamen
Kurkuma	Zimt	Kreuzkümmel
	Kardamom	Bockshornkleesamen
	Koriandersamen	Kurkuma
	Kreuzkümmel	

Tabelle 7: Gemeinsames Vorkommen ätherischer Öle in verschiedenen Gewürzen aus unterschiedlichen Familien

Anis	Anethol			
Kardamom		Limonen		
Kümmel		Limonen		
Sellerie		Limonen		
Fenchel	Anethol	Limonen	Phellandren	
Ingwer		Limonen	Phellandren	Zingiberol
Wermuth			Phellandren	
Koriander		Limonen		
Kurkuma			Phellandren	
Paprika				Capsaicin

Tabelle 8: Exotische Gewürze als Bestandteile käuflicher Mischgewürze (Erläuterung s. Text)

Feinwürzmittel (4 verschiedene Würzmischungen)		
Basis	*Gewürze (individuell)*	
Salz	Kurkuma	Majoran
Glutamat	Dill	Pfeffer (s + w)
Rinder- und Pflanzenfett	Estragon	Piment
Vitamin B_2	Knoblauch	Rosmarin
Kartoffelstärke	Koriander	Sellerie
Calcium-Silikat	Kümmel	Zwiebel
Hefe	Liebstöckel	
Zwiebeln	Lorberr	
Johannisbrotkernmehl		

Tabelle 9: Zusammensetzung eines deutschen Bratwurst- und Geflügelgewürzes

Bratwurst-Gewürz	*Geflügelgewürz*	
Brasil Pfeffer	Beifuß	Salbei
Chillies (hell)	Curry	Thymian
Macisblüte (Muskat)	Glutamat	Zwiebeln
Koriander	Majoran	Kochsalz
Ingwer Chochin	Paprika (edelsüß)	
Zwiebelpulver	Pfeffer (s)	
Senfsaat		
Dextrose, Saccharose etc.		
Natrium-Glutamat		

4–5 g/kg Wurstmasse

Ganz ohne Zweifel haben sich die Eßgewohnheiten in den letzten Jahren durch zunehmenden Gebrauch von Fertiggewürzen (Mischgewürzen) verändert. Neu an diesen Würzgewohnheiten ist die Einführung exotischer Gewürze, deren Spuren bis in Fertigsoßen, Fertigsuppen, Fleisch- und Wurstprodukte zu verfolgen sind, somit bis in die „deutsche Hausmannskost", in der sie nicht mehr vermutet werden.

Mit großer Wahrscheinlichkeit handelt es sich bei der Entwicklung einer „nutritiven" Gewürzallergie um eine „aufgezwungene" (Hansen) Sensibilisierung, die bei potentiellen Pollenallergikern auf einen empfänglichen Boden fällt. Manche Anamnesen lassen sogar vermuten, daß die inhalative Pollenallergie mitunter der Nahrungsmittelallergie folgt und nicht umgekehrt. Die inhalative Potenz von Samenextrakten und -stäuben ist seit langem bekannt (z.B. Rizinusbohnen). Sehr wahrscheinlich sind die exotischen Gewürze (Knollen, Samen) ebenfalls sehr potente – hier nutritive – Allergene, die in unserem Lebensraum bei den bisherigen Würzgewohnheiten keine *regelmäßige* Anwendung fanden (z.B. Anis, Fenchel, Sellerie, Ingwer und Kümmel), aber aus den aufgezeigten Gründen in Zukunft zunehmend an Bedeutung gewinnen und bei der ätiologischen Aufschlüsselung verschiedener allergischer Manifestationen mehr als bisher der Beachtung bedürfen.

Zusammenfassung

Klinische Beobachtungen an Pollenallergikern mit verlängerten saisonalen Beschwerdeperioden (ohne Sensibilisierung gegen perenniale Inhalationsallergene) und zusätzlichen Schockfragmenten an Haut sowie Magen-Darm-Trakt bis hin zur vollen Schocksymptomatik waren Veranlassung, der Frage nachzugehen, ob und inwieweit in solchen Fällen nutritive Allergien gegen Gewürze klinisch bedeutsam sind. 59 Patienten mit positiver Hautreaktion auf einen Kräuterpollen-Mischextrakt wurden gleichzeitig mit zahlreichen Gewürzen getestet: 49 (= 83%) reagierten auf verschiedene Gewürze; 71,4% hatten eine spezifische IgE-Bildung gegen Beifußpollen im RAST (Klasse 2 und 3 = 85,7%, Klasse 4 = 14,2% − 4 Patienten Klasse 1 wurden nicht mit einbezogen). Es scheint sich die Arbeitshypothese zu bestätigen, daß Beifußpollen als ein sog. „Leitallergen" für das Vorliegen einer nutritiven Allergie gegen Gewürze (besonders Anis, Curry, Kümmel, Sellerie) angesehen werden kann. Die Frage nach einem möglichen gemeinsamen Allergen (aetherische Öle?) kann noch nicht beantwortet werden.

Danksagung: Frau Gisela Eberhardt, Wiesbaden, danken wir für unermüdliche Mitarbeit.

Literatur

1. Hannuksela, M. and A. Lahti: Immediate reactions to fruits and vegetables. Contact Dermatitis 3, 79 (1977).
2. Hausen, B.M.: Kompositenallergie. Allergologie 4, 143−147 (1979).
3. Moneret, D.A. et J.P. Grilliat: Allergènes alimentaires. In: J. Charpin: Allergologie. Flammarion-Médecine-Sciences, S. 267 ff., Paris 1980.

Anschrift: Dr. Claudia THIEL, Prof.Dr. Erich FUCHS, Fachbereich Allergologie, Deutsche Klinik für Diagnostik, Aukammallee 33, D-6200 Wiesbaden.

Über die Aussagekraft positiver Penicillin-RAST-Befunde

A. Steiner

Univ.-Klinik für Dermatologie und Venerologie in Graz
(Vorstand: Prof.Dr. H. Kresbach)

Einleitung

Die Penicillinallergie ist nach wie vor das Paradebeispiel unter den Medikamentenunverträglichkeiten. Dies nicht so sehr wegen seiner relativen Häufigkeit – sie wird von verschiedenen Autoren von 0,1 bis 1% geschätzt – sondern weil sich aus der breiten Anwendung der Penicillinpräparate eine entsprechend große absolute Zahl an Zwischenfällen ergibt, die mitunter auch durch ihren besonders dramatischen Verlauf charakterisiert sind. Durchschnittlich kommen auf 10.000 Patienten mit Penicillintherapie 1 anaphylaktische Sofortreaktion, auf 100.000 Patienten 1–2 tödliche Zwischenfälle (1). Nachdem die klinische Problematik der Penicillinallergie um 1940 erkannt worden war, bediente man sich schon frühzeitig des Intracutantestes zum Nachweis einer anamnestisch vermuteten Penicillinallergie. Verbessert wurde der Hauttest durch die Entdeckung und Anwendung des eigentlichen antigenen Metaboliten, des Penicilloyl-Polylysins (maior determinant) (2, 3, 4), unter Berücksichtigung der „minor determinants" (2, 3). Nach de Weck (5) soll damit eine Trefferquote in Relation zur Anamnese von 80% erreicht werden. Andere Autoren geben wiederum eine Korrelation von 25% positiver Hauttests bei klinisch vorliegender Penicillinallergie an (6). Diese stark divergierenden Angaben sind in erster Linie auf die mehr oder weniger großzügige Interpretation der Anamnese zurückzuführen. Erfahrungsgemäß wird die Diagnose Penicillinallergie viel zu oft gestellt. Besonders urticarielle und polymorphe Exantheme werden häufig fälschlich mit einer vorausgehenden Penicillintherapie in Zusammenhang gebracht. Sehr oft handelt es sich dabei um Exantheme im Rahmen der Grundkrankheit (z.B. virale Exantheme bei grippalen Infekten), um eine gastrointestinal bedingte Urticaria oder um allergische Reaktionen gegen gleichzeitig eingenommene Analgetica, Antipyretica, Antiphlogistica, Barbiturate oder andere Arzneimittel.

Von den bisher entwickelten in vitro-Nachweismethoden der Penicillinallergie hat lediglich der RAST in den letzten 10 Jahren breite Anwendung gefunden. Es liegen zahlreiche Untersuchungen vor, in denen eine gute Korrelation mit Hauttest und Anamnese bestätigt wird. Diese Untersuchungen wurden jeweils an Patientengruppen mit anamnestisch bekannter Penicillinallergie durchgeführt. Als besten Zeitpunkt für die Durchführung des Penicillin-RAST gibt man allgemein bis zu 1 Jahr nach dem allergischen Zwischenfall an. Später sind vielfach spezifische zirkulierende Antikörper nicht mehr nachweisbar.

Material und Methoden

In dieser vorläufigen Mitteilung soll über das Verhalten des Penicillin-RAST bei Patienten während und nach erfolgter Penicillintherapie berichtet werden, bei denen *keine* allergischen Symptome aufgetreten sind.

Von September 1979 bis März 1981 wurden an der Grazer Hautklinik jene stationären Patienten in die Liste der Probanden aufgenommen, bei denen eine Penicillintherapie intravenös, intramuskulär oder peroral eingeleitet wurde. Es fanden dabei ausschließlich Natrium-Penicillin G, Clemizol-Penicillin und Phenoxymethyl-Penicillin Verwendung. Die durchschnittliche Behandlungsdauer betrug 17,9 Tage. Von den 84 Patienten waren 41 männlich, 43 weiblich. Das Alter betrug zwischen 12 und 84 Jahre. Ein Großteil der Patienten wurde wegen einer Syphilis bzw. eines Erysipels behandelt. Andere Indikationen für die Penicillintherapie waren Vasculitis allergica superficialis, Pyodermien und Epididymitis acuta. Anamnestisch bekannte Atopiker waren nicht vertreten. Patienten mit sicheren oder fraglichen allergischen Nebenwirkungen im Verlauf dieser Behandlung wurden im Rahmen der Studie nicht berücksichtigt. Es sei erwähnt, daß es sich nicht um eine streng prospektive Studie im Sinne einer genauen Terminisierung der Befunde handelt. Vor allem in den Nachkontrollen nach der Entlassung aus der stationären Behandlung mußte weitgehend auf die Patienten Rücksicht genommen werden, welche bis zu 100 km entfernt wohnten. Die laufende Studie wird fortgesetzt, gleichzeitig wurde bereits eine parallele Untersuchung mit exakter Penicillin-RAST und Gesamt-IgE-Bestimmung vor und in regelmäßigen Abständen während und nach der Therapie begonnen. Bisher liegen von insgesamt 84 Patienten durchschnittlich 2 RAST-Befunde vor. Bei jeder Untersuchung wurde sowohl spezifisches IgE gegen Penicillin G als auch Penicillin V mit den Reagentien der Firma Pharmacia bestimmt.

Ergebnisse

Von den 84 Probanden mit nebenwirkungsfreier Penicillintherapie fanden wir bei 38 Patienten (45,2%) mindestens 1 positiven RAST-Befund, bei den meisten von ihnen sogar mehrere positive Penicillin-RAST Teste. 46 Probanden (54,8%) wiesen während der Therapie 1 bis 2 RAST-Werte unter 0,8 auf. Ein Zusammenhang zwischen der Grundkrankheit und der Positivität der RAST-Werte ist nicht zu erkennen.

Tabelle 1: Penicillin-RAST während und nach der Therapie bei klinisch-symptomlosen Probanden

mindestens 1 positiver Befund: 38 Patienten (= 45,2%)
wiederholt negative Befunde: 46 Patienten (= 54,8%)
Gesamtzahl: 84

Tabelle 2: Indikation der Penicillintherapie

	Pat. mit pos. RAST (38)	Pat. mit neg. RAST (46)
Syphilis	13	10
Erysipel	13	13
Diverse (Vasculitis, Pyodermien, Epididymitis)	12	23

Die durchschnittliche Behandlungsdauer betrug bei der „positiven" Gruppe 18,6 Tage, bei den RAST-negativen Patienten 17,3 Tage. Aus Tabelle 3 ist die Geschlechts- und Altersverteilung ersichtlich. Bemerkenswert erscheint der niedrige Anteil der Patientinnen unter den RAST-positiven Probanden.

Tabelle 3: Geschlechts- und Altersverteilung der Probanden

	männl. (41)	weibl. (43)	Alter (von-bis)	$\bar{x} \pm s$
RAST-negative Gruppe	17	29	15–84a	48 ± 21
RAST-positive Gruppe	24	14	12–79a	42 ± 16

Bei 75% der Patienten (28 Fälle) in der RAST-positiven Gruppe wurden die positiven Werte innerhalb von 2 Wochen nach Beginn der Therapie erhoben. Bei 19 von diesen 28 Fällen liegen innerhalb der ersten Woche bereits positive RAST-Befunde vor. 1 Patient zeigte 2 Tage nach Absetzen des Präparates noch einen negativen Wert und war 4 Wochen später positiv, 1 positiver Patient wies bereits 6 Tage nach Ende der Therapie wieder einen negativen Wert auf; 2 weitere wurden noch während der Therapie negativ. Es existieren aber bisher nicht genug Kontrollen, um statistisch relevante Aussagen über den Zeitpunkt des Negativwerdens nach der Therapie machen zu können. Im großen und ganzen ist aber auch bei diesen symptomlosen Patienten mit positiven RAST-Befunden so wie bei den Penicillinallergikern das spezifische IgE nach ca. 1 Jahr nicht mehr nachweisbar. Zur Höhe der RAST-Befunde: 8 von den 38 RAST-positiven Patienten wiesen Maximalwerte zwischen 5 und 36,9 auf. Bei den restlichen 30 Probanden betrug der Mittelwert 1,73 mit einem mittleren Fehler von 0,8–2,76.

Das Gesamt-IgE betrug bei 8 Patienten (von 38) zwischen 100 und 200, bei 2 Patienten über 1000, bei den übrigen lag es unter 100 KU/l. Das Gesamt-IgE korrelierte bei unseren Untersuchungen aber auch nicht annähernd mit der Höhe der Penicillin-RAST Werte.

Im Hauttest (Tabelle 4) reagierten von 12 getesteten Patienten nur 3 positiv und zwar 1 Patient schon im Scratch-Test, 2 Patienten erst im anschließenden Intracutantest. Eine Gemeinsamkeit dieser 3 Fälle ist in den erhobenen hohen RAST-Werten zu erkennen (Tabelle 5).

Tabelle 4: Penicillin-Hauttest

Scratch	*Intracutan*
PPL 500 nM/ml	1. PPL 25 nM/ml
Benzylpenicillin 10.000 E/ml	2. PPL 250 nM/ml
Ampicillin 100 mg/ml	
Keflin 1.000 mg/ml	
Procain 1%	
NaCl 0,9%	
Hist. 1:1.000	

Zum Zeitpunkt des positiven Hauttests (12 bzw. 18 Monate nach Therapieende) waren bei 2 von den 3 Patienten die RAST-Befunde wieder negativ. Umgekehrt wieder wiesen 5 von den 9 Hauttest-negativen Probanden zur Zeit der Testung (2–18 Monate nach Therapieende) noch positive RAST-Werte auf. Besonders bemerkenswert ist der Fall M.I. (Tabelle 5). Es handelte sich um eine Syphilis-Patientin, die in den vergangenen 3 Jahren 2 Penicillinbehandlungen zu 21 Tagen ebenso symptomlos vertrug wie die 3. gegenständliche Behandlung im Rahmen dieser Studie. Der Penicillin-RAST war vor Beginn dieser 3. Therapie bereits positiv (Tabelle 5).

Über die Aussagekraft positiver Penicillin-RAST-Befunde 189

Tabelle 5: RAST-positive Gruppe: Vergleich mit Hauttests

Pat.	Therapiedauer: d 0	2	4	6	8	10	12	14	16	18	20	22	24	26	28	30	2 Mo.	3	4	5	6	1a	1 1/2a
A 5			1,01														neg. Hauttest: neg.						
B 5					8,5						0,9									neg. Hauttest: neg.			
F 5	neg.							1,98												neg. Hauttest: neg.			
F 9	neg.							2,49									2,66 Hauttest: neg.						
H 22	2,14																			neg. Hauttest: neg.			
K 20															1,75					1,6 3,18 1,57 6,78 Hauttest: neg.			
O 4			1,03																	0,94 Hauttest: neg.			
P 13	4,84					1,45														Hauttest: neg.			
R 14	neg. 0,88								9,96											1,1 Hauttest: neg.			
B 2						35,9														neg. Hauttest: pos.			
M 1	1,3														6,11	5,0		3,0		9,94 Hauttest: pos.			
Sch 15	neg.										25,6											Hauttest: pos.	

Besprechung

Aus unserer Untersuchung ergibt sich ein relativ hoher Anteil von positiven Penicillin-RAST Befunden, die nicht mit der negativen klinischen Symptomatik korrelieren. Eine ähnliche Studie an symptomlosen Patienten führten Kurka und Mitarb. (13) an der Kölner Hautklinik durch. Sie fanden bei 14% von 50 Patienten schon vor Beginn der Penicillintherapie positive Penicillin-RAST Befunde, bei weiteren 31% wurde während der Therapie ein positiver Penicillin-RAST Befund erhoben. Es ergibt sich also auch bei diesen Autoren ein Anteil von 45% Probanden mit positiven Penicillin-RAST-Befunden ohne Auftreten von allergischen Penicillinnebenwirkungen während der Therapie. Die Autoren führen diese sog. falsch positiven RAST-Befunde auf die wiederholte Penicillintherapie bei einem einschlägigen Patientengut zurück. Es handelte sich nämlich in der Mehrzahl um Patienten mit einer Gonorrhoe oder einer Syphilis. Im Gegensatz dazu bestand bei unserem Krankengut hinsichtlich vorangegangener Penicillinbehandlungen zwischen der Penicillin-RAST positiven und der Penicillin-RAST negativen Gruppe kein Unterschied. Unserer Ansicht nach können die unerwarteten positiven Penicillin-RAST-Befunde nicht von vornehrein als „falsch positiv" bezeichnet werden. (Technische Fehler bei der Durchführung des RAST-Testes können ausgeschlossen werden.) Vielmehr ist es anzunehmen, daß bei diesen Patienten im Verlauf der Therapie tatsächlich spezifische IgE-Antikörper gebildet werden. Allerdings treten keine allergischen Nebenwirkungen auf. Demnach ist von einer latenten Sensibilisierung zu sprechen. Unter latenter Sensibilisierung verstehen wir im allgemeinen die Produktion und die symptomlose Anwesenheit spezifischer Antikörper im Organismus, welche normalerweise krankmachende Immunreaktionen auslösen. Aus dieser Untersuchung zeigt sich, daß neben dem Vorliegen zirkulierender spezifischer IgE-Antikörper für eine klinische anaphylaktische Reaktion weitere Faktoren eine wesentliche Rolle spielen dürften. Über mögliche Interaktionen im pathogenetischen Weg von den fixierten IgE-Antikörpern an der Mastzelle bis zum Wirksamwerden freigesetzter Mediatorsubstanzen aus der Mastzelle oder dem basophilen Granulozyten können nur Spekulationen angestellt werden (Tabelle 6).

Tabelle 6: Penicillinallergie

Hypothesen zur „latenten Sensibilisierung"

(= nachweislich vorhandene spezifische IgE-Antikörper verursachen bei Exposition keine klinischen allergischen Symptome)
- Unterschiedliche Reaktionsfähigkeit der Mastzellen zur Mediatorfreisetzung
- Blockade der IgE-Rezeptoren durch monovalente Penicillinmoleküle (de Weck)
- IgE-Antikörper mit geringerer Mastzellaffinität
- Beeinflussung der Affinität des IgE zur Mastzelle durch andere Medikamente
- Blockierende Antikörper (IgG?) im Sinne der spezifischen Hyposensibilisierung (vgl. „Selbst"-Immunisierung der Imker: Hohe spezifische IgE-, aber auch hohe spezifische IgG-Spiegel nachweisbar)

Am naheliegendsten dürfte die gleichzeitige Produktion blockierender Antikörper der IgG- oder IgM-Klasse sein. Derartige spezifische Antikörper gegen Penicillin wurden bereits vielfach mit verschiedenen Techniken nachgewiesen (9, 10). Während im Bereich der Bienengiftallergie bei symptomlosen Imkern mit hohen IgE-Spiegeln gleichzeitig hohe Konzentrationen von blockierenden IgG-Antikörpern nachgewiesen werden konnten (11), waren bisher derartige Relationen für Penicillin nicht zu finden. Adkinson berichtet von einem Patienten, der nach einer durch Penicillin induzierten Urtikaria erfolgreich mit Penicillin desensibilisiert worden war. Nach der Desensibilisierung blieben die spezifischen IgE-Antikörper (RAST) gegen Penicillin gleich hoch nachweisbar, der früher positive Hauttest allerdings wurde negativ (10). Auch diese Beobachtung läßt die Produktion und Wirksamkeit spezifischer blockierender Antikörper im Rahmen der Penicillinallergie vermuten.

Die vorliegende Untersuchung läßt auf eine hohe latente Sensibilisierung während einer Penicillintherapie mit deutlich positiven IgE-Antikörperbefunden (RAST) schließen. Es kann aber vorerst nicht beurteilt werden, ob positive Hauttests ein höheres Risiko einer möglichen allergischen Reaktion anzeigen als der RAST. Es kann auch noch keine Aussage über das Nebenwirkungsrisiko dieser latent sensibilisierten Patienten im Falle einer neuerlichen Exposition gegen Penicillin gemacht werden.

Allerdings geht aus den erhobenen Befunden hervor, daß ein positiver Penicillin-RAST exakte anamnestische Erhebungen und den Hauttest nicht ersetzen kann. Die Diagnose „Penicillinallergie" sollte vielmehr durch eine Gesamtbeurteilung von Anamnese, Hauttest und RAST gestellt werden. Wünschenswert wäre ein weiterer in vitro-Test, welcher die späteren pathogenetischen Schritte im Ablauf der Penicillinallergie nach der Antigen-Antikörperreaktion berücksichtigt. Ob eine inzwischen im Handel befindliche Modifikation des Basophilen-Degranulationstestes diese Voraussetzungen erfüllen wird, ist noch abzuwarten (12).

Zusammenfassung

Es wurden an 84 Patienten, die eine Penicillintherapie ohne allergische Nebenwirkungen vertrugen, Penicillin-RAST-Untersuchungen während der Therapie und bis zu 1 1/2 Jahren danach durchgeführt. Davon beobachteten wir bei 38 Patienten (45,2%) positive RAST-Befunde. Von den RAST-positiven Patienten reagierten nur 3 von 12 Patienten im Hauttest positiv. Die Penicillin-RAST-Untersuchung kann nur als ergänzende Untersuchung zu Anamnese und Hauttest, nicht aber als einziges diagnostisches Kriterium zur Beurteilung einer Penicillin-Allergie herangezogen werden.

Literatur

1. Idsoe, O., T. Guthe, R.R. Willcox und A.L. de Weck: Art und Ausmaß der Penizillinnebenwirkungen unter besonderer Berücksichtigung von 151 Todesfällen nach anaphylaktischem Schock. Schweiz. med. Wschr. 99, 1190–1187 (1969).
2. Voss, H.E., A.P. Redmond and B.B. Levine: Clinical detection of the potential allergic reactor to penicillin by immunologic tests. JAMA 196, 679 (1966).
3. Levine, B.B. and D.M. Zolov: Predication of penicillin allergy by immunological tests. J. Allergy 43, 231 (1969).
4. De Weck, A.L.: Recent clinical and immunological aspects of penicillin allergy. Int. Arch. All. Appl. Imm. 28, 1113 (1965).
5. Green, G.R. and A. Rosenblum: Report of the penicillin study group – American Academy of Allergy. J. Allergy Clin. Immunol. 48, 331 (1971).
6. Kraft, D. and L. Wilde: Clinical patterns and results of radioallergosorbent test (RAST) and skin tests in penicillin allergy. Brit. J. Derm. 94, 593 (1976).
7. Kraft, D., A. Roth, P. Mischer, H. Pichler and H. Ebner: Specific and total serum IgE measurements in the diagnosis of penicillin allergy. A long term follow-up study. Clinical Allergy 7, 21–28 (1977).
8. Parker, C.W., A.L. de Weck, M. Kern and H. N. Eisen: Journal of Experimental Medicine 115, 803 (1962).
9. Kraft, D., D.V. Wilson and M.E. Devey: Penicillin allergy. Studies by a modified red-cell-linked antigen-antiglobulin reaction. Int. Arch. All. appl. Imm. 52, 248–256 (1976).
10. Adkinson, N.F.: Recent developments in the use of RAST for determining hypersensitivity to Penicillin. In: Advances in diagnosis of allergy; RAST. Ed.: Evans, R. (1975).

Medical Book Publishers, Miami, Florida. p. 126–136.
11. Jarisch, R.: Die Bienengiftallergie (Modell einer IgE-mediierten Soforttypallergie). Beilage zur Wien.klin.Wschr. 92, Heft 24 (1980).
12. Benveniste, J.: The human basophil degranulation test as an in vitro method for the diagnosis of allergies. Clinical Allergy 24, 1–11 (1981).
13. Kurka, M., P. Bloch, S. Florescu, H. Pullmann, und G.K. Steigleder: Was taugt der Penicillin-RAST zur Voraussage einer Penicillin-Allergie? In: RAST 2, Berichtsband, 155–160 (1981), Grosse-Verlag 1981.

Anschrift: Dr. Anton STEINER, Univ.-Klinik für Dermatologie und Venerologie, Auenbruggerpl. 8, A-8036 Graz/Österreich.